Kohlhammer

Die Autor*innen

Univ.-Prof. Dr. med. Claas Lahmann, Ärztl. Direktor der Klinik für Psychosomatische Medizin und Psychotherapie am Universitätsklinikum Freiburg; Facharzt für Psychosomatische Medizin und Psychotherapie, Spez. Schmerztherapie, Psychoanalyse, Executive Master of Change. Klinische und Interessensschwerpunkte: u. a. somatoforme Störungen und Arbeitspsychosomatik.

Dr. med. Inga Lau, Fachärztin für Psychosomatische Medizin und Psychotherapie (TP) und systemische Therapeutin (DGSF). Klinische und Interessensschwerpunkte: Essstörungen, Mentalisierungsbasierte Therapie (MBT), Mentalisieren des Körpers und Gruppentherapie.

Dr. med. Anne-Louise Wüster, MA, angehende Fachärztin für Psychosomatische Medizin und Psychotherapie (TP). Freiberufliche Rhetoriktrainerin, u. a. im Bereich Arzt-Patienten-Kommunikation. Klinische und Interessensschwerpunkte: Affektive Störungen, Gruppentherapie, Psychotherapie im Gehen in der Natur.

PD Dr. Prisca Bauer, MSc, PhD, Fachärztin für Psychosomatische Medizin und Psychotherapie (TP). Klinische und Interessensschwerpunkte: Affektive Störungen, dissoziative und somatoforme Störungen, Konsilpsychosomatik, Embodiment und Phänomenologie.

Dr. med. Eva Frohnmeyer, Fachärztin für Kinder- und Jugendpsychiatrie und -psychotherapie (VT) sowie systemische Therapeutin (DGSF). Klinische und Interessensschwerpunkte: Essstörungen, Traumafolgestörungen, Mehrpersonensetting, Psychotherapie mit Adoleszenten und jungen Erwachsenen.

Dr. med. Laura Schäfer, Fachärztin für Psychosomatische Medizin und Psychotherapie (TP), in Weiterbildung zur Zusatzbezeichnung Psychoanalyse. Klinische und Interessensschwerpunkte: Psychodynamische Therapie, Essstörungen, Traumafolgestörungen und dissoziative Störungen.

Dr. med. Nora Schwilk, in Weiterbildung zur Fachärztin für Psychosomatische Medizin und Psychotherapie mit Zusatzbezeichnung Psychoanalyse am Universitätsklinikum Freiburg und am Aus- und Weiterbildungsinstitut für psychoanalytische und tiefenpsychologische Psychotherapie (AWI). Klinische und Interessensschwerpunkte: Psychodynamische Therapie.

Claas Lahmann
Inga Lau
Anne-Louise Wüster
Prisca Bauer
Eva Frohnmeyer
Laura Schäfer
Nora Schwilk

Psychosomatische Medizin und Psychotherapie

Kompaktes Wissen für die Weiterbildung und Prüfung

Verlag W. Kohlhammer

Dieses Werk einschließlich aller seiner Teile ist urheberrechtlich geschützt. Jede Verwendung außerhalb der engen Grenzen des Urheberrechts ist ohne Zustimmung des Verlags unzulässig und strafbar. Das gilt insbesondere für Vervielfältigungen, Übersetzungen, Mikroverfilmungen und für die Einspeicherung und Verarbeitung in elektronischen Systemen.

Pharmakologische Daten verändern sich ständig. Verlag und Autoren tragen dafür Sorge, dass alle gemachten Angaben dem derzeitigen Wissensstand entsprechen. Eine Haftung hierfür kann jedoch nicht übernommen werden. Es empfiehlt sich, die Angaben anhand des Beipackzettels und der entsprechenden Fachinformationen zu überprüfen. Aufgrund der Auswahl häufig angewendeter Arzneimittel besteht kein Anspruch auf Vollständigkeit.

Die Wiedergabe von Warenbezeichnungen, Handelsnamen und sonstigen Kennzeichen in diesem Buch berechtigt nicht zu der Annahme, dass diese von jedermann frei benutzt werden dürfen. Vielmehr kann es sich auch dann um eingetragene Warenzeichen oder sonstige geschützte Kennzeichen handeln, wenn sie nicht eigens als solche gekennzeichnet sind.

Es konnten nicht alle Rechtsinhaber von Abbildungen ermittelt werden. Sollte dem Verlag gegenüber der Nachweis der Rechtsinhaberschaft geführt werden, wird das branchenübliche Honorar nachträglich gezahlt.

Dieses Werk enthält Hinweise/Links zu externen Websites Dritter, auf deren Inhalt der Verlag keinen Einfluss hat und die der Haftung der jeweiligen Seitenanbieter oder -betreiber unterliegen. Zum Zeitpunkt der Verlinkung wurden die externen Websites auf mögliche Rechtsverstöße überprüft und dabei keine Rechtsverletzung festgestellt. Ohne konkrete Hinweise auf eine solche Rechtsverletzung ist eine permanente inhaltliche Kontrolle der verlinkten Seiten nicht zumutbar. Sollten jedoch Rechtsverletzungen bekannt werden, werden die betroffenen externen Links soweit möglich unverzüglich entfernt.

Mit Grafiken von Romi Preiter (Instagram: romi_preiter)

1. Auflage 2025

Alle Rechte vorbehalten
© W. Kohlhammer GmbH, Stuttgart
Gesamtherstellung: W. Kohlhammer GmbH, Heßbrühlstr. 69, 70565 Stuttgart
produktsicherheit@kohlhammer.de

Print:
ISBN 978-3-17-043976-4

E-Book-Formate:
pdf: ISBN 978-3-17-043977-1
epub: ISBN 978-3-17-043978-8

Inhalt

Vorwort 9

1 Psychotherapie – Ein Überblick 13
    1.1   Einleitung: Was ist Psychotherapie? 13
    1.2   Therapie: Welche Therapieschulen gibt es? 18
    1.3   Was ist psychodynamische Psychotherapie? 22
    1.4   Was ist Verhaltenstherapie? 38
    1.5   Was ist systemische Therapie? 49
    1.6   Individuelle Indikationskriterien: Welche psychotherapeutischen Settings gibt es und wer sollte wo behandelt werden? 58
    Weiterführende Literatur 61

2 Depressive Störungen 62
    2.1   Einleitung: Was sind depressive Störungen? 62
    2.2   Relevanz: Warum ist das Thema depressive Störungen wichtig? 62
    2.3   Klassifikation: Wie werden depressive Störungen klassifiziert? 63
    2.4   Differenzialdiagnosen: Welche affektiven Störungen sind noch wichtig? 67
    2.5   Diagnostik: Wie werden depressive Störungen diagnostiziert? 70
    2.6   Ätiologiemodelle: Wie lässt sich die Entstehung von depressiven Störungen erklären? 72
    2.7   Therapie: Wie werden depressive Störungen behandelt? 80
    Weiterführende Literatur 87

3 Angststörungen 88
    3.1   Einleitung: Was sind Angststörungen? 88
    3.2   Relevanz: Warum ist das Thema Angststörungen wichtig? ... 88
    3.3   Klassifikation: Wie werden Angststörungen klassifiziert? 89
    3.4   Diagnostik: Wie werden Angststörungen diagnostiziert? 94
    3.5   Ätiologiemodelle: Wie lässt sich die Entstehung von Angststörungen erklären? 97
    3.6   Therapie: Wie werden Angststörungen behandelt? 103

Weiterführende Literatur 109

4 Zwangsstörungen **110**
    4.1   Einleitung: Was sind Zwangsstörungen? 110
    4.2   Relevanz: Warum ist das Thema Zwangsstörungen wichtig? 111
    4.3   Klassifikation: Wie werden Zwangsstörungen klassifiziert? .. 113
    4.4   Diagnostik: Wie werden Zwangsstörungen diagnostiziert? ... 114
    4.5   Ätiologiemodelle: Wie lässt sich die Entstehung von Zwangsstörungen erklären? 117
    4.6   Therapie: Wie werden Zwangsstörungen behandelt? 121
    Weiterführende Literatur 126

5 Traumata und Traumafolgestörungen **127**
    5.1   Einleitung: Was sind Traumata und Traumafolgestörungen? 127
    5.2   Die akute Belastungsreaktion – Wenn die Psyche situativ überfordert ist 130
    5.3   Die Posttraumatische Belastungsstörung (PTBS) und die komplexe Posttraumatische Belastungsstörung (kPTBS) – Wenn das Gespenst des Schreckens sich nicht mehr vertreiben lässt 134
    5.4   Anpassungsstörung – Wenn es schwer fällt, sich auf eine neue Situation einzustellen 151
    Weiterführende Literatur 154

6 Funktionelle Körperbeschwerden: Somatoforme und dissoziative Störungen **155**
    6.1   Einleitung: Was sind funktionelle Körperbeschwerden? 155
    6.2   Relevanz: Warum ist das Thema funktionelle Körperbeschwerden wichtig? 156
    6.3   Klassifikation: Wie werden somatoforme und dissoziative Störungen klassifiziert? 158
    6.4   Diagnostik: Wie werden somatoforme und dissoziative Störungen diagnostiziert? 166
    6.5   Ätiologiemodelle: Wie lässt sich die Entstehung von somatoformen und dissoziativen Störungen erklären? 170
    6.6   Therapie: Wie werden somatoforme und dissoziative Störungen behandelt? 177
    6.7   Prognose 184
    Weiterführende Literatur 184

7 Essstörungen und Adipositas **185**
    7.1   Einleitung: Was sind Essstörungen? 185
    7.2   Relevanz: Warum ist das Thema Essstörungen wichtig? 187
    7.3   Klassifikation: Wie werden Essstörungen klassifiziert? 188
    7.4   Diagnostik: Wie werden Essstörungen diagnostiziert? 195

	7.5	Ätiologiemodelle: Wie lässt sich die Entstehung von Essstörungen erklären?	200
	7.6	Therapie: Wie werden Essstörungen behandelt?	206
	7.7	Prognose: Welchen Verlauf nehmen Essstörungen?	212
	Weiterführende Literatur		214
8	**Persönlichkeitsstörungen**		**215**
	8.1	Einleitung: Was sind Persönlichkeitsstörungen?	215
	8.2	Relevanz: Warum ist das Thema Persönlichkeitsstörungen wichtig?	216
	8.3	Klassifikation: Wie werden Persönlichkeitsstörungen klassifiziert?	217
	8.4	Diagnostik: Wie werden Persönlichkeitsstörungen diagnostiziert?	227
	8.5	Ätiologiemodelle: Wie lässt sich die Entstehung von Persönlichkeitsstörungen erklären?	229
	8.6	Therapie: Wie werden Persönlichkeitsstörungen behandelt?	233
	Weiterführende Literatur		240
9	**Sexuelle Funktionsstörungen, Geschlechtsinkongruenz und paraphile Störungen**		**241**
	9.1	Sexuelle Funktionsstörungen	241
	9.2	Geschlechtsinkongruenz	246
	9.3	Paraphile Störungen	251
	Weiterführende Literatur		254
10	**Konsil- und Liaisonpsychosomatik**		**256**
	10.1	Einleitung: Was ist Konsil- und Liaisonpsychosomatik?	256
	10.2	Bewältigungsmodelle: Wie gehen Menschen mit schweren Krankheiten und bevorstehendem Tod um?	257
	10.3	Therapie: Wie wird im psychosomatischen Konsil- und Liaisondienst gearbeitet?	259
	10.4	Was sind beispielhafte Arbeitsbereiche des psychosomatischen Konsil- und Liaisondienstes?	262
	10.5	Welches Krankheitsbild spielt im psychosomatischen Konsil- und Liaisondienst eine wichtige Rolle?	269
	Weiterführende Literatur		272
11	**Psychosomatische Notfälle**		**273**
	11.1	Akute dissoziative Zustände	273
	11.2	Selbstverletzendes Verhalten	277
	11.3	Suizidalität	279
	Weiterführende Literatur		284
12	**Psychiatrische Störungsbilder**		**285**
	12.1	Demenz – Wenn die Merkfähigkeit schwindet	285

	12.2	Störungen durch Substanzkonsum und abhängige Verhaltensweisen am Beispiel von Störungen durch Alkohol – Wenn man »nicht mehr davon loskommt« 288
	12.3	Schizophrenien – Wenn Halluzinationen und Wahn die Wahrnehmung verzerren 297
	12.4	Autismus-Spektrum-Störungen – Wenn Kommunikation und Verhalten starr und stereotyp sind 300
	12.5	Aufmerksamkeitsdefizit-Hyperaktivitätsstörung (ADHS) – Wenn Unaufmerksamkeit und Impulsivität das Leben unübersichtlich machen 303
	Weiterführende Literatur 306	
13	**Psychopharmakologische Behandlung im psychosomatischen Kontext** **308**	
	13.1	Einleitung: Wie werden Psychopharmaka im psychosomatischen Kontext verwendet? 308
	13.2	Übersicht: Welche Antidepressiva werden im psychosomatischen Kontext angewendet? 311
	13.3	Übersicht: Welche Antipsychotika werden im psychosomatischen Kontext angewendet? 318
	13.4	Übersicht: Welche weiteren Psychopharmaka werden im psychosomatischen Kontext angewendet? 321
	13.5	Therapie: Wie werden Schlafstörungen medikamentös behandelt? 323
	Weiterführende Literatur 323	

Literatur **324**

Sachwortverzeichnis **325**

Vorwort

Das Gebiet der Psychosomatischen Medizin und Psychotherapie hat sich in den letzten Jahren so stark weiterentwickelt und ausdifferenziert, dass es kaum möglich ist, alle ätiologischen Krankheitsmodelle und psychotherapeutischen Behandlungsansätze im Detail parat zu haben. Hier kann das »Eisbärenprinzip« hilfreich sein: Wenn das Eis Schollen bildet, ist es wichtig, dass die nächste Scholle immer nur einen Sprung entfernt ist. In der Prüfungssituation heißt das, zu allen bedeutsamen Krankheitsbildern immer mindestens so viel Wissen parat zu haben, dass man es bis zur nächsten Wissensscholle schafft. Dies stellt auch im klinischen Alltag sicher, dass man nicht ins Schwimmen gerät, sondern immer einen breiten Überblick behält (um spezifische Fragestellungen im Bedarfsfall konkret nachlesen zu können).

Die Idee für dieses Buch entstand in unserem klinikinternen »Fachärzt*innenteaching«, welches seit einigen Jahren fester Bestandteil der ärztlichen Weiterbildung in der Klinik für Psychosomatische Medizin und Psychotherapie am Universitätsklinikum Freiburg ist. Im Kreis der Autor*innen haben wir regelmäßig alle wichtigen Störungsbilder durchgearbeitet und in Anlehnung an unsere Eisbären-Metapher folgende »Eisschollen« definiert, die man für alle wichtigen psychosomatischen Krankheitsbilder im Blick haben sollte:

1. Eine einprägsame Fallvignette zur Memorierung und Illustration der Klinik
2. Eine Zahl als essenzieller epidemiologischer Eckpunkt
3. Die wichtigsten Diagnosekriterien nach ICD-10 und ICD-11
4. Die wichtigsten psychometrischen Instrumente
5. Jeweils mindestens ein ätiologisches Modell aus Psychodynamik, kognitiver Verhaltenstherapie, systemischer Therapie sowie Neurobiologie
6. Die grundlegenden Behandlungsansätze aus Psychodynamik, kognitiver Verhaltenstherapie, systemischer Therapie und Psychopharmakotherapie

Oft haben wir uns während des Fachärzt*innenteachings Notizen gemacht, um die Inhalte so übersichtlich – d. h. in einer kompakten, systematischen und schulenübergreifenden Form – auch später noch nachlesen zu können. So entstand dieses Lehr-, Lern- und Praxisbuch als Gemeinschaftswerk von Professor Lahmann und den Assistenzärztinnen der Klinik für Psychosomatische Medizin und Psychotherapie.

Besonderen Wert haben wir dabei auf prägnante Formulierungen und eine didaktisch anregende Darstellung gelegt. Viele Überschriften sind als Fragen formuliert, um schon beim ersten Lesen zum Mitlernen anzuregen. Praxisnahe Fallbeispiele flankieren das übersichtlich und kompakt zusammengefasste Wissen;

eingängige Fallbeispiele und Grafiken sorgen für kurzweilige und effiziente Lernerfahrungen. Und nie bleiben die Inhalte auf einer theoretischen Ebene stecken, sondern es werden konkrete Strategien für Diagnostik und Therapie im klinischen Alltag aufgezeigt. Damit liefert das Buch auch eine solide Grundlage für die Psychosomatische Grundversorgung in allen klinischen Fachbereichen sowie schulenübergreifendes Basiswissen für die Zusatzbezeichnung Psychotherapie und die psychosomatische Facharztweiterbildung.

Die Rohfassung des Manuskripts hat den Praxistest bereits erfolgreich bestanden: Mehrere Autorinnen haben sich damit erfolgreich auf die Facharztprüfung für Psychosomatische Medizin und Psychotherapie vorbereitet.

Unser besonderer Dank gilt den Kolleginnen Alexandra Hagen und Sonja Lienhart, die uns durch kritische Durchsicht des Manuskripts und emotionale Ermutigungen ganz wesentlich unterstützt haben. Außerdem danken wir unseren erfahrenen Mentor*innen Almut Zeeck, Manon Feuchtinger, Elke Reinert, Andrea Kuhnert, Derek Spieler, Lukas Frase und Stefan Schmidt für die Durchsicht einzelner Kapitel und wertvolle inhaltliche Anregungen. Und nicht zuletzt danken wir unserer Kollegin Romi Preiter für die maßgezeichneten Abbildungen.

Wir sind sicher, dass auch Sie nach der Lektüre dieses Buches weder klinisch ins Schwimmen geraten noch in Prüfungssituationen nasse Füße bekommen werden.

Wir wünschen Ihnen eine kurzweilige Lektüre und alles Gute!
*Ihr Autor*innenteam*

PS:
Dieses Buch ist eine Teamleistung. Es wurde durch eine kreative Zusammenarbeit mit intensiver Auseinandersetzung und gegenseitigen Inspirationen lebendig.

Eine Schlüsselrolle in der Entstehung des Buches hatte *Claas Lahmann:* Er ist hauptverantwortlich für die Konzeption und inhaltliche Umsetzung des Werks. Seine sorgfältigen Korrekturen und sein beständiges, konstruktives Feedback führten zur Optimierung aller Kapitel, ihrem stringenten Aufbau und der Sicherstellung der inhaltlichen Korrektheit. Unterstützt wurde er dabei von *Inga Lau* (Projektmanagement) und *Anne-Louise Wüster* (Mitgestaltung didaktisches Konzept und Teamkommunikation).

Die inhaltlichen Schwerpunkte der Autor*innen zeigt folgende Aufstellung:

- **Psychotherapie:** Inga Lau, Prisca Bauer, Laura Schäfer, Anne-Louise Wüster, Eva Frohnmeyer, Claas Lahmann
- **Depressive Störungen:** Anne-Louise Wüster, Inga Lau, Eva Frohnmeyer, Prisca Bauer, Claas Lahmann
- **Angststörungen:** Anne-Louise Wüster, Prisca Bauer, Laura Schäfer, Eva Frohnmeyer, Inga Lau, Claas Lahmann
- **Zwangsstörungen:** Eva Frohnmeyer, Anne-Louise Wüster, Prisca Bauer, Inga Lau, Claas Lahmann
- **Trauma und Traumafolgestörungen:** Nora Schwilk, Laura Schäfer, Inga Lau, Claas Lahmann

- **Funktionelle Körperbeschwerden:** Claas Lahmann, Laura Schäfer, Prisca Bauer, Inga Lau, Anne-Louise Wüster
- **Essstörungen und Adipositas:** Eva Frohnmeyer, Inga Lau, Claas Lahmann
- **Persönlichkeitsstörungen:** Anne-Louise Wüster, Prisca Bauer, Inga Lau, Claas Lahmann
- **Sexuelle Funktionsstörungen u. a.:** Eva Frohnmeyer, Inga Lau, Claas Lahmann
- **Konsil- und Liasonpsychosomatik:** Inga Lau, Prisca Bauer, Eva Frohnmeyer, Laura Schäfer, Claas Lahmann
- **Psychosomatische Notfälle:** Prisca Bauer, Inga Lau, Claas Lahmann
- **Psychiatrische Störungsbilder:** Anne-Louise Wüster, Prisca Bauer, Eva Frohnmeyer, Inga Lau, Claas Lahmann
- **Psychopharmakologische Behandlung:** Prisca Bauer, Anne-Louise Wüster, Inga Lau, Eva Frohnmeyer, Claas Lahmann

1 Psychotherapie – Ein Überblick

1.1 Einleitung: Was ist Psychotherapie?

Psychotherapie ist eine interpersonelle Interaktion, anhand derer unerwünschtes Verhalten oder durch interpersonelle Probleme verursachtes Leiden mithilfe einer professionellen und definierten Behandlungsmethode verändert werden soll. Dabei können ein*e oder mehrere Patient*innen und Therapeut*innen beteiligt sein. Die *therapeutische Grundhaltung* umfasst dabei Einfühlung, Empathie und ein authentisches Interesse an und wertfreie Akzeptanz von Patient*innen und deren Leid.

1.1.1 Was sind allgemeine Wirkprinzipien von Psychotherapie?

Die Wirksamkeit von Psychotherapie ist empirisch gut belegt. Im Vergleich zur medikamentösen Therapie ist die Adhärenz besser und weniger Patient*innen brechen die Therapie ab. Nichtsdestotrotz bleibt die Symptomatik in 20–30 % der Fälle unverändert, in 5–10 % der Fälle wird sie sogar schlechter, weshalb vor Therapiebeginn eine entsprechende Aufklärung wichtig ist.

Neben *spezifischen Wirkfaktoren*, die die Wirkung von konkreten Therapiemethoden beschreiben, gibt es *allgemeine Wirkfaktoren*, die für alle Therapieformen gelten. Edward Bordin beschrieb 1979 die sogenannte *Therapeutische Allianz* als Ergebnis aus Übereinstimmung zwischen therapeutischen Aufgaben und Therapiezielen einerseits und der Qualität der emotionalen Bindung zwischen Patient*in und Therapeut*in andererseits.

> **Merke**
>
> Die therapeutische Beziehung gilt als wichtigster allgemeiner Wirkfaktor in einer Psychotherapie.

Klaus Grawe postulierte im Jahr 2000 fünf allgemeine Wirkfaktoren der Psychotherapie:

1. *Therapeutische Beziehung:* Die Qualität der therapeutischen Beziehung wird durch Empathie, Akzeptanz und Wertschätzung geprägt. Zudem sollte die Beziehung möglichst verlässlich sein.

2. *Problemaktualisierung:* Die Thematik ist unmittelbar erlebbar (z. B. durch Übertragung/Gegenübertragung, Exposition oder systemische Musterwiederholung).
3. *Ressourcenaktivierung:* Im therapeutischen Setting werden Bewältigungsmöglichkeiten spürbar.
4. *Problembewältigung:* Die Thematik kann unmittelbar verändert werden (z. B. durch korrigierende Beziehungserfahrungen, Expositionserfolg).
5. *Motivationale Klärung:* Durch die Interventionen erfahren Patient*innen mehr über ihre Bedürfnisse und Ziele.

1.1.2 Indikationen: Wer benötigt eine Psychotherapie?

Etwa ein Viertel der Bevölkerung in Deutschland leidet an psychischen Erkrankungen, die behandelt werden können. Psychische Erkrankungen werden anhand von Kriterien definiert, die in der »International Statistical Classification of Diseases and Related Health Problems« (ICD, deutsch: »Internationale Klassifikation der Krankheiten«) festgehalten sind. Aktuell wird in Deutschland von Version ICD-10 auf ICD-11 umgestellt, wobei sich einige Definitionen ändern. Damit die Kosten einer Psychotherapie von einer Krankenkasse übernommen werden, ist eine Diagnose nach ICD notwendig und es muss ein erstattungsfähiges Therapieverfahren gewählt werden (▶ Kap. 1.2).

Zusätzlich gilt es, Gebote der »Notwendigkeit« und »Wirtschaftlichkeit« zu befolgen, wie im Sozialgesetzbuch V als »Wirtschaftlichkeitsgebot« ausgeführt: Eine Therapie sollte nur durchgeführt werden, wenn gute Aussichten bestehen, dass nach der Behandlung eine nachhaltige Besserung auftritt. Bei der Auswahl der Therapie ist es wichtig, eine kostengünstige Option zu bevorzugen, solange sie ähnlich wirksam ist wie teurere Alternativen. Zum Beispiel kann eine Einzelpsychotherapie zwar fachlich vertretbar, aber nicht zwingend erforderlich sein, wenn Selbsthilfegruppen vergleichbare Ergebnisse erzielen können.

Psychotherapeutische Unterstützung kann aber auch bei belastenden Lebensereignissen (z. B. Scheidung) oder körperlichen Erkrankungen (z. B. Tumorleiden) notwendig und hilfreich sein (▶ Kap. 10 »Konsil- und Liaisonpsychosomatik«). Darüber hinaus gibt es körperliche Symptome, welche sich primär durch psychische Prozesse erklären lassen oder durch diese aufrechterhalten werden (▶ Kap. 6 »Funktionelle Störungen«).

> **Exkurs: Bio-psycho-soziales Modell**
>
> Bis in die Mitte des 20. Jahrhunderts führten biomechanische (»Medizin der seelenlosen Körper«) oder biosemiotische Paradigmen (»Medizin der körperlosen Seele«) dazu, dass viele Krankheiten als entweder ausschließlich körperlich oder ausschließlich psychisch bedingt gesehen und dementsprechend behandelt wurden. 1977 entwickelte der Internist und Psychiater Georg L. Engel das bio-psycho-soziale Modell als allgemeines Erklärungsmodell der Krankheitsentstehung. Darin werden biologische, psychische und soziale Faktoren nicht getrennt von-

einander betrachtet, sondern als sich wechselseitig beeinflussend in Bezug auf Erkrankungs- und Genesungsprozesse (▶ Abb. 1.1).

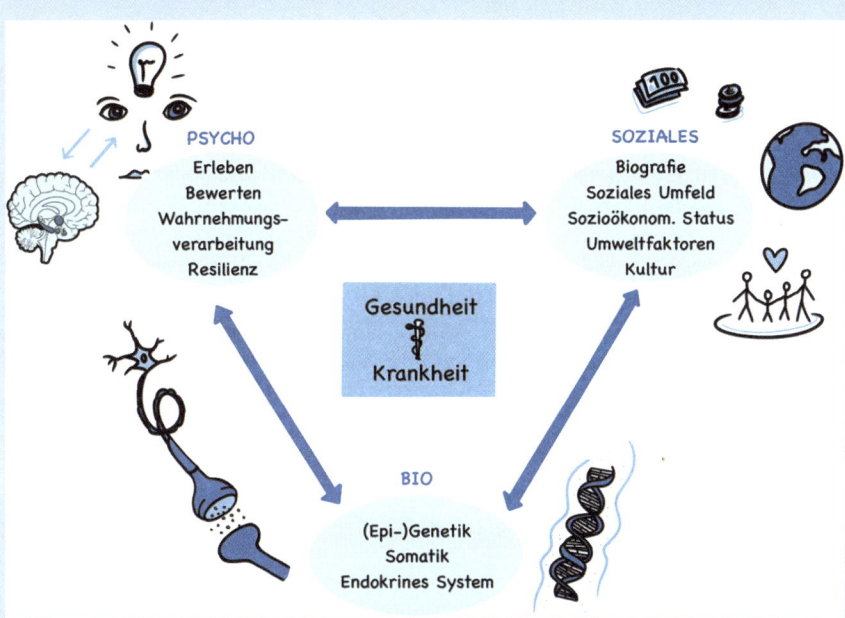

Abb. 1.1: Bio-psycho-soziales Modell nach Georg Engel

Neue integrative Ansätze gehen über die beschreibenden Ebene des bio-psychosozialen Modells hinaus, indem sie dynamische und wechselseitige Beziehungen zwischen Körper, Kognition, Emotion und der (sozialen) Umwelt postulieren. Ein Beispiel ist das *4E-Kognitions-Paradigma*. Es besagt, dass kognitive Prozesse (z. B. Denken, Fühlen, Wahrnehmen und Entscheiden) der *Interaktion* des denkenden Körpers mit seiner Umwelt bedürfen.

Kognition bedarf folgender 4 »E's«:

- *Embodiment* (= Verkörperung; Verbindung von Geist und Körper)
- *Einbettung* (= Umweltfaktoren beeinflussen Kognition)
- *Erweiterung* (= einige Umweltfaktoren sind grundlegend für Kognition)
- *Enaktion* (= Kognition ist handlungsleitend und handlungsgeleitet)

Der enge Zusammenhang körperlicher und psychischer Faktoren bei der Entstehung, Aufrechterhaltung und Heilung von Erkrankungen ist das grundlegende Paradigma der Psychosomatischen Medizin. Wichtige Mitbegründer der Psychosomatischen Medizin sind Viktor v. Weizäcker und Thure v. Uexküll, welche dem holistischen Ansatz eines bio-psycho-sozialen Krankheitsverständnisses folgten.

Die Hauptbehandlungsmethodik der Psychosomatischen Medizin ist die Psychotherapie, welche – je nach Krankheitsbild – um somatische und pharmakotherapeutische Methoden erweitert wird.

1.1.3 Diagnostik: Wie werden psychische Erkrankungen diagnostiziert?

Grundpfeiler der Diagnostik psychischer Erkrankungen sind *Anamnese*, Erhebung eines *psychopathologischen Befunds*, *psychometrische Tests* (Fragebögen etc.), ggf. *körperliche Untersuchungen* und ggf. *laborchemische und apparative Diagnostik*. Ziel ist es, zu prüfen, ob die Diagnosekriterien einer Erkrankung nach ICD erfüllt sind.

Um die psychischen Befunde standardisiert zusammenzufassen, wird der *psychopathologische Befund* nach *AMDP-System (Arbeitsgemeinschaft für Methodik und Dokumentation in der Psychiatrie)* genutzt. Folgende Punkte sind dafür relevant:

1. *Subjektiver Eindruck der/des Patient*in*
   - Erscheinungsbild
   - Kontaktaufnahme
   - Sprachliche Aspekte
2. *Psychopathologische Symptome*
   - Bewusstsein und Orientierung
   - Aufmerksamkeit und Gedächtnis
   - Formales Denken (z. B. Gedankenabreißen, Grübeln)
   - Befürchtungen und Zwänge (z. B. Hypochondrie, Phobie, Zwänge)
   - Wahn (z. B. Verarmungs-, Verfolgungs-, Vergiftungswahn etc.)
   - Sinnestäuschungen (z. B. akustische oder visuelle Halluzinationen)
   - Ich-Störungen (z. B. Derealisation, Depersonalisation)
   - Affektivität (z. B. deprimiert, euphorisch, ängstlich, affektarm)
   - Antrieb und Psychomotorik (z. B. Antriebsminderung, Unruhe)
   - Zirkadiane Besonderheiten (z. B. Morgentief)
   - Andere Störungen (z. B. sozialer Rückzug, Suizidalität)
   - Zusatzmerkmale (z. B. Körperbildstörung, Panikattacken)
3. *Somatische Symptome*
   - Schlaf und Vigilanz (z. B. Ein- und Durchschlafstörungen)
   - Appetenz (z. B. Appetitminderung, Libidoverlust)
   - Gastrointestinale Störungen (z. B. Übelkeit, Mundtrockenheit)
   - Kardio-respiratorische Störungen (z. B. Schwindel, Herzrasen)
   - Andere vegetative Störungen (z. B. Miktionsstörungen, Schwitzen)
   - Weitere Störungen (z. B. Kopfdruck, Konversionssymptome)
   - Neurologische Störungen (z. B. Rigor, Tremor, Nystagmus)
   - Zusatzmerkmale (z. B. sexuelle Funktionsstörungen)

Mit Hilfe *psychometrischer Tests* können klinische Befunde quantifiziert und vergleichbar gemacht werden. Sie kommen daher häufig im Forschungskontext zum

Einsatz und können *aus Interviews und/oder aus Fragebögen zur Selbst- sowie Fremdbeurteilung* bestehen.

> **Merke**
>
> Gütekriterien psychometrischer Tests:
>
> - *Objektivität:* Unabhängig davon, wer den Test durchführt, erbringt der Test die gleichen Ergebnisse.
> - *Reliabilität (Zuverlässigkeit):* Wenn ein Test mit derselben Person zu einem ähnlichen Zeitpunkt wiederholt wird, erbringt er die gleichen Ergebnisse.
> - *Validität (Gültigkeit):* Ein Test misst das, was er messen soll, zum Beispiel die Ausprägung einer depressiven Episode.

1.1.4 Wie erfolgt die Aufklärung über Psychotherapie?

Psychotherapeut*innen unterliegen ihren Patient*innen gegenüber der Aufklärungspflicht gem. § 630 BGB. Die Aufklärung sollte zu Beginn der Therapie mündlich und/oder schriftlich erfolgen und folgende Punkte beinhalten:

- Was ist Psychotherapie, wann wird sie durchgeführt und wie wirkt sie?
- Wie läuft eine Psychotherapie ab und was ist ihr Ziel?
- Gibt es Alternativen zum vorgeschlagenen Therapieverfahren?
- Welche Risiken bestehen bei Durchführung der Therapie?
- Welche Risiken bestehen bei Nichtbehandlung oder Therapieabbruch?
- Welche Rechte haben Patient*innen?
- Rahmenbedingungen wie Häufigkeit, Absage, Honorarfragen, Datenschutz etc.
- Nach ausführlicher Aufklärung sollten Patient*innen eine Einwilligungserklärung unterschreiben

1.1.5 Wann sollte eine Psychotherapie beendet werden?

Die Endlichkeit eines therapeutischen Bündnisses sollte schon während der Therapie mitgedacht werden, das Therapieende also schon früh im Therapieverlauf benannt und rechtzeitig gezielt vorbereitet werden. Eine gelungene Auseinandersetzung mit den Themen Abschied, Integration von Enttäuschung bezüglich unerfüllter Erwartungen und autonome Lebensgestaltung ist ein wichtiger Teil der Therapie und dient u. a. der Rückfallprophylaxe.

Folgende Aspekte sollten zu einer *Beendigung der Therapie* führen:

- Die erwünschte Besserung ist eingetreten.
- Patient*innen …
  - können dysfunktionale Beziehungsmuster erkennen und verändern.

- haben das Gefühl, Herausforderungen selbst meistern zu können.
- genießen das Leben, sind sozial eingebunden und arbeitsfähig.
• Patientenseitiger Wunsch nach einem Behandlungsende (natürlich schön, wenn die Einschätzung auch von therapeutischer Seite geteilt wird)
• Negative therapeutische Effekte, z. B. anhaltende Symptomverschlechterung

Gut zu wissen

Eine vorübergehende Verschlechterung der Symptomatik sollte nicht automatisch zu einem Therapieabbruch führen, sondern kann vielmehr Teil des therapeutischen Prozesses sein. So ist z. B. bei somatoformen Störungen oder Traumafolgestörungen eine initiale Verschlechterung aufgrund der bis dato nicht wahrnehmbaren oder abgespaltenen Affekte nicht selten.

1.2 Therapie: Welche Therapieschulen gibt es?

Aus dem klinischen Alltag

Sybille (23) stellt sich in der psychosomatischen Ambulanz vor, da sie gerne eine Psychotherapie machen möchte. Sie leidet schon sehr lange unter einer instabilen Stimmung, immer wieder fühlt sie sich depressiv. Nachdem sie mit 18 von zu Hause ausgezogen war, hatte sie viel Gewicht verloren, heute glaubt sie, dass sie damals eine Anorexie hatte. Gewicht und Essverhalten haben sich aber mittlerweile normalisiert. Sie studiert Biologie und wohnt im Studierendenwohnheim, wo sie sich auch wohl fühlt. Seit ca. sechs Monaten hat sie eine feste Partnerschaft, nach welcher sie sich einerseits lange gesehnt hatte, andererseits sind die Auseinandersetzungen über Kleinigkeiten im Alltag anstrengend. Nun hat ihr Freund sie gefragt, ob sie nicht zusammenziehen möchten, was in ihr eine depressive Krise ausgelöst hat. Sie kommt mit der Frage, welche Art der Psychotherapie für sie in dieser Situation am besten geeignet wäre.

Die Psychotherapie an sich hat seit ihrer Entstehung viele unterschiedliche Vorstellungen dazu hervorgebracht, wie psychische Erkrankungen entstehen können, diagnostiziert und behandelt werden sollten. In unserem Buch beschränken wir uns auf die sogenannten psychotherapeutischen Richtlinienverfahren, d. h. die Therapieformen, die von den gesetzlichen Krankenkassen finanziert werden (▶ Tab. 1.1):

• Psychodynamische Psychotherapie (analytische Psychotherapie, AP, und tiefenpsychologisch fundierte Psychotherapie, TP)
• Kognitive Verhaltenstherapie (KVT)
• Systemische Therapie (ST)

Tab. 1.1: Psychodynamische Psychotherapie, kognitive Verhaltenstherapie und systemische Psychotherapie im Vergleich

Kategorien	Psychodynamische Therapie	Kognitive Verhaltenstherapie	Systemische Therapie
Fokus	Ursachen	Symptome	Umfeld
Symptomentstehung	Konflikt Struktur Trauma	Gelernte Denk- und Verhaltensmuster	Symptom = »Gemeinschaftsleistung« des Systems
Ziele	Aufdecken unbewusster Konflikte, strukturelle Nachreifung	Veränderung von Verhaltensweisen und Denkschemata; klare Zielvereinbarung	Änderung zwischenmenschlicher Interaktionsmuster, Ressourcenstärkung, Selbstorganisation
Setting	Einzeltherapie, Gruppentherapie, Angehörigengespräche	Einzeltherapie, Gruppentherapie, Angehörigengespräche	Einzeltherapie, Mehrpersonensetting, Gruppentherapie (Einzel- und Mehrpersonensetting), Angehörigengespräche
Diagnostik	OPD (s. u.)	Problem- und Verhaltensanalyse	Diagnostik = Intervention Hypothesenbildung Systemische Fragen Genogramm
Vorgehen	Individuell, konflikt-, struktur- bzw. traumaorientiert	Störungsorientiert und zum Teil nach Manual	Individuell, systemorientiert
StundenUmfang (Langzeittherapie)	60–100 Std. (TP) 160–300 Std. (AP)	60–80 Std.	36–48 Std.

AP = analytische Psychotherapie; TP = tiefenpsychologisch fundierte Psychotherapie; OPD = Operationalisierte Psychodynamische Diagnostik

Alle Therapieschulen haben sich kontinuierlich weiterentwickelt und zunehmend Elemente anderer Schulen integriert. Dies führt einerseits zu großen methodischen Überschneidungen in den verschiedenen Therapieansätzen, andererseits sind dadurch zum Teil neue, integrative Therapiemethoden entstanden. Sie werden normalerweise ihrer Ursprungsschule zugeordnet, z. B. die Mentalsisierungsbasierte Therapie (Mentalisation-Based Therapy, MBT) nach Peter Fonagy und Anthony W. Bateman und die Übertragungsfokussierte Therapie (Transference-Focused Psychotherapy, TFP) nach Otto Kernberg den psychodynamischen Therapieverfahren und die Schematherapie nach Jeffrey E. Young, die Acceptance-Commitment-Therapie (ACT) nach Steven C. Hayes oder die Dialektisch-Behaviorale Therapie (DBT) nach Marsha M. Linehan der kognitiven Verhaltenstherapie.

Folgende Therapieschulen wurden vom wissenschaftlichen Beirat für Psychotherapie als wirksam anerkannt, werden aber nicht von den Krankenkassen finanziert:

- *Klientenzentrierte Gesprächstherapie* nach Carl Rogers
- *Interpersonelle Therapie* nach Harry S. Sullivan

1.2.1 Wie lautet die Definition von Gruppenpsychotherapie und worin bestehen die Vor- und Nachteile?

Während im einzeltherapeutischen Setting normalerweise ein*e Patient*in oder ein betroffenes System mit einer/m Therapeut*in (im Mehrpersonensetting ggf. auch mehrere Therapeut*innen) arbeitet, setzt sich eine Therapiegruppe aus mehreren Betroffenen zusammen. Im Fall von systemischer Therapie können das auch mehrere betroffene Systeme sein.

Gruppentherapeutische Ansätze sind für viele Patient*innen initial herausfordernd, haben sich aufgrund diverser Vorteile aber als sehr wirksam herausgestellt. Irvin D. Yalom hat u. a. folgende *Wirkfaktoren* herausgearbeitet, welche für alle Arten von *Gruppentherapie* gelten:

- *Prinzip Hoffnung:* Innerhalb der Gruppe wird Hoffnung vermittelt, dass die aktuellen Probleme bewältigt werden können.
- *Universalität des Leidens:* Patient*innen fühlen sich von anderen Patient*innen oft besser verstanden als von Therapeut*innen.
- Wie in einer Einzeltherapie können Patient*innen auch in einer Gruppentherapie Hilfestellungen und Anleitungen zur *Lösung von Problemen* erhalten, z. B. indem bestimmte Themen gemeinsam diskutiert, erarbeitet oder in Rollenspielen erfahrbar gemacht werden.
- Eine Therapiegruppe bietet einen *geschützten Raum*, um neue Verhaltensweisen erproben zu können und teilweise entstehen diese durch *Lernen* von anderen Gruppenmitgliedern.
- *Gegenseitige Akzeptanz und Unterstützung:* Teilnehmende können in einer Gruppe erleben, anderen z. B. durch aufmerksames Zuhören oder Feedback helfen zu können (Altruismus), aber auch selbst von anderen akzeptiert, verstanden und unterstützt zu werden; beides wirkt meist selbstwertstärkend.
- *Gegenseitige Inspiration:* Betroffene können durch die teils gegensätzlichen Perspektiven anderer Mitglieder ein neues Verständnis ihrer Situation oder der eigenen Wahrnehmung entwickeln.
- *Soziale Kompetenzen:* Innerhalb der Gruppe lernen Betroffene, die eigenen Gefühle, aber auch die der anderen besser wahrzunehmen. Dies erleichtert es, eigene Wünsche und Bedürfnisse zu äußern und zu verteidigen, Kritik zu üben und ggf. auftretende Konflikte konstruktiv zu bewältigen.
- *Gruppenkohäsion:* Die Teilnehmenden entwickeln ein Zugehörigkeitsgefühl zu der Gruppe, wodurch das Gefühl unterstützt wird, mit psychischen Problemen nicht allein zu sein.

- *Katharsis:* Oft fällt es Patient*innen initial schwer, über sich und eigene Schwierigkeiten zu berichten. Wenn sie dies dennoch tun, erfahren sie häufig positive und stärkende Rückmeldungen, wodurch schwierige Emotionen leichter erlebt und verarbeitet werden können.
- Je nach Gruppenfokus können immer wieder auftretende *Beziehungsmuster im Hier und Jetzt* erlebt, verstanden und bearbeitet werden.
- Häufig sind diese Beziehungsmuster schon in der *Herkunftsfamilie* entstanden und der Austausch in der Gruppe hilft, sie zu reflektieren und alternative Verhaltensstrategien zu erproben.

Gruppentherapien sind ähnlich wirksam wie Einzeltherapien, dabei aber kostengünstiger. Folgendes Vorgehen ist hilfreich, um das Gefühl von Sicherheit und positiver Erwartungshaltung zu verstärken:

- *Aufklärung* über positive Wirkung von Gruppentherapien und Abbau von Ängsten vor der ersten Teilnahme
- *Verlässlicher Gruppenrahmen*
- *Klare Gruppenregeln* (Gruppenleitung achtet auf Einhaltung der Regeln)

Nichtsdestotrotz profitieren natürlich nicht alle Patient*innen gleichermaßen von einem Gruppensetting. Der Nachteil von Gruppentherapien besteht darin, dass weniger Zeit fokussiert für die persönlichen Themen aufgewendet werden kann. Auch für Patient*innen, die in Gruppentherapien in nicht regulierbare Anspannung geraten, kann eine Gruppe potenziell schädlich sein. Daher sollte das Vorgehen individuell angepasst werden.

Ausgestaltung und Fokus können je nach therapeutischer Schule – analog zum einzeltherapeutischen Setting – unterschiedlich sein: In *psychodynamischen* Gruppen werden die Themen meist nicht vorgegeben, sondern von den Teilnehmenden geprägt. Hier liegt der Fokus oft auf interaktionellen Herausforderungen im Hier und Jetzt und ihren biografischen Hintergründen. In *verhaltenstherapeutischen* Gruppen soll dysfunktionales Denken und Verhalten erkannt und verändert werden. Dafür wird häufig mit psychoedukativen Elementen und Rollenspielen, ggf. auch mit vertiefenden Hausaufgaben gearbeitet. In *systemischen* Gruppen liegt der Fokus auf dem Erkennen und dem gegenseitigen Aktivieren vorhandener Ressourcen.

1.3 Was ist psychodynamische Psychotherapie?

1.3.1 Wie hat sich die psychodynamische Psychotherapie entwickelt?

Gründervater der analytischen Therapie ist Sigmund Freud (1856–1939), der nach initial hypnotherapeutischem und karthatischem Arbeiten in den 1890er Jahren die Psychoanalyse entwickelte. Freuds Konzept des Unbewussten legte den Grundstein aller folgenden psychodynamischen Theorien. Trotz der Heterogenität heutiger Konzepte ist das dynamische Unbewusste als Essenz in allen psychodynamischen Betrachtungen enthalten. Nach dem *topografischen Modell* nach Siegmund Freud gibt es drei verschiedene Orte, an denen psychische Inhalte verarbeitet werden:

- *Bewusstes:* Die wenigsten Inhalte (z. B. Daten, Fakten, Gedanken, Wünsche und Gefühle) sind unmittelbar im Bewusstsein.
- *Vorbewusstes:* Inhalte des Vorbewusstseins bestehen aus Gedanken, Wünschen und Gefühlen sowie Handlungsabläufen oder verdrängten Konflikten, die nicht bewusst sind, je nach Umweltreiz und Abwehr aber die Bewusstseinsebene erreichen können.
- *Unbewusstes:* Erbanlagen, frühe Erlebnisse und Instinkte sind unbewusst. Auch traumatische Erinnerungen und konflikthafte Wünsche und Triebe können durch Abwehr ins Unbewusste *verdrängt* werden. Verdrängtes Material kann sich in Form von Träumen, Fantasien, Symptomen und Fehlhandlungen offenbaren. Gleichzeitig besteht ein erheblicher *Widerstand* vor der Bewusstwerdung. Mit Hilfe von freier Assoziation, Traumarbeit und Deutung können die präsymbolischen Inhalte (wieder) ins Bewusstsein geholt werden.

1923 entwickelte Freud das *Strukturmodell,* in dem er die drei Instanzen Es, Ich und Über-Ich beschrieb. Das im unbewussten lokalisierte Es strebt nach Lusterfüllung. Ich- und Über-Ich haben sowohl bewusste als auch vorbewusste Anteile. Das Über-Ich strebt nach der Erfüllung von elterlichen oder gesellschaftlichen Normen und Werten. Das Ich hat die Aufgabe, die teils widersprüchlichen Impulse von Es und Über-Ich mit einer realen Durchführbarkeit abzugleichen (▶ Abb. 1.2).

Als *Triebe* beschreibt Freud Verbindungen zwischen Seelischem und Körperlichem, d. h. Kräfte, die körperlichen Ursprungs sind, aber psychisch als Begierde oder Ängste wahrgenommen werden. Als *Drang* bezeichnet Freud die Begierde, mit der sich die Triebhandlung vollzieht. Ein Subjekt strebt nach *Befriedigung oder Abfuhr* des Dranges. Normalerweise bedarf es dazu eines *Objektes*, d. h. ein anderes Lebewesen (oder Gegenstandes), auf welches das Subjekt bezogen ist. Das so genannte *Triebobjekt* verändert sich im Laufe der Entwicklung des Subjekts. Ein Triebobjekt wird mit einer Energie besetzt (die Triebkraft, z. B. die Libido als Energie des Sexualtriebs).

1.3 Was ist psychodynamische Psychotherapie?

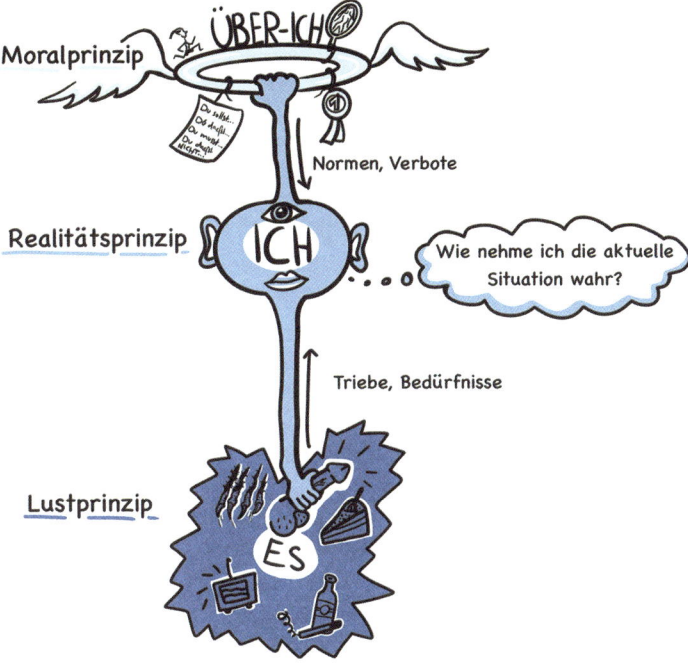

Abb. 1.2: Zusammenspiel von Über-Ich, Ich und Es nach Sigmund Freud

Was beinhaltet das psychosexuelle Entwicklungsmodell?

Für Freud war der Sexualtrieb von großer Bedeutung – was schon zu seiner Zeit für Irritation sorgte (und sich in moderneren analytischen Theorien entsprechend veränderte). Der Sexualitätsbegriff war allerdings nicht auf eine genitale Sexualität reduziert, sondern bezog auch Freundschafts- und Liebesempfindungen mit ein sowie im körperlichen Sinne alle Arten von Lustgewinn durch körperliche Aktivitäten oder Empfindungen. Die Entwicklung der Sexualität teilte Freud in fünf Entwicklungsphasen ein (▶ Tab. 1.2). 1966 entwickelte Erik Erikson aus dem psychosexuellen ein psychosoziales Modell mit der Idee, dass Identitätsentwicklung einen lebenslangen Prozess darstellt und je nach Lebensabschnitt unterschiedliche Spannungsfelder zwischen individuellen Bedürfnissen und sozialem Umfeld entstehen.

Tab. 1.2: Phasen der psychosexuellen und psychosozialen Entwicklung nach Sigmund Freud und Erik Erikson

Lebensjahr (LJ)/Phase	Erogene Zone	Themen nach Freud	Spannungsfeld nach Erikson
0–18 Monate: Orale Phase	Mund	Saugen, Schlucken, Befriedigung primärer Bedürfnisse	(Ur)Ver- vs. Misstrauen: »Ich bin, was ich bekomme.«
2.–3. LJ: Anale Phase	Analregion	Bestimmen, Kontrollieren, Grenzen der Bedürfnisbefriedigung	Autonomie vs. Scham/Zweifel: »Ich bin, was ich will.«
4.–5. LJ: Phallische Phase	Penis, Klitoris	Erforschen des eigenen Körpers, Bewusstsein für Geschlechterunterschiede	Initiative vs. Schuldgefühl: »Ich bin, was ich mir vorstelle zu werden.«
6.–11. LJ: Latenz	–	Leistungsanspruch, Konkurrenz, Bedürfnisaufschub	Werksinn/Stolz vs. Minderwertigkeitsgefühl: »Ich bin, was ich lerne.«
12.–19. LJ: Pubertät	Flexibel	Entwicklung sexueller Identität, Partnerschaftsdeterminante	Identität vs. Identitätsdiffusion: »Ich bin, was ich bin.«
20.–45. LJ: Reife			Intimität und Gemeinschaft vs. Isolierung: »Ich gehöre zu dem, was ich liebe.«
46.–65. LJ			Generativität vs. Selbstabsorption: »Ich bin, was ich bereit bin, zu geben.«
> 65. LJ			Integrität vs. Verzweiflung: »Ich bin, was ich gelebt habe.«

Wer sind wichtige Vertreter*innen psychoanalytischer Schulen?

So klar die Psychoanalyse auf Sigmund Freud als Gründervater zurückzuführen ist, so vielschichtig waren die weiteren Entwicklungen und Strömungen innerhalb der Psychoanalyse – und sind es bis heute.

Trieb-Psychologie oder *Trieb-Struktur-Modell* (1890–1930/40: Sigmund und Anna Freud u. a.):

- Die Trieb-Psychologie stellt die *Triebbefriedigung* als Basis von Denken und Handeln (s. o.) ins Zentrum. Die intrapsychische Perspektive ist wichtig (*Einpersonenpsychologie*): Trieb-Wunsch-Abwehr-Konflikte zwischen den drei Instanzen Es, Ich und Über-Ich stehen in den theoretischen Betrachtungen im Vordergrund, wobei dem Es ein Großteil des Interesses gilt.

- Das *Objekt* (= Objekt der Triebe) ist nur insofern von Interesse, wie es der Triebbefriedigung dient.
- Psychopathologie entsteht durch angeborene Triebe und der Suche nach Triebbefriedigung im Konflikt mit dem Gewissen und Idealen (z. B. Aggression als angeborener Todestrieb, welche aber gesellschaftlich abgelehnt wird).

Schon früh distanzierten sich diverse analytisch geprägte Denker von Siegmund Freuds Theorien und entwickelten ihre eigenen Lehren, u. a.:

- *Individualpsychologie* (Alfred Adler, 1912): Zentral ist ein positives Menschenbild, in dem menschliches Handeln grundsätzlich als sozial und empathisch betrachtet wird. Minderwertigkeitsgefühle können aber zu Rücksichtslosigkeit und dominantem Verhalten führen.
- *Analytische Psychologie* (Carl G. Jung, 1913): Jung prägte das Konzept des »kollektiven Unterbewussten«, in dem menschheitsgeschichtliche Entwicklungen das Individuum beeinflussen. Er setzte sich zudem mit dem Thema der spirituellen Sinnsuche und Persönlichkeitsentwicklung auseinander, die durch Religionen wie den Buddhismus geprägt wurden.
- *Existenzanalyse* (Viktor E. Frankl, späte 1920er Jahre): Die »Dritte Wiener Schule« (nach Freud und Adler) fokussierte auf das Sinnerleben des Menschen sowie psychopathologiefördernde Sinnlosigkeitsgefühle.

Ich-Psychologie (ab 1930/1940er Jahre, v. a. in den USA: Anna Freud, Heinz Hartmann u. a.):

- Sie stellt die Ich-Entwicklung, die Anpassungsfähigkeit des Subjekts an die Umwelt sowie Abwehrprozesse des Ichs in den Vordergrund. Ausgehend vom Strukturmodell nimmt das Ich dabei eine zentrale, autonome und regulierende Funktion ein. Das Ich vermittelt zwischen äußeren Gegebenheiten (Realität) und inneren Konflikten (Anforderungen des Über-Ichs und Wünschen des Es) und vertritt das Subjekt in seinen Anliegen.
- Die Fähigkeiten des Ichs, auch Ich-Funktionen genannt, wurden später u. a. von Otto Kernberg als Niveaus der Persönlichkeitsorganisation weiterentwickelt und sind heute vergleichbar mit dem Begriff der strukturellen Fähigkeiten, wie sie in der Operationalisierten Psychodynamischen Diagnostik (OPD) eine zentrale Rolle spielen.
- Das Ich verfügt über (unbewusste) Abwehrmechanismen, die der Entlastung des Ichs dienen und je nach Ausprägung der Ich-Funktionen als mehr oder weniger »reif« bezeichnet werden können.

Objektbeziehungstheorie (ab 1930er Jahre: Melanie Klein; ab 1950er Jahre: Winfried R. Bion, William R. D. Fairbairn, Donald Winnicott, Michael Balint, Magret Mahler, Otto Kernberg u. a.):

- Der Suche nach einem guten Objekt als Basis von Denken und Handeln kommt eine besondere Bedeutung zu.

- Interpersonelle Einflüsse bekommen mehr Bedeutung, die Beziehung zum Objekt und die (strukturgebenden) frühkindlichen (prä-ödipalen) Erfahrungen mit dem Objekt sind zentral.
- *Verständnis von Objekten als Beziehungsgegenüber*
- *Äußeres Objekt* als Beziehungsgegenüber in der Außenwelt
- *Inneres Objekt* als verinnerlichte (erlebte) Beziehungserfahrung
- Psychopathologie wird durch ein Erleben von Beziehungsinsuffizienz erklärt.
- Der Therapiefokus ist vor allem das Verstehen der Inneren Objekte und ihre Bedeutung im Hier und Jetzt in der Übertragung und Gegenübertragung.

Selbstpsychologie = Narzissmustheorie (ab 1970er Jahre: Heinz Kohut u. a.):

- *Das Selbst als Kern der Persönlichkeit* ist nicht zu verwechseln mit dem Begriff des *Ich*, der sich meist intrapsychisch auf die drei Instanzen bezieht.
- Das Selbst ist auf die Wahrnehmung und Spiegelung durch Objekte angewiesen, ein Mangel an Spiegelung führt zu einem gestörten Selbstwertgefühl im Sinne einer narzisstischen Pathologie.
- Aggressive Affekte wie narzisstische Wut, massive Sexualisierungen oder Affektregulationsschwierigkeiten werden als Reaktion auf insuffiziente Beziehungsangebote durch empathische Objekte verstanden.

Intersubjektive (= relationale) Wende (ab 1990er, v. a. in den USA: Steven Mitchel, Robert D. Stolorow, Georg E. Atwood u. a.). Bis heute sind die Auslegungen der Theorie vielfältig, d. h. es gibt noch kein einheitliches Konzept:

- Grundannahme ist die Entstehung des Identitätserleben durch und in zwischenmenschlichen Beziehungen.
- Es kommt zu einer »Wende« vom innerseelischen (intrapsychischen) Fokus der Psychoanalyse hin zum zwischenmenschlichen (intersubjektiven) Feld und von der Objektivität zur Subjektivität.
- Das intersubjektive Feld wird durch die beteiligten Subjekte gemeinsam und wechselseitig gebildet und ist dadurch einzigartig, situations- und kontextabhängig.
- Therapeut*innen werden von Beobachtern zu Mitgestaltern der therapeutischen Beziehung; Übertragung und Gegenübertragung werden wechselseitig verstanden.

Weitere Forschungsfelder und Konzepte, die die Entwicklung der Psychoanalyse maßgeblich mitbeeinflussten, sind:

Beobachtende Säuglingsforschung und Entwicklungspsychologie (ab 1950/1980er Jahre: Daniel Stern, Joseph D. Lichtenberg, Martin Dornes, Mary Ainsworth u. a.): Aus der Baby-Beobachtung wurde deutlich, dass Babys mütterliche Fürsorge keineswegs passiv empfangen, sondern sie die Mutter-Kind-Beziehung reziprok mitgestalten.

Bindungstheorie (ab 1940er Jahre: John Bowlby, James Robertson, Mary Ainsworth u. a.): Im *Fremde-Situations-Experiment* wurden 1–1,5 Jahre alte Kinder von ihren Müttern getrennt und je nach Verhalten unterschiedlichen Bindungstypen zugeordnet. Bis heute lassen sich Kinder bis 5 Jahre nach einem ähnlichen Versuchsaufbau in eines der vier Bindungsmuster einordnen (▶ Tab. 1.3).

Tab. 1.3: Bindungsmuster

Bindungsmuster	Verhalten im *Fremde-Situation-Experiment*	Häufigkeit*
Sicher	Das Kind reagiert mit Stress, wenn die Mutter den Raum verlässt, lässt sich von dieser nach der Rückkehr aber sofort wieder beruhigen.	60–70 %
Unsicher-vermeidend	Das Kind wirkt äußerlich bei Trennung von der Mutter unbeeinträchtigt, steht aber innerlich unter Stress. Es wendet sich zur Regulation dem Spielzeug oder einer fremden Person zu und ignoriert die Mutter nach ihrer Rückkehr.	10–15 %
Unsicher-ambivalent	Das Kind reagiert sichtbar mit großem Stress auf den Weggang der Mutter und lässt sich auch nach deren Rückkehr kaum beruhigen.	10–15 %
Desorganisiert	Das Kind zeigt nach Weggang der Mutter bizarr anmutende Verhaltensweisen wie Bewegungsstereotypien oder Mutismus.	5–10 %

* in der Normalpopulation

Heute verstehen wir sichere Bindungsmuster als protektiv, während unsichere und desorganisierte Bindungsmuster im Sinne von Vulnerabilitätsfaktoren das Risiko für eine psychische Erkrankung erhöhen.

Die Bindungstheorie hatte großen Einfluss auf weitere Entwicklungen, wie die Entwicklung der *Theory Of Mind* und das *Mentalisierungskonzept* nach Fonagy (1998). Gemäß letzterem hängt psychische Gesundheit mit der Fähigkeit zu mentalisieren zusammen, d. h. der Fähigkeit, Affekte, Gedanken und Verhaltensweisen bei sich und anderen wahrnehmen, zuordnen und miteinander in Beziehung setzen zu können. Sie korreliert mit den oben beschriebenen Bindungsmustern: Sicher gebundene Menschen können mit höherer Wahrscheinlichkeit mentalisieren als unsicher oder desorganisiert gebundene Menschen. Aus dem Mentalisierungskonzept entwickelten Fonagy und Bateman die *Mentalisierungsbasierte Therapie* (MBT) zur Behandlung von Borderline-Persönlichkeitsstörungen (▶ Kap. 8), die aber zunehmend auch für andere Störungsbilder adaptiert wird.

1.3.2 Wie entsteht Psychopathologie aus psychodynamischer Perspektive?

Nach psychodynamischem Verständnis gibt es drei Säulen, welche zur Entstehung von Psychopathologie beitragen können: Konflikte, Strukturdefizite und Traumata.

Als *Konflikte* werden innere Widersprüche beschrieben, bei denen sich zwei Pole von Wünschen, Bedürfnissen, Ängsten oder Vorstellungen entgegenstehen. Konfliktpathologien zeichnen sich durch überreguliertes Verhalten aus. Sie können im Verlauf szenisch reinszeniert werden, z. B. während einer Therapie oder eines stationären Aufenthaltes. Eng mit dem Begriff des Konfliktes verbunden ist der Begriff der *Abwehr* (▶ Kap. 1.3.3), welche Konflikte oder auch unangenehme Affekte vom Bewusstsein fernhält.

Modell zur Entstehung einer konfliktbasierten Psychopathologie:

- Ein *auslösender interpersoneller Konflikt* (z. B. zwischen einer Frau und ihrem Ehemann, bei dem sie eine Außenbeziehung vermutet) mit *Versuchungs- und Versagungssituation* (einerseits Wunsch nach mehr Freiheit innerhalb der Beziehung, andererseits Gefühl mangelnder Anerkennung durch den Partner) führt zu
- *Reaktualisierung* eines früheren Konfliktes (die Frau hat sich von ihrem Vater nie ausreichend gesehen bzw. wertgeschätzt gefühlt und sich in der Sehnsucht danach unaushaltbar klein und schwach gefühlt) und aktiviert
- *Abwehr*, um den Konflikt unbewusst zu halten (Reaktionsbildung durch maximale Versorgung der anderen und dem Versuch, den Partner durch vermehrte Fürsorge in der Beziehung zu halten). Dies gelingt aber nur unvollständig und führt schließlich zur
- *Symptombildung* als derzeit bester Kompromiss zwischen Wunsch und Abwehr (die Frau entwickelt eine Panikstörung und kann ohne den Partner nicht mehr das Haus verlassen, wodurch dieser an sie gebunden wird).

Als *psychische Struktur* werden basale Fähigkeiten zur Ich-Steuerung (sogenannte *Ich-Funktionen*) verstanden, die notwendig sind, um sich selbst und die Beziehung zu anderen ausreichend zu regulieren. Strukturelle Beeinträchtigungen fallen dadurch auf, dass Affekte häufig nicht reguliert werden und Schwierigkeiten interpersonell ausgetragen werden. Strukturelle Fähigkeiten werden zwar als relativ zeitstabil betrachtet, sind aber grundsätzlich veränderbar.

Strukturelle Störungen entstehen meist durch Entwicklungsdefizite, können aber auch in traumatischen Lebenserfahrungen wurzeln, die wiederum die Entwicklung negativ beeinflussen.

Das Verhältnis von Struktur und Konflikten wird häufig mit einer Bühnen-Metapher beschrieben: Die Struktur entspricht der Ausstattung der Bühne, also dem Bühnenbild mit Scheinwerfern, Vorhang etc., während es sich beim Theaterstück um die Konfliktmuster handelt. Wenn die Bühne kaputt oder nur in Teilen vorhanden ist, wird es immer schwieriger, das Theaterstück zu verstehen. Ist der herabfallende Scheinwerfer Teil des Stücks oder Teil einer kaputten Bühne?

Traumata gefährden die strukturelle Integration, wenn sie unverarbeitet bleiben (▶ Kap. 5). Durch die traumabedingte psychische Überforderung stehen Fähigkeiten wie Selbstberuhigung oder Verortung des Selbst in einem sicheren Hier und Jetzt nur noch eingeschränkt zur Verfügung. Insbesondere in Situationen, die an das traumatische Geschehen erinnern, brechen strukturelle Fähigkeiten situativ ein. Besonders schwerwiegend sind in diesem Zusammenhang die Erfahrungen von Ausgeliefertsein und Ohnmachtserleben, Schuldgefühle und frühkindliche Traumata, welche (insbesondere, wenn sie wiederholt stattfinden) häufig mit schwerwiegenderen strukturellen Beeinträchtigungen einhergehen.

In einer Bauwerks-Metapher ausgedrückt wäre das Gebäude der Konflikt, die Struktur das Fundament und das Trauma entspräche einem Erdbeben, das in der Lage wäre, auch eine zuvor stabile Konstruktion in Teilen zu zerstören, eine zuvor schon fragile Konstruktion aber gänzlich in sich zusammenstürzen ließe.

1.3.3 Wie erfolgt die Diagnostik im Rahmen einer psychodynamischen Psychotherapie?

Eine psychodynamische Diagnose wird meist auf Basis folgender Informationen gestellt:

- Klinische Symptomatik und deren subjektive Bedeutung für die Betroffenen, inkl. auslösende Situation sowie somatische Anamnese
- Ableitung der Psychodynamik aus der biografischen Anamnese
- Szenisches Verstehen als subjektive Einordnung der während des Gespräches auftretenden Interaktionsmuster, die Hinweise auf zugrundeliegende unbewusste Wünsche, Bedürfnisse und Konflikte geben
- Psychodynamische Einordnung in den Dimensionen Struktur, Konflikt und Abwehr, z. B. nach Operationalisierter Psychodynamischer Diagnostik (OPD)

Bereits im Jahr 1996 wurde die OPD entwickelt, die durch ein festgelegtes Vokabular eine diagnostische Einordnung, einen therapeutischen Austausch und eine wissenschaftliche Vergleichbarkeit ermöglicht. Mittlerweile existiert die dritte Revision (OPD-3), die sich in vier Achsen gliedert:

Achse I: Krankheitserleben und Behandlungsvoraussetzung

- Einschätzung der Erkrankungsschwere durch die/den Untersucher*in
- Objektive Einordnung der Krankheitsschwere
- International Classification of Diseases (ICD) oder Diagnostic and Statistical Manual of Mental Disorders (DSM)
- Globale Beurteilung des Funktionsniveaus (GAF)
- Lebensqualität (EQ-5D)
- Krankheitsdauer und -verlauf
- Subjektive Krankheits- und Behandlungskonzepte, z. B. somatisch, sozial orientiert, intrapsychisch, alternativ (z. B. esoterisch)
- Veränderungshemmnisse und Ressourcen

Achse II: Beziehung

Zur Bestimmung des dysfunktionalen Beziehungsverhaltens dienen 16 Items, mit denen folgender Beziehungszirkel beschrieben werden kann (▶ Abb. 1.3):

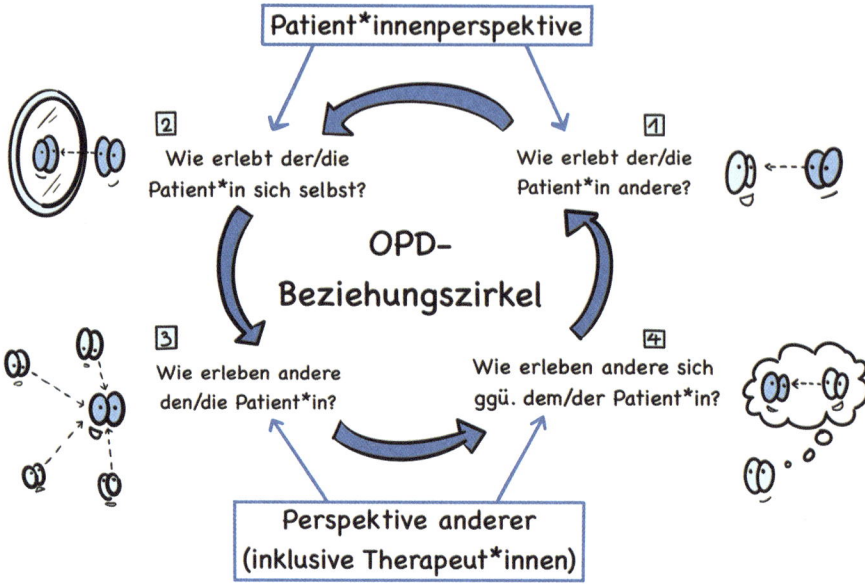

Abb. 1.3: Beziehungszirkel nach OPD-3 (modifiziert nach Arbeitskreis OPD, 2023, S. 99)

> **Aus dem klinischen Alltag – Beispiel eines Beziehungszirkels nach OPD-3**
>
> Sybille erlebt andere immer wieder so, dass sie sie »im Stich lassen«. Sie selbst gibt sich große Mühe, es anderen recht zu machen. Wenn ihr dies zu anstrengend wird, zieht sie sich zurück. Dies nehmen die anderen als Ablehnung wahr, was ihnen nahelegt, sich auch zurückzuziehen. Dies verstärkt Sybilles Gefühl, »im Stich gelassen zu werden«.

Achse III: Konflikt

Es werden sieben verschiedene Konfliktthemen unterschieden und jeweils ein aktiver sowie ein passiver Modus definiert (▶ Tab. 1.4). Die Reihenfolge ist von den Entwicklungsschritten von Kindheit bis Jugend abgeleitet.

Tab. 1.4: Konfliktthemen nach OPD-3 mit Kern- und Leitaffekten

Kx	Konfliktthema	Affekte	Passiver Modus	Aktiver Modus
K1	Abhängigkeit vs. Individuation	KA: Trennungs- vs. Verschmelzungsangst	Anklammern, Einfordern von Terminen	Tendenz, sich nicht auf Therapie einzulassen
		LA: Angst, Aversion	GÜ: Sorge, Verantwortungsgefühl *Verlauf:* Angst vor Vereinnahmung	GÜ: Wenig Verantwortungsgefühl *Verlauf:* Abhängigkeitswünsche spürbar
K2	Unterwerfung vs. Kontrolle	KA: Hilflosigkeit	Unterwerfung, ggf. passive Aggressivität	Dominanzstreben, ggf. hohe Leistungsbereitschaft
		LA: Ärger, Wut, Angst vor Unterwerfung	GÜ: Gefühl der Kollaboration bei gleichzeitiger Affektarmut *Verlauf:* Ärger und Ablehnung	GÜ: Machtkampf
K3	Versorgung vs. Autarkie	KA: Mangelgefühl	Chronisches Mangelgefühl	Stolz auf eigene Belastbarkeit, Enttäuschung, Neid
		LA: Enttäuschung, Trauer, Depression	GÜ: Wahrnehmung von Bedürftigkeit; Unterstützungsimpulse *Verlauf:* Genervtsein, Verärgerung, Rückzug	GÜ: Wahrnehmung von Leistungsstärke; Bewunderung, untergründige Enttäuschung spürbar
K4	Selbstwert (Selbst- vs. Objektwert)	KA: Minderwertigkeit, Scham	»Unwichtiges Mängelexemplar«	Abwertung anderer
		LA: Angst vor Beschämung vs. narzisstische Wut	GÜ: Fremdschämen, Unterstützungs- oder Abwertungsimpulse	GÜ: Kränkung, Scham, Rechtfertigung, Ärger
K5	Schuldkonflikt (prosozial vs. egoistisch)	KA: Schuld, egoistische Aggression	Selbstvorwürfe, Schuldgefühle	Egoismus, Schuldvorwürfe
		LA: (Selbst-)Vorwürfe, Strafangst, Trauer	GÜ: Mitleid, Übervorsicht, Bemühen	GÜ: Ablehnung, Konfrontations- und Strafimpulse
K6	Ödipaler Konflikt	KA: Ausgeschlossensein, Unreife	Sexuelle Naivität, Unbedarftheit	Sich in Szene setzen
		LA: –	GÜ: Langeweile, Desinteresse	GÜ: Faszination, Anziehung *Verlauf:* Irritation

Tab. 1.4: Konfliktthemen nach OPD-3 mit Kern- und Leitaffekten – Fortsetzung

Kx	Konfliktthema	Affekte	Passiver Modus	Aktiver Modus
K7	Identitätskonflikt	**KA:** Verunsicherung, Sinnlosigkeit	Identitätsunsicherheit und -dissonanz	Übertriebene Identitätssicherheit
		LA: Angst, Depression, Selbstabwertung vs. Aggression	**GÜ:** Mitleid, Unterstützungs- oder Abwertungsimpulse	
K0	Abgewehrte Konflikt- und Gefühlswahrnehmung	**KA:** Kernaffekte K1–K7	Suche nach technischer Problemlösung durch Psychotherapie	
		LA: Kaum wahrnehmbar	**GÜ:** Desinteresse, Langeweile, Frustration, ggf. kurzzeitige Spürbarkeit der abgewehrten Affekte	

GÜ = Gegenübertragung; KA = Kernaffekt (ggf. abgewehrt); LA = Leitaffekt (vordergründig)

Die Konflikte werden nach OPD-3 je nach Strukturniveau (s. u.) eingeteilt in:

- *Konfliktspannung* (bei gut integriertem Strukturniveau): Wichtiges und belastendes Thema, das aber intrapsychisch regulierbar bleibt
- *Neurotischer Konflikt* (bei mäßig integriertem Strukturniveau): Thema beeinträchtigt Alltags- und Beziehungsgestaltung
- *Konflikt-motivationale Schemata* (bei gering integriertem Strukturniveau): extreme Ausprägung der Konfliktpole oder rascher Wechsel

Achse IV: Struktur

Zur Einschätzung des Integrationsniveaus der psychischen Struktur beurteilen Psychotherapeut*innen vier Bereiche jeweils mit Bezug auf das Selbst und auf das Objekt bzw. die Beziehung:

- *Wahrnehmung:* Selbst- und Objektwahrnehmung
  (z. B. Affektdifferenzierung bei sich und anderen)
- *Regulation:* Selbst- und Beziehungsregulation
  (z. B. Affekttroleranz und Antizipation)
- *Kommunikation:* Kommunikation nach innen und nach außen
  (z. B. lustvolles Erleben und Empathie)
- *Bindung:* Bindung nach innen und nach außen
  (z. B. Introjekte nutzen, Bindungsfähigkeit)

Für jeden Bereich, z. B. den der Selbstwahrnehmung, werden drei Items auf einer Skala von gut bis desintegriert eingeschätzt. Die vier Bereiche kann man sich gut mit

1.3 Was ist psychodynamische Psychotherapie?

Hilfe der Segelboot-Metapher merken: Was wird gebraucht, wenn sich zwei Segler auf dem Wasser begegnen und ihre Boote miteinander vertäuen wollen?

- *Wahrnehmung:* Wo segle ich selbst gerade und wo ist das andere Boot?
- *Regulation:* Ich und die anderen müssen uns im richtigen Tempo annähern.
- *Kommunikation:* Wer wirft das Seil? Wer fängt es auf?
- *Bindung:* Ich weiß, wie ich einen sicheren Knoten mache und wieder löse.

In der OPD-3 wird als neues Element die Abwehr auf den Ebenen Erlebensmöglichkeiten, Interpersonalität und Abwehrmechanismen nach Strukturniveau beschrieben (▶ Abb. 1.4). Für die Erklärung der Abwehrmechanismen siehe ▶ Tab. 1.5. Dabei gilt: Je geringer integriert das Strukturniveau ist, desto stärker sind die Erlebensmöglichkeiten eingeschränkt und desto mehr wird auf interpersonelle Abwehrmechanismen wie Spaltung zurückgegriffen.

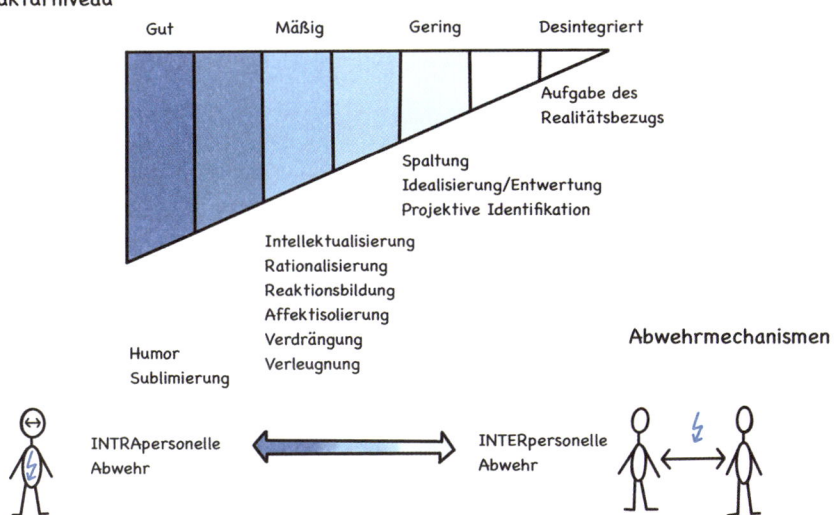

Abb. 1.4: Abwehr in Abhängigkeit vom Strukturniveau nach OPD-3 (Darstellung auf Grundlage des Arbeitskreises OPD, 2023, S. 219)

> **Gut zu wissen**
>
> Im psychosomatischen Kontext finden sich zumeist Patient*innen mit mäßig oder (mäßig bis) gering integriertem Strukturniveau. Bei mäßiger Integration besteht eher eine Tendenz zur Übersteuerung, bei mäßig bis geringer Integration eine Tendenz zur Untersteuerung und bei geringer Integration sind meist Impulsausbrüche handlungsleitend. Ein desintegriertes Strukturniveau weist auf eine schwere Psychopathologie hin und findet sich eher in psychiatrischen Settings.

Im klinischen Alltag werden insbesondere die Achse III und IV regelmäßig angewendet. Der *Absatz zur OPD* könnte in einem Arztbrief für die eingangs skizzierte Patientin »Sybille« z. B. folgendermaßen lauten:

> **Aus dem klinischen Alltag**
>
> Nach OPD-3 besteht ein Konflikt im Bereich Abhängigkeit vs. Individuation im gemischten, eher aktiven Modus. Das Strukturniveau ist als insgesamt mäßig bis gering integriert einzuschätzen, insbesondere bestehen Beeinträchtigungen in den Bereichen Affektdifferenzierung und Affekttoleranz sowie in der Regulierung des Objektbezugs. An Abwehrmechanismen stehen Reaktionsbildung, Affektisolierung und Projektion im Vordergrund.

1.3.4 Wie erfolgt die Behandlung im Rahmen einer psychodynamischen Psychotherapie?

Wichtige allgemeine Begrifflichkeiten in der psychodynamischen Psychotherapie sind:

- *Neurose:* Alle psychischen Erkrankungen, die keine körperliche Ursache haben (als Abgrenzung zur »Neuritis«), wobei die Symptomatik psychisch oder somatisch sein kann. Im analytischen Sinn wird zwischen *Neurose* (konfliktbedingte Erkrankung mit guter Realitätseinschätzung) und *Psychose* (schwerste strukturelle Beeinträchtigung mit beeinträchtigter Realitätswahrnehmung, ▶ Kap. 12.3) unterschieden.
- *Regression:* Reaktivierung von früherem, d. h. kindlicherem Erleben. Regression kann im therapeutischen Kontext, z. B. bei übertragungsfokussierter psychoanalytischer Arbeit, erwünscht sein. Bei *maligner Regression* weitet sich die Regression auf die Lebensbereiche außerhalb der Therapie aus.
- *Übertragung:* Patient*innen übertragen früheres Beziehungserleben auf Therapeut*innen und schreiben diesen so unbewusst den eigenen Beziehungserwartungen entsprechende Rollen zu. Positive Übertragungsphänomene sind der Therapie häufig zuträglich, während negative (z. B. strafende Elternübertragungen), idealisierende oder sexualisierende Übertragungen die Therapie blockieren können, bis sie durch entsprechende Deutung (*Übertragungsdeutung*) und Durcharbeitung die Therapie weiterbringen können.
- *Gegenübertragung:* Wahrnehmungen der Therapeut*innen im Kontakt mit ihren Patient*innen durch das o. g. übertragungsbedingte Rollenangebot. Es kann sich um Gedanken, Gefühle oder Fantasien handeln, die nach heutigem Verständnis für Therapeut*innen hilfreich sind, um einen besseren Einblick in die Erlebenswelt von Patient*innen zu erhalten.
- *Widerstand:* Alle bewussten oder unbewussten psychischen Kräfte, die einen Fortschritt (d. h. Einsichtsgewinn) im Rahmen des Therapieverlaufes erschweren oder verhindern. Jedes Verhalten kann einen Widerstand darstellen, selbst eine vorzeitige Symptomlinderung, wenn sie zu einem vorzeitigen Therapieende

führt. Der Begriff des Widerstandes ist im klinischen Alltag so präsent, dass er z. T. auch in verhaltenstherapeutischen Ansätzen verwendet wird. Im klinischen Arbeiten gilt die Maxime »am Wiederstand entlangzuarbeiten«, da zu frühe Deutungen oder Veränderungsbestrebungen von therapeutischer Seite oft nicht fruchtbar sind, sondern den Widerstand verstärken.
- *Freie Assoziation:* Patient*innen sprechen alles aus, was ihnen in den Sinn kommt, ohne wertungsbedingte Zurückhaltung. Dadurch wird es leichter, vor- oder unbewusstes Material ins Bewusstsein zu holen.
- *Abwehr:* Es ist die Aufgabe der *Abwehr*, das Ich vor unaushaltbaren Gedanken und Gefühlen zu schützen. Dafür stehen unterschiedliche Mechanismen zur Verfügung (▶ Tab. 1.5). Widerstand zeigt sich zwischenmenschlich innerhalb der therapeutischen Beziehung, während Abwehr innerpsychisch bleiben kann.

Tab. 1.5: Abwehrmechanismen – von reif nach unreif gelistet

Abwehrmechanismus	Beschreibung	Beispiele
Humor	Regulation von Wünschen oder Gefühlen durch (selbstkritischen) Witz	»Heute geht der erste Preis für Tollpatschigkeit eindeutig an mich!«
Sublimierung	Künstlerische oder anders transformierende Verarbeitung von Wünschen und Gefühlen	• Musik machen • Tanzen • Bildende Kunst • Meditation • Sport treiben
Verdrängung	Innere Empfindungen und Erinnerungen an negative Ereignisse werden verdrängt.	»Ich habe mich mit meinem Freund gestritten, aber ich kann mich gar nicht mehr erinnern, worum es eigentlich ging.«
Rationalisierung	Suche nach rationalen Erklärungen für das eigene Erleben	»Es liegt bestimmt an meinen Schlafstörungen, dass ich so eine schlechte Note hatte.«
Intellektualisierung	Intellektuelle Einordnung des Geschehens, wodurch Affekte und Wünsche in den Hintergrund treten	»Seitdem meine Frau fremd gegangen ist, muss ich immer an Anna Karenina denken und wie sich die Männer- und Frauenrollen seitdem verändert haben.«
Affektisolierung	Wichtige Affekte werden im szenischen Erleben ausgespart.	»Mein Mann ist letzte Woche verstorben und ich mache einfach weiter wie bisher: morgens aufstehen, frühstücken ...«
Reaktionsbildung	Verhalten, das dem eigentlichen innerlichen Impuls/Gefühl entgegensteht (Unterform: Altruismus)	»Ganz, ganz herzlichen Dank, dass Sie sich so viel Zeit für mich nehmen. Das ist nicht selbstverständlich!«

Tab. 1.5: Abwehrmechanismen – von reif nach unreif gelistet – Fortsetzung

Abwehrmechanismus	Beschreibung	Beispiele
Wendung gegen das Selbst	Aggressive Affekte werden nicht im außen abreagiert, sondern gegen das Selbst gerichtet.	Z. B. selbstverletzendes Verhalten nach einem Streit
Verleugnung	Äußere Realitäten werden negiert.	»Ich bin sicher nicht krank, sondern fühle mich topfit. Ich habe keinen Krebs.«
Spaltung • Idealisierung • Entwertung	Das Gegenüber ist »nur gut« oder »nur böse« = mangelndes Integrationsvermögen von positiven und negativen Eigenschaften anderer	»Ich bin so froh, dass ich Sie gefunden habe, Sie sind meine Rettung! Meine bisherigen Therapeuten hatten einfach keine Ahnung ...«
Projektion	Eigene Gedanken oder Gefühle werden jemand anderem zugeschrieben.	»Nicht *ich* bin unzuverlässig. *Du* hättest mich an unseren Termin erinnern müssen!«
Projektive Identifikation	Teile des Selbst werden abgespalten und so auf eine andere Person projiziert, dass diese die Projektion annimmt und sich entsprechend verhält.	Projektive Identifikation und Gegenübertragung sind eng miteinander verbunden und können für den therapeutischen Prozess genutzt werden.

Therapeutisches Vorgehen

Der Schwerpunkt der psychoanalytischen Behandlungstechnik liegt – abhängig vom Strukturniveau – auf der Arbeit an Konfliktthemen oder strukturellen Nachreifungsprozessen.

Allen psychodynamischen Therapien ist gemein, dass das Unbewusste eine große Rolle spielt. Eine klassische Intervention zur Konfliktbearbeitung ist die *Deutung*, welche zum Ziel hat, unbewusste Themen bewusst zu machen. Eine Deutung bedarf allerdings mehrerer Arbeitsschritte, um ihre Wirksamkeit entfalten zu können:

- *Konfrontation:* Der/die Therapeut*in benennt eine Irritation, die sie/er dem bewussten Teil des Ichs der/des Patient*in zur Verfügung stellt.
- *Klarifikation/Klärung:* Das benannte Phänomen wird gemeinsam weiter exploriert.
- *Deutung:* Durch die therapeutische Deutung soll das zuvor Unbewusste dem/der Patient*in bewusst werden, d. h. zu *Einsicht* führen. Je nach Explorationsfeld lassen sich verschiedene Deutungen unterscheiden, z. B. Inhaltsdeutung, Übertragungsdeutung oder Abwehrdeutung
- *Durcharbeiten:* Integration der Deutung durch Akzeptanz. Vor erfolgreicher Integration besteht ein gewisser Wiederholungszwang des gleichen Themas, trotz initialer gewonnener Einsicht. Das Durcharbeiten ist daher ein wichtiger Teil der Therapie.

Folgende Grundhaltungen und Konzepte sind dabei hilfreich:

1. *Gleichschwebende Aufmerksamkeit:* Zugewandte, dabei passiv rezeptive Grundhaltung von Therapeut*innen ohne Wertung oder Interpretation des Gesagten (nach Wilfred R. Bion: »*No memory, no desire, no understanding.*«). Dieses Konzept wurde nach Sander um die *gleichschwebende Bereitschaft zur Rollenübernahme* erweitert, nach der der/die Therapeut*in vorübergehend die angebotenen Übertragungsrollen (und Projektionen) annimmt, diese im Verlauf aber jederzeit wieder loslassen kann.
2. *Negative Fähigkeit* (nach Bion): Fähigkeit einer Person, Unsicherheit, Ambivalenz und ungelöste Probleme zu tolerieren, ohne auf schnelle Lösungen zurückzugreifen. Sie ist wichtig, um komplexe emotionale Konflikte auszuhalten und tiefere Reflexion und Verständnis zu ermöglichen.
3. *Abkehr von einer strikt abstinenten Haltung:* In der Behandlung von Patient*innen mit gering integriertem Strukturniveau kann eine strikt abstinente Haltung mit Fokus auf deutende Interventionen Unsicherheit und Missverständnisse auslösen. Daher gibt es heute u. a. folgende Haltungen:
   - *Korrigierende emotionale Erfahrung* (nach Franz Alexander, 1950): Fehlende emotionale Unterstützung soll im therapeutischen Setting nachgeholt werden. Diese supportive psychotherapeutische Haltung gilt als Kritik am sehr zurückhaltenden analytischen Ideal.
   - *Reverie* (nach Bion): Idee, die ursprünglich vom emotionalen Mutter-Säuglings-Kontakt abgeleitet wurde. Fähigkeit von Therapeut*innen, sich in einen entspannten und offenen mentalen Zustand zu versetzen, in dem sie intuitiv die Bedürfnisse von Patient*innen aufnehmen, ertragen und verdauen, um sie in verstoffwechselter Form wiederzugeben. Empathische Grundhaltung, die es Therapeut*innen ermöglicht, sich mit dem emotionalen Erleben von Patient*innen zu verbinden und auf subtile Weise auf deren Bedürfnisse einzugehen.
   - *Containing* (nach Bion): Aufnahme, »Verdauung« und Rückgabe von unerträglichen Gedanken oder Gefühlen der Patient*innen
   - *Holding Function* (nach Donald Winnicott): Vergleichbar mit einer ausreichend guten Mutter (»good-enough-mother«), die ihrem Kind keinen perfekten, aber einen ausreichenden haltgebend-supportiven Entwicklungsrahmen (»holding environment«) bietet, erfüllen Therapeut*innen die *Holding Function* quasi als »good-enough-Therapeut*innen« und bieten so einen sicheren Raum für die psychische Entwicklung ihrer Patient*innen.

Tiefenpsychologisch fundierte vs. psychoanalytische Psychotherapie

Die tiefenpsychologisch fundierte Psychotherapie (TP) hat sich aus der analytischen Psychotherapie (AP) entwickelt, wobei es sich streng genommen um ein Kontinuum folgender Verfahren handelt, die aus empirischer Sicht nicht scharf zu trennen sind:

- *Psychoanalyse:* Sehr hochfrequente Psychotherapie (3–6x/Woche) mit den Zielen der Persönlichkeitsentwicklung und Selbsterkenntnis in > 300 Std. Dauer. Bei > 3 Std./Woche keine Krankenkassenleistung. Kommt in der Ausbildung von angehenden Psychoanalytiker*innen zur Anwendung.
- *Analytische Psychotherapie:* Hochfrequente Psychotherapie (2–3x/Woche) im »liegenden« Setting (Patient*in sieht Therapeut*in nicht), was Regression und Übertragungsphänomene fördern soll.
- *Modifizierte analytische Psychotherapie:* Hochfrequente Psychotherapie (2–3x/Woche), Behandlungsfrequenz und Setting werden »modifiziert« (z. B. im Sitzen arbeiten). Für strukturell beeinträchtige Patient*innen sinnvoll, um negative Regressionsprozesse zu begrenzen.
- *Tiefenpsychologisch fundierte Psychotherapie:* Niederfrequente Psychotherapie (1–2x/Woche) mit gegenseitiger Sichtbarkeit, häufig im Sitzen, was Regressionsprozesse begrenzen soll.

1.4 Was ist Verhaltenstherapie?

1.4.1 Wie hat sich die kognitive Verhaltenstherapie entwickelt?

Die Verhaltenstherapie hat sich in mehreren »Wellen« entwickelt. Erste verhaltenstherapeutische Ideen wurden bereits Anfang des 20. Jahrhunderts entwickelt. John B. Watson entwarf mit *Behaviorismus* (von engl. »behavior« = Verhalten) eine Wissenschaftstheorie, nach der das Verhalten von Lebewesen durch reine Beobachtung von Reizen und Reaktionen untersucht und erklärt werden kann.

In der »*1. Welle*« (= klassische Verhaltenstherapie) der 1950er Jahre wurden Lerntheorien von Tierexperimenten abgeleitet und führten zu ersten verhaltenstherapeutischen Behandlungsverfahren. Beispielhaft sind hier zu nennen:

- *Zwei-Faktoren-Theorie der Angst* nach Orval H. Mowrer (▶ Kap. 3.5.1 und ▶ Kap. 4.5.1)
- *Systematische Desensibilisierung* (abgeleitet vom *klassischen Konditionieren*) nach Joseph Wolpe, Arnold A. Lazarus und Stanley J. Rachman

Während der »*2. Welle*« (= kognitive Wende) der 1960er–1980er Jahre wurde der Fokus vom reinen Verhalten und Üben auf die einem Verhalten zugrundeliegenden Gedanken (= Kognitionen) gelenkt. Beispielhafte Entwicklungen sind:

- Veränderung der kognitiven und gedanklichen Strukturen durch *kognitive Verhaltenstherapie* (KVT)
- Das *ABC-Modell* (Auslöser, Bewertung, »Consequence«) nach Albert Ellis

- Aaron T. Becks Arbeit mit depressiven Patient*innen an *automatisierten Gedankenmustern*
- *Verhaltensanalyse* und *SORCK-Schema* (▶ Kap. 1.4.3) nach Frederik Kanfer, abgeleitet von den Arbeiten von Burrhus F. Skinner zum *operanten Konditionieren*
- *Soziales Lernen* nach Albert Bandura und Julian B. Rotter

Während der »3. Welle« ab den 1980er Jahren wurden Konzepte wie Achtsamkeit, biografische Erfahrungen und therapeutische Beziehung integriert und ein stärkerer Fokus auf das emotionale Erleben gelegt. Zu den zahlreichen neuen Verfahren und Theorien gehören unter anderem:

- *Dialektisch-Behaviorale Therapie (DBT)* nach Marsha M. Linehan
- *Akzeptanz- und Commitment-Therapie (ACT)* nach Steven C. Hayes
- *Schematherapie* nach Jeffrey Young
- *Mindfulness-Based Stress Reduction (MBSR)* nach Jon Kabat-Zinn
- *Mindfulness-Based CognitiveTherapy (MBCT)* nach Zindel V. Segal, Mark J. Williams und John D. Teasdale
- *Cognitive Behavioral Analysis System of Psychotherapy (CBASP)* nach James P. McCullough

> **Gut zu wissen**
>
> Einige Autor*innen diskutieren aktuell die Entwicklung einer so genannten »4. Welle« durch einen stärkeren Einbezug körperlicher Aspekte, d. h. des *Embodiments*.

1.4.2 Wie entsteht Psychopathologie aus kognitiv-behavioraler Perspektive?

Nach einem verhaltenstherapeutischen Verständnis ist die Symptomatik Ausdruck eines dysfunktional *erlernten* Verhaltens und wird durch dieses auch aufrechterhalten. Es existiert eine Vielzahl lerntheoretischer Modelle, die sich sowohl auf funktionales wie auch auf dysfunktionales Verhalten anwenden lassen.

Was ist klassische Konditionierung (respondentes Lernen)?

Nach der Theorie der *klassischen Konditionierung* lernt ein Organismus, eine Beziehung zwischen zwei Reizen herzustellen. Die klassische Konditionierung wurde von Iwan P. Pawlow (1927) beschrieben, am bekanntesten ist das Hundeexperiment:

- *Ausgangssituation:* Beim Angebot von Futter (unkonditionierter Stimulus = UCS) wird der Speichelfluss des Hundes angeregt (unkonditionierte Reaktion = UCR). Hört der Hund einen Glockenton (neutraler Stimulus = NS), tritt erst einmal nur

eine allgemeine Orientierungsreaktion (= OR) auf, z. B. ein Aufstellen der Ohren oder eine Wendung des Kopfes.
- *Trainingsphase:* Die Glocke wird regelmäßig geläutet (NS), während dem Hund Futter angeboten wird (UCS), d. h., während der Hund die Glocke hört, tritt Speichelfluss (UCR) auf: *NS (Glocke) + UCS (Futter) → UCR (Speichel)*
- *Ergebnis:* Nach erfolgter Konditionierung tritt der Speichelfluss des Hundes (CR) durch den Stimulus des Glockenläutens (CS) auf (wenn auch etwas schwächer als mit Futter): *CS (Glocke) → CR (Speichel)*
(Hier könnte man das Experiment als beendet betrachten. Was passiert jedoch, wenn man den CS über längere Zeit ohne den UCS anbietet?)
- *Löschung:* Initial wird der Hund immer Speichelfluss (CR) haben, wenn er die Glocke hört (CR). Wird von nun an aber kein Futter mehr dazu angeboten, wird das konditionierte Verhalten mit der Zeit gelöscht, d. h. der Speichelfluss tritt in immer geringerer Intensität und immer seltener auf: *CS (Glocke) → ~~CR~~ (abnehmender Speichelfluss)*

Im weiteren Verlauf wurden folgende Einflussfaktoren auf Konditionierungsprozesse beschrieben:

- *Preparedness* (Martin Seligman, 1970): Nicht alle Reize eignen sich gleichermaßen als CS. Reize, die intensive Emotionen, z. B. Ekel, Angst oder Wohlbefinden, auslösen, führen schneller zur Konditionierung als andere.
- *Kontingenz:* Die Kontingenz beschreibt die Wahrscheinlichkeit, mit der ein NS zum UCS führt. Je höher diese Wahrscheinlichkeit liegt, desto stabiler ist der Lerneffekt.
- *Kontiguität:* Die Effektivität der Konditionierung hängt maßgeblich vom engen raum-zeitlichen Zusammenhang zweier Reize wie NS und UCS ab. Ideal ist eine zeitliche Kontiguität von 300–700 ms.
- *Verstärkerpläne:* Lerngeschwindigkeit und Löschungsresistenz eines erlernten Verhaltens hängen deutlich von der Kontingenz ab. Belohnungen (oder Bestrafungen) können nach bestimmten Plänen verabreicht bzw. entzogen werden, den so genannten Verstärkerplänen:
    - *Kontinuierliche Verstärkung:* Das Verhalten wird nach jedem Mal verstärkt, was durch hohe Kontingenz zu raschem Verhaltensaufbau führt, der allerdings auch rasch nachlassen kann.
    - *Intermittierende Verstärkung:* Das Verhalten wird unregelmäßig verstärkt, z. B. nach einem bestimmten Zeitraum oder nach festgelegten Quoten, was eine hohe *Löschungsresistenz bedingt.*
- *Reizgeneralisierung:* Der CS kann auf ähnliche Reize generalisiert werden, bspw. kann eine Patientin mit Fliegeneierphobie plötzlich auch beim Anblick von Reiskörnern Ekel empfinden, da diese den Fliegeneiern ähneln.
- *Konditionierung höherer Ordnung:* Nach erfolgter Konditionierung kann mit Hilfe des CS eine erneute Konditionierung auf einen bislang neutralen Reiz erfolgen. Hätte man dem Pawlow'schen Hund bspw. immer beim Vorspielen der Glocke (CS1) ein Bild von einer Wolke (NS2) gezeigt, aber kein Futter dazu angeboten,

hätte er irgendwann trotzdem angefangen, auch bei dem Bild der Wolke Speichelfluss zu bekommen.

Was ist operantes Konditionieren (operantes Lernen)?

Nach der Theorie des operanten Konditionierens lernt ein Organismus, einen Zusammenhang zwischen Verhalten und darauffolgenden Konsequenzen herzustellen. Nach einer positiven Konsequenz wird das Verhalten häufiger gezeigt, nach einer negativen seltener (▶ Tab. 1.6). Dieser Zusammenhang wurde erstmals von Burrhus F. Skinner in den 1950er Jahren beschrieben.

Tab. 1.6: Mögliche Konsequenzen nach gezeigtem Verhalten

Konsequenz	Verhalten soll häufiger gezeigt werden	Verhalten soll seltener gezeigt werden
Positive Reaktion (auf gezeigtes Verhalten)	Belohnung = *Positive Verstärkung* C+	Wegfall positiver Konsequenz = *Indirekte Bestrafung (Typ 2)* C+
Negative Reaktion (auf gezeigtes Verhalten)	Wegfall von Bestrafung = *Negative Verstärkung* C−	Strafe wird angewandt = *Direkte Bestrafung (Typ 1)* C−

Eine Kombination von klassischer und operanter Konditionierung findet sich in der *2-Faktoren-Theorie* von Ovral Mowrer und hilft dabei, die Entstehung und Aufrechterhaltung von Ängsten und Zwängen zu erklären (▶ Kap. 3.5.1 und ▶ Kap. 4.5.1).

Was ist Modelllernen bzw. soziales Lernen?

Nach dem Verständnis des Modell- oder sozialen Lernens lernen Menschen vor allem durch ein »copy-paste«-Prinzip. Beobachtbares Verhalten kann demnach auf verschiedene Weise zum Lernen beitragen:

- Durch das Erlernen von neuem Verhalten *(Modelllernen)* oder
- dadurch, dass bereits gelerntes Verhalten nach Beobachtung des gleichen Verhaltens bei anderen häufiger oder intensiver/weniger intensiv auftritt.

Bekannt ist die *Bobo Doll Study* von Albert Bandura, mit der er belegte, dass Kinder mit höherer Wahrscheinlichkeit aggressives Verhalten einer Puppe gegenüber zeigen, wenn sie dieses vorher bei anderen beobachten konnten.

Was ist kognitives Lernen?

Nach der kognitiven Lerntheorie ist das Lernen deutlich komplexer als die oben erläuterten Modelle nahelegen: Nicht nur beobachtbare Reize steuern das Verhalten, sondern vor allem nicht beobachtbare kognitive Prozesse wie Wahrnehmen, Urteilen und Verstehen. Kognitives Lernen funktioniert nicht durch ein *trial-and-error*-Prizinp, sondern durch ein logisches Begreifen von Zusammenhängen, nach denen das eigene Verhalten bewusst verändert werden kann.

1.4.3 Wie erfolgt die Diagnostik im Rahmen einer verhaltenstherapeutischen Psychotherapie?

Es geht diagnostisch darum, das »Problem« genau zu analysieren. Dabei wird besonderes Augenmerk auf die *auslösenden Faktoren* und die *aufrechterhaltenden Faktoren* gelegt. Die »Verhaltensanalyse« macht einen wichtigen Teil der Problemanalyse aus (und wird daher von einigen Autor*innen synonym verwendet).

Was ist eine horizontale Verhaltensanalyse (Mikroanalyse)?

Eine detaillierte Beschreibung des Verhaltens und eine Betrachtung von aktuell auslösenden Bedingungen und aufrechterhaltenden Variablen sind die Basis der horizontalen Verhaltensanalyse. Für die *horizontale Verhaltensanalyse* wird häufig das SORCK-Modell (▶ Tab. 1.7) verwendet.

Tab. 1.7: Das SORKC-Modell

Item		Beschreibung
S	Situation	Situation, die dem problematischen Verhalten vorausgeht, sowohl extern (beobachtbar) als auch intern (nicht beobachtbar)
O	Organismus	Überdauernde Merkmale der Person: körperliche Eigenschaften (z. B. Erkrankungen), Grundüberzeugungen, Normen, Werte, Einstellungen, Persönlichkeit (s. u. Makroanalyse)
R	Reaktion	(verbal und nonverbal) auf den vier Verhaltensebenen Kognition, Emotion, Physiologie, Motorik
K	Kontingenzverhältnisse	Häufigkeit und Muster von Verstärkung auf das gezeigte Verhalten (▶ Tab. 1.6)
C	Konsequenz	• Zeitpunkt (kurz- oder langfristig) • Ursprungsort (intrapersonell, z. B. Angstreduktion durch Flucht, oder interpersonell, z. B. verstärktes Versorgungsangebot durch Familie) • Qualität (Art der Belohnung oder Bestrafung, ▶ Tab. 1.6)

In der Darstellung von Problemverhalten können sich dabei komplexe S-(O)-R-Ketten ergeben. Ein Beispiel für die Problemanalyse bei »Sybille« könnte z. B. folgendermaßen aussehen:

Aus dem klinischen Alltag

S1
Situation extern: Partner verabschiedet sich nach einem gemeinsamen Abend sehr früh, da er müde ist und weit nach Hause fahren muss.
Situation intern: Ein Glas Wein getrunken

O1
Körperliche Situation: Erkältungsgefühl, leichte Kopfschmerzen
Grundannahme: »Ich bin unerträglich.«

R1
Kognition: »Warum geht er schon? Er hat bestimmt eine andere.«
Emotion: Gefühl der Ablehnung, Verlassenheitsängste, Ärger
Physiologie: Herzklopfen
Motorik: Nägelkauen, Tränen unterdrücken, Partner verabschieden

Aus R1 wird S2

S2
Situation extern: Patientin fühlt sich allein, offene Weinflasche auf dem Tisch
Situation intern: unverändert

O2
unverändert, s. o.

R2
Kognition: »So ein Arschloch, der kann mich mal!«
Emotion: Angst
Physiologie: Innere Unruhe, Herzrasen, leichtes Zittern
Motorik: Griff zur Weinflasche, Austrinken der Flasche

Aus R2 wird S3

S3
Situation extern: unverändert
Situation intern: Patientin deutlich angetrunken

O2
unverändert, s. o.

R3
Kognition: »Der darf nicht einfach gehen, wenn ich ihn brauche! Er soll wiederkommen.«
Emotion: Zunehmende Angst- und Panikgefühle
Physiologie: Herzrasen, Zittern, Schwitzen, Hyperventilieren
Motorik: Griff zum Telefon, Anruf des Freundes, er solle kommen

K
Kurzfristige Konsequenz: Nachlassen der Angst bei Eintreffen des Freundes
Langfristige Konsequenz: Scham über eigene Unselbstständigkeit; Bindung des Freundes, der über die Einschränkungen seiner Freiheit zunehmend genervt ist

Was ist eine vertikale Verhaltensanalyse (Makroanalyse)?

Mithilfe einer vertikalen Verhaltensanalyse werden übergeordnete Lebensthemen analysiert, z. B. Regeln und Pläne zur Erreichung motivationaler Bedürfnisse, die sich aus der individuellen Lebensgeschichte erschließen. Die entsprechenden *Pläne* gelten dabei als Überbegriff für bestimmte Einstellungen, Haltungen, Meinungen und Erwartungen, die mehr oder weniger bewusst wahrgenommen werden. In einer *Plananalyse* (nach Franz Caspar, 1996) werden sie nach Oberplänen, Plänen, Unterplänen und Verhalten hierarchisiert, wodurch sich ein komplexes Bild von Zusammenhängen ergibt.

1.4.4 Wie erfolgt die Behandlung im Rahmen einer kognitiven Verhaltenstherapie?

Was sind verhaltenstherapeutische Grundhaltungen?

- Aktive Strukturierung der Stunde mit Transparenz über das geplante Vorgehen
- Konkretisieren: »Worin genau und seit wann besteht das Problem?«
- »Geleitetes Entdecken«: Patient*innen werden dabei begleitet (z. B. durch Fragen oder Rollenspiele), eigenständig neue Seiten an sich zu entdecken, neue Ideen zu entwickeln oder neue Verhaltensweisen auszuprobieren
- Verstärkung von Bemühen (nicht von Erfolg), z. B. durch Lob
- Zusammenfassungen, Feedback

In der Verhaltenstherapie gibt es keine Behandlung ohne klar formulierte Zielvereinbarungen. Nach der SMART-Regel (▶ Tab. 1.8) sollten Ziele folgende Qualitäten haben.

Tab. 1.8: Ziele sind SMART

	Qualität	Beschreibung
S	spezifisch	Konkret formuliert, z. B. eine Exposition in der S-Bahn
M	messbar	»Woran erkennen Sie, dass Sie das Ziel erreicht haben?«
A	attraktiv	Das Ziel ist die Mühe wert.
R	realistisch	Unter den gegebenen Bedingungen erreichbar
T	terminiert	Fester Zeitpunkt, bis zu dem das Ziel erreicht sein soll

Was sind die sieben Phasen des therapeutischen Prozesses nach Frederick Kanfer?

Phase 1: Schaffen von therapiefördernden Ausgangsbedingungen

- Beziehungsaufbau
- Motivation, wiederkommen zu wollen
- Klassifikatorische Diagnostik (z. B. nach ICD oder DSM)

Phase 2: Aufbau von Veränderungsmotivation

- (Vorläufige) Zielformulierung
- Motivationsstärkung

Phase 3: Verhaltensanalyse = Problembeschreibung

- Bestimmung von aufrechterhaltenden Bedingungen
- Mikro- und Makroanalyse (= vertikale und horizontale Verhaltensanalyse)

Phase 4: Zielvereinbarung

- Klärung und Vereinbarung realistischer Therapieziele
- Priorisierung der Therapieziele
- Verantwortungsübernahme durch Patient*in für das Erreichen der Ziele

Phase 5: Interventionsplanung

- Konkrete Therapieplanung
- Ggf. weitere Motivationsförderung

Phase 6: Evaluation der Fortschritte

- Durch diagnostische Werkzeuge (Fragebögen, Analogskalen etc.)
- Ggf. Einführung neuer Therapieinhalte oder Besprechung des Therapieendes

Phase 7: Endphase = Therapieabschluss

- Verfestigung des Erlernten
- Reduktion der Therapiefrequenz
- Ggf. Katamnesevorbereitung

Was sind operante Verfahren in der Verhaltenstherapie?

Operante Verfahren haben zum Ziel, die Reaktion zu kontrollieren, sprich, dass ein bestimmtes Verhalten häufiger oder seltener auftritt. Sie zeichnen sich dadurch aus, dass sie unspezifisch für viele Störungsbilder und in fast jedem Setting geeignet sind. Sie werden insbesondere dann gerne genutzt, wenn Patient*innen auf kognitive Verfahren nicht gut ansprechen, z.B. Kinder oder Menschen mit Behinderung. Beispiele für Methoden zum operanten Aufbau von erwünschtem Verhalten sind:

- *Shaping:* Verstärkung von ersten positiven Regungen in die richtige Richtung
- *Chaining:* Bei komplexen Handlungsabläufen wird zuerst das letzte Glied der Handlung erlernt und positiv verstärkt, im weiteren Verlauf kommt immer ein früheres Glied hinzu. Verstärkt wird immer nach erfolgreich durchgeführter letzter Handlung der Kette.
- *Prompting:* Hilfestellung (z.B. verbal), die die Wahrscheinlichkeit für erwünschtes Verhalten erhöht, dann Verstärkung
- *Token Economies* (Verstärkungsvermittlung): Vergabe von Gegenständen o.ä., die später gegen Belohnung (Verstärker) eingetauscht werden dürfen

Beispiele für Methoden zur Stabilisierung von erwünschtem Verhalten sind:

- *Generalisierungstraining:* Erweiterung des Rahmens und Umsetzung des angestrebten Verhaltens nicht nur im therapeutischen Setting, sondern auch im Alltag, erst im letzten Schritt in besonders herausfordernden Situationen
- *Verträge:* Formalisierung von Absprachen. Verträge können zwischen Patient*in und Therapeut*in, aber auch von Patient*innen mit sich selbst geschlossen werden.
- *Überlernen des Verhaltens:* Neue Verhaltensweisen werden so häufig ausgeführt, bis das neue Verhalten automatisiert ist.
- *Verstärkerpläne:* Übergang von kontinuierlicher zu intermittierender Verstärkung und von Selbst- zu Fremdverstärkung

Beispiele für Methoden zum Abbau von unerwünschtem Verhalten sind:

- *Bestrafung:* Auf unerwünschtes Verhalten folgt eine negative Konsequenz (C^-); wird nur im Ausnahmefall im therapeutischen Setting angewendet (dafür umso häufiger bei der Kindererziehung); nur nach Zustimmung der/des Patient*in
- *Löschung:* Entfernen eines positiven Verstärkers (C^+; langfristiger Prozess, daher nicht geeignet bei schnellem Veränderungswunsch)

- *Sättigung:* Wenn ein bestimmtes Verhalten häufig gezeigt wird und immer derselbe Verstärker folgt, funktioniert er irgendwann nicht mehr als Verstärker und das Verhalten lässt nach.
- *Verstärkung inkompatibler Verhaltensweisen*, z. B. Orangen essen statt zu rauchen

Was sind Expositionsverfahren?

Unter dem Oberbegriff der Exposition (Konfrontation) werden alle Verfahren zusammengefasst, bei dem der Organismus lernen soll, Situationen zu bewältigen, in denen ein belastender Stimulus auftritt (z. B. angstauslösendes Ereignis, traumatische Erinnerung). Expositionsverfahren werden neben ihren klassischem Einsatzgebiet, den Angststörungen (▶ Kap. 3.6.3), auch bei Ess- und Zwangsstörungen, PTBS und Suchterkrankungen eingesetzt. Sie erhöhen die Stimuluskontrolle.

Expositionsverfahren (▶ Tab. 1.9) unterscheiden sich

- bezüglich der Reizwahrnehmung: *in sensu* (d. h. in der eigenen Vorstellung) vs. *in vivo* (im echten Leben)
- hinsichtlich des Reizausmaßes: graduiert (= stufenweises Vorgehen nach Angsthierarchie) vs. massiert (= Beginn mit dem stärksten Reiz) und
- hinsichtlich der Beteiligten: therapeutisch begleitet vs. allein

Tab. 1.9: Unterschiede der Expositionsverfahren

Art der Reizpräsentation	Graduiert	Massiert
In sensu	Systematische Desensibilisierung	Implosion (wird nicht mehr angewandt)
In vivo	Habituationstraining (graduierte Exposition)	Flooding (massierte Exposition)

Die *Systematische Desensibilisierung* (nach Joseph Wolpe, 1960er Jahre) ist besonders geeignet, wenn eine reale Konfrontation im therapeutischen Setting nicht möglich ist. Als Voraussetzungen gelten, dass ein Entspannungsverfahren (z. B. progressive Muskelrelaxation) beherrscht wird und eine gewisse Imaginationsfähigkeit und -bereitschaft vorhanden ist. Unter Entspannung stellen Betroffene sich nach einer aufsteigenden Angsthierarchie beängstigende Situationen vor. Da Angsterleben und Entspannung sich widersprechen, nimmt die Angstreaktion nach dem Prinzip der *reziproken Hemmung* ab. Entspannung und Angstsituation werden so oft abgewechselt, bis die Vorstellung angstfrei erfolgt. Da auch imaginative Reizexposition ohne Entspannung und ohne Angsthierarchisierung erfolgreich ist, geht man heute davon aus, dass zusätzliche Mechanismen wie Habituation, Löschung oder soziale Verstärkung durch neue Bewältigungsmöglichkeiten eine Rolle spielen.

Beim *Habituationstraining* begeben sich Patient*innen nach einer aufsteigenden Angsthierarchie in angstauslösende Situationen, auf die explizit *nicht* mit Vermeidungsverhalten (z. B. Verlassen der Situation) reagiert werden soll. Durch *Habitua-*

tion, d. h. Gewöhnung an unkonditionierte Reize, bzw. durch *Löschung* konditionierter Reaktionen nimmt die Angstsymptomatik ab. Selbstberuhigung (z. B. durch Atemtechniken oder Ablenkung) vereinfacht zwar die Expositionssituation, schwächt aber den Therapieerfolg ab.

Beim *Flooding* setzen sich Patient*innen einem maximalen Angstreiz aus. Durch *Habituation* nimmt die Angstreaktion ab. Dies kann allerdings aufgrund des starken Reizes recht lange dauern und bedarf daher einer hohen Motivation und Durchhaltekraft von Patient*innenseite. Flooding ist recht erfolgseffizient, dennoch bedarf es oft mehrerer Expositionen.

Was sind kognitive Verfahren?

Die *kognitive Umstrukturierung* dient der Veränderung der Denkmuster und Grundannahmen von Patient*innen. Im Folgenden werden einige Beispiele für Interventionen im therapeutischen Gespräch genannt:

- *Distanzieren:* »Wie würde jemand anderes (z. B. der Partner, ein Freund, die Nachbarin, ein Unbekannter etc.) das bewerten?«
- *Zeitprojektionsfrage:* »Wie würden Sie Ihre heutige Entscheidung in vier Monaten, einem Jahr, acht Jahren etc. bewerten?«
- *Verhaltensexperimente:* Ausarbeitung von konkreter Überprüfung von z. B. Annahmen über negative Konsequenzen nach einem Verhalten. »Was ist Ihre erwartete Reaktion?« »Wie können Sie diese testen?« »Was ist genau passiert?« »Hat sich Ihre ursprüngliche Erwartung bestätigt?«
- *Entkatastrophisieren:* »Was-wäre-wenn«- oder »Was-passiert-nachdem«-Fragen. »Was genau würde passieren, wenn Sie Ihr Kind nicht zur verabredeten Zeit an der Kita abholen?«
- *Alternative Erklärungen:* Gibt es andere Erklärungen für das Phänomen? Besonders hilfreich ist es, möglichst viele alternative Erklärungsmöglichkeiten zusammenzutragen, da dies die Einengung der Patient*innensicht verdeutlicht. »Welche Gründe könnte es noch haben, dass Ihr Chef Sie trotz Ihres immensen Engagements nicht mehr gelobt hat (außer, dass er nichts von Ihnen hält)?«
- *Sokratischer Dialog:* Therapeut*innen stellen möglichst naive Fragen, wodurch Patient*innen unangemessene oder irrationale Denkmuster deutlich werden. Von therapeutischer Seite ist es besonders wichtig, den Antworten naiv, neugierig und nicht wertend gegenüberzustehen.
- *Disputtechnik:* Fragen zur Überprüfung kognitiver Konzepte
- *Empirische Disputation:* Ist die Kognition realitätsnah?
- *Hedonistische Disputation:* Wofür ist es hilfreich, so zu denken?
- *Logische Disputation:* Gibt es Widersprüche? »Wie erklären Sie sich Ihre Überzeugung, die nächste Klausur nicht zu bestehen, obwohl Sie immer sehr gute Noten bekommen haben?«

Was ist Biofeedback?

Durch apparative Rückmeldung lernt der Organismus, nicht oder nicht ausreichend steuerbare körperliche Bereiche zu steuern. Relevant sind Biofeedback-Methoden u. a. bei Inkontinenz, Migräne (Vasokonstriktionstraining) oder anderen Schmerzerkrankungen. Bei ADHS, Schlafstörungen und anderen Beschwerden kommt auch EEG-Biofeedback (Neurofeedback) zum Einsatz.

1.5 Was ist systemische Therapie?

1.5.1 Wie hat sich die systemische Therapie entwickelt?

Die systemische Therapie hat sich in den 1950er Jahren entwickelt, indem nicht mehr ausschließlich mit dem Individuum gearbeitet, sondern die ganze Familie in den therapeutischen Prozess einbezogen wurde. Anders als die Psychoanalyse geht systemisches Denken nicht auf einen Gründer zurück, sondern entstand an mehreren Orten parallel. Die wichtigsten Zentren der systemischen Therapie waren:

- in den USA, z. B. Virginia Satir, Paul Watzlawik (*Mental Research Institute*, »*Palo Alto-Gruppe*«, ab den 1950er Jahren)
- in Italien, z. B. Mara S. Palazzoli u. a. (»*Mailänder Modell*«, 1970er Jahre)
- in Deutschland, z. B. Helm Stierlin (»*Heidelberger Schule*«, 1980er Jahre)

Seit 2008 ist die systemische Therapie auch in Deutschland vom Wissenschaftlichen Beirat Psychotherapie als wirksam anerkannt, seit 2018 als Richtlinienverfahren zur Behandlung erwachsener Patient*innen zugelassen. Wichtigste Grundlagen des systemischen Ansatzes beinhalten die Konzepte der *Systemtheorie*, der *Kybernetik* und des *Konstruktivismus*.

Die *Systemtheorie* geht davon aus, dass Dinge oder Phänomene miteinander in Beziehung stehen. Systemtheorien beschreiben dabei die gesamthafte Systemdynamik und können auf unterschiedliche Arten von Systemen angewandt werden, bspw. auf biologische (Zellen, Ökosystem), astronomische (Sonnensystem), politische (Staat) oder soziale (Familie, Schulklasse) Systeme. Verbunden mit der Idee, dass Elemente in einem System vernetzt sind und Vorgänge zusammenhängen, werden bei der systemischen Psychotherapie die Interdependenzen betrachtet, um eine Vorstellung von sinnvollen Interventionen zu bekommen.

Die *Kybernetik* (von altgr. »Steuermann«) wird von ihrem Begründer Norbert Wiener als die Wissenschaft der Kommunikation und Kontrolle (Regelung) von lebenden Organismen und Maschinen definiert. Die Kybernetik erforscht die grundlegenden Konzepte zur Steuerung und Regulation von Systemen, unabhängig von ihrer Herkunft. Der Verdienst der Kybernetiker ist die Möglichkeit, exakte

Hypothesen über Sachverhalte und Prozesse aufzustellen, die materiell nicht erfassbar sind.

Die *Kybernetik erster Ordnung* (ca. 1950–1980) ist gekennzeichnet durch eine Theorieentwicklung über von außen beobachtete Systeme. Damit geht die Annahme einer, dass sie sich getrennt von der Position des Beobachtenden betrachten, kontrollieren, steuern und regeln lassen. Die Kybernetik erster Ordnung fokussiert darauf, wie Systeme aufrechterhalten und Systemparameter unter wechselnden Umweltbedingungen konstant oder in einem Gleichgewicht gehalten werden können (Homöostase).

Die *Kybernetik zweiter Ordnung* (ab 1970er Jahre) konzentriert sich auf die Frage, wie Systeme ihre Organisation *ändern* (Morphogenese) und schließt die Situation des Betrachters in die Konstruktion der beobachteten Wirklichkeit ein. Daraus resultiert, dass sich Therapeut*innen im therapeutischen Setting als Teil des zu behandelnden Systems verstehen. Zwangsläufig ergibt sich daraus eine Abgrenzung zu Modellen, die Hierarchie oder Kontrolle implizieren.

Tab. 1.10: Gegenüberstellung der Konzepte von Kybernetik erster und zweiter Ordnung am Beispiel vom Verständnis von Psychopathologie

Kybernetik erster Ordnung	Kybernetik zweiter Ordnung
Die Psychopathologie ist klar definierbar und kann als »Etwas an sich« gesehen und z. B. in ein diagnostisches System eingeordnet werden.	Die Pathologie wird als Teil eines Kontextes und bezogen auf dessen Veränderung gesehen.
Eine Person entdeckt die Pathologie, wie sie ist.	Therapeut*innen arbeiten mit der Auffassung des Menschen von der Krankheit.
Es gibt nur eine Version der Pathologie.	Eine Person erzeugt ein Verständnis dessen, was die Pathologie ist als eine von vielen möglichen Versionen.
Eine Veränderung der Pathologie kann von außen gesteuert werden und ist daher vorhersagbar.	Eine Veränderung der Pathologie entsteht spontan von innen und man kann nie wissen, was es sein, wie sie aussehen oder wann es passieren wird.

Nach der Erkenntnistheorie des *Konstruktivismus* wird die Wirklichkeit nicht als objektive Tatsache, sondern als eine subjektive Konstruktion verstanden. Das Konzept kann sowohl auf eine individuelle Wirklichkeitskonstruktion als auch auf ein möglicherweise kollektives Verständnis einer Wirklichkeit bezogen werden. Wichtige Vertreter des Konstruktivismus waren bspw. Paul Watzlawick, Heinz von Förster und Ernst von Glasersfeld. Helm Stierlin unterscheidet bei der Wirklichkeitskonstruktion eine »harte« und eine »weiche« Realität:

- Harte Realität = Fakten, z. B. Endlichkeit des Lebens
- Weiche Realität = impliziert Deutung, Gefühl und Wahrnehmung einer Situation, kann personenabhängig unterschiedlich erscheinen

Was sind Kernthesen des systemischen Denkens?

Aus den oben beschriebenen Grundkonzepten lassen sich wichtige Grundleitsätze des systemischen Denkens und damit auch der systemischen Therapie ableiten:

- Jede beliebige Gruppe von Menschen, die miteinander in Zusammenhang stehen, kann als System betrachtet werden und auch ein Individuum für sich. Weiterhin kann es Sub- oder Übersysteme geben, in die sich die einzelnen Systeme ordnen.
- Ein soziales System ist durch die Beziehungen seiner Mitglieder gekennzeichnet. Bei Menschen hängen die Beziehungen innerhalb des betreffenden Systems von der praktizierten Kommunikation ab. Damit erklärt sich, dass sich ein soziales System auch durch die systeminterne Kommunikation definiert, denn dadurch werden Beziehungen geklärt.
- Der jeweilige Systemzustand wird der Idee des Konstruktivismus entsprechend von verschiedenen Menschen auch verschiedenartig erlebt.
- Systeme verändern sich ständig: Verändert sich ein Teil des Systems, kann sich das gesamte System verändern.
- Ein System kann durch äußere Gegebenheiten beeinflusst werden, so wie ein Mobile durch Wind in Bewegung kommt (▶ Abb. 1.5). Aber auch von innen heraus können sich Systeme ändern: Verändert ein Teil des Mobiles seine Position, kommt das gesamte System in Bewegung, bis sich ein neues vorübergehendes Gleichgewicht gebildet hat. Bewegungsablauf und neues Gleichgewicht sind dabei nicht vorhersehbar.
- Jedes Verhalten eines Systemmitgliedes ist als Ergebnis seiner Anpassung an alle inneren und äußeren Einflüsse zu verstehen und daher aus der jeweiligen individuellen Sicht angemessen. Aus der Beobachtendenperspektive kann es lohnend sein, nach dem Zusammenhang zu suchen, um Verhalten verständlich zu machen.
- Systeme sind nicht von außen steuerbar. Deswegen implizieren Interventionen in Systemen kein bestimmtes Ergebnis, vielmehr sollen sie Systeme zu Veränderungen anregen. Ein »angeregtes« System bestimmt selbst, ob, in welche Richtung und in welchem Ausmaß es sich verändert.

1.5.2 Wie entsteht Psychopathologie aus systemischer Perspektive?

Ein *Problem* wird grundsätzlich als unerwünschter, aber veränderbarer Zustand verstanden. Es entsteht nach Schlippe und Schweitzer in vier Schritten:

- *Problementdeckung:* Jemand empfindet eigenes oder fremdes Verhalten als nicht in Ordnung.
- *Problemdeterminiertes Kommunikationssystem:* Innerhalb des Systems wird das Problem thematisiert. Die kollektive Wahrnehmung engt sich ein auf das, »was nicht in Ordnung ist«.

1 Psychotherapie – Ein Überblick

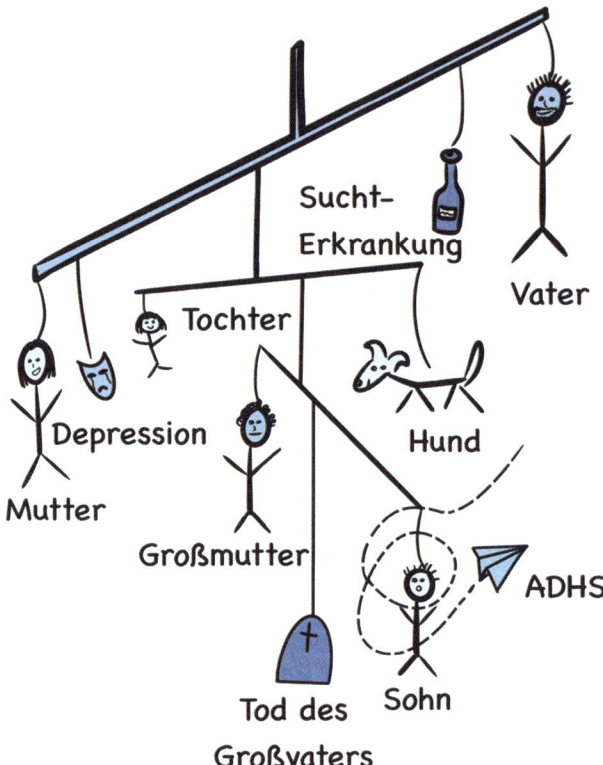

Abb. 1.5: Familiensystem als Mobile

- *Problemerklärung mit Ausweglosigkeitscharakter:* Innerhalb des Systems wird nach einer Erklärung für das Problem gesucht. Diese beinhaltet normalerweise aber keine Lösungsmöglichkeit (= *Problemtrance*). Dabei gibt es verschiedene Problemzuschreibungen, z. B. schicksalshafte (»Kriegskind«), einem Individuum schuldzuweisende (»Der alkoholkranke Vater ist schuld.«) oder sich einer höheren Macht gegenüber hilflos fühlende (z. B. »Es gibt keine Therapie, da die Krankenkasse sie nicht zahlt.«).
- *Problemstabilisierendes Handeln:* Alle Beteiligten verhalten sich so, als gäbe es keine Lösungsmöglichkeit für das Problem (z. B. in Paarbeziehungen, in denen komplementäre Verhaltensmuster sich gegenseitig verstärken und stabilisieren).

Ein Problem muss nicht automatisch (ausschließlich) negative Auswirkungen haben. Es kann auch (mit) dazu beitragen, noch schwerwiegendere Probleme zu verhindern.

Ein Symptom ist nicht das eigentliche Problem. Vielmehr besteht das Problem aus Interaktionsmustern innerhalb des Systems (z. B. der Familie), die zur Ausprägung und Aufrechterhaltung des Symptoms führen. Symptome sind quasi gemeinsame Leistungen aller Systemmitglieder und erfüllen innerhalb des Systems wichtige

Aufgaben. Sie können sich als Krankheiten bei Familienmitgliedern zeigen. Sie werden *Symptomträger*innen oder Indexpatient*innen* genannt. Ihre psychische Erkrankung wird systemisch als Ausdruck eines problematischen Beziehungs- oder Interaktionsmusters innerhalb des Familiensystems (oder der Partnerschaft, Klassengemeinschaft etc.) verstanden. Gleichzeitig wird die Ursache-Wirkungsbeziehung nicht linear verstanden (z.B. weil der Vater alkoholabhängig ist, hat die Tochter eine Essstörung), sondern vielmehr zirkulär. *Zirkuläre Kausalität (= Rekursivität)* bedeutet, dass das eigene Handeln Auswirkungen auf das Handeln anderer hat, wodurch wiederum das eigene Handeln beeinflusst wird.

Aus einer streng konstruktivistischen Sicht *sind auch Krankheitsdefinitionen Konstruktionen und keine Wahrheiten.* Beispielsweise hat eine Patientin, die sechs von zehn möglichen Depressionssymptomen berichtet, nur deswegen eine mittelgradige depressive Episode, weil von bestimmten Expert*innen mit bestimmten Sichtweisen ein entsprechender Kriterienkatalog definiert wurde. Am Beispiel des aktuellen Umstiegs von ICD-10 auf ICD-11 wird deutlich, dass psychische Krankheiten Konstrukte sind, die verändert werden können (z.B. Persönlichkeitsstörungen). Defizitorientierte Krankheitskonzepte ohne Berücksichtigung des Kontextes können als Problemerklärung mit Ausweglosigkeitscharakter fungieren, weshalb sie von systemischen Therapeut*innen gerne in Frage gestellt werden.

Was sind systemische Grundhaltungen?

Beispielhafte systemische Grundhaltungen sind:

- *Respekt & Wertschätzung:* Alle Beteiligten werden als Expert*innen für ihre jeweilige Situation wahrgenommen. Dies schlägt sich auch in der Begrifflichkeit »Klient*in« statt »Patient*in« nieder: Als Klient*in hat man die Fähigkeit (und die Verantwortung!), selbst für sich zu entscheiden.
- *Problemwürdigung:* Sowohl die Belastung, die das jeweilige Problem mit sich bringt, als auch die Herausforderungen im bisherigen Umgang damit (z.B. gescheiterte Lösungsversuche) werden gewürdigt.
- *Ressourcen- und Lösungsorientierung:* Komplexe Probleme erfordern nicht notwendigerweise komplexe Lösungen. Die Nutzung bestehender Ressourcen und Problemausnahmen können Lösungswege aufzeigen.
- *Erkennen von Mustern:* Problemmuster sind sowohl durch den Raum als auch durch Zeit bestimmbar. Eine Veränderung des »Wann« und »Wo« kann ein Weg sein, um Entwicklungen zur Lösung anzustoßen.
- *Vergrößerung des Möglichkeitsraumes:* Es gibt immer mehr als einen Weg, ein Problem anzugehen. Eine gelungene Therapie vergrößert den Raum der Lösungsmöglichkeiten.
- *Induktion von Veränderung – aber nicht voreilig:* Wenn ein Teil eines Systems sich ändert, müssen sich die anderen Teile der Veränderung anpassen. Dabei können kleine Veränderungen große Veränderungen induzieren. Nicht jede Veränderung ist positiv, daher sollte der Fokus auch darauf gerichtet werden, was bleiben soll, wie es ist.

- *Irreverenz:* Es gibt in menschlichen Beziehungen keine klaren Ursache-Wirkung-Zusammenhänge, Zusammenhänge sind oft zirkulär.
- *Allparteilichkeit:* Oft ermöglicht das Symptom eines Familienmitglieds die Aufnahme einer Therapie. Die therapeutische Haltung ist eine »allparteiliche«, die die Perspektiven und Wahrnehmungen aller Beteiligten (oder aller inneren Anteile eines Individuums) gleich wertschätzt.
- *Neutralität:* Therapeut*innen sollten sowohl den Mitgliedern des Systems gegenüber neutral sein (d.h. im Sinne einer Allparteilichkeit für keine*n der Beteiligten Partei ergreifen) als auch den Ideen, Entscheidungen, Werten und Lebensentwürfen gegenüber. Darüber hinaus sollte gegenüber Veränderungswünschen und -bemühungen Neutralität herrschen, was bedeutet, dass eine Nicht-Veränderung gegenüber einer Veränderung eine gleichwertige Option darstellt.
- *Systemisches Hebelgesetz:* Wer am wenigsten Interesse an Veränderung hat, »sitzt am längsten Hebel«. Therapeutisch ist es daher sinnvoll, nicht mehr Interesse an einer Veränderung zu haben als die Klient*innen selbst.

> **Merke**
>
> Auch die systemischen Grundhaltungen sollten – dem Bild vom Mobile entsprechend – im Gleichgewicht bleiben: Sowohl Problemwürdigung als auch Ressourcenaktivierung sind essenziell.

1.5.3 Wie erfolgt die Diagnostik im Rahmen einer systemischen Psychotherapie?

Der Schwerpunkt der systemischen Diagnostik liegt auf der Exploration von Entwicklungsaufgaben und verfügbaren Ressourcen des Systems. Bezüglich der Diagnose von Krankheiten befinden sich systemische Therapeut*innen in einem Dilemma: Nach der systemischen Lehre wird nicht nach der inhaltlichen *Korrektheit* einer Zuschreibung gesucht (die es aus konstruktivistischer Sicht nicht gibt), sondern nach einer für das Klient*innensystem möglichst hohen *Nützlichkeit*. Die Lösungsentwicklung wird als deutlich wichtiger erachtet als eine störungsspezifische Diagnostik nach ICD oder DSM. Gleichzeitig sind ICD-Diagnosen notwendig, um eine Finanzierung der Therapie über das Krankenkassensystem zu gewährleisten. Systemiker*innen vertreten meist eine »*sowohl-als-auch*«-Haltung, in der sich diagnostische Einordnung und Nutzen für Klient*innen nicht widersprechen müssen. Es geht vielmehr darum, Berührungspunkte zwischen den klinischen Diagnosen und dem subjektiven Erleben der Betroffenen zu erkunden, wodurch idealerweise neue Perspektiven entstehen. Außerdem spielen im Erstgespräch die Kontext- und Auftragsklärung eine wichtige Rolle. Ein typischer Ablauf eines Erstgesprächs mit Formulierungsbeispielen für Fragen sieht wie folgt aus:

1. *Joining:* Begrüßung, Beziehungsaufbau
2. *Kontextklärung:* »Warum sind Sie zu dem Gesprächstermin gekommen (oder diesem ferngeblieben)? Gibt es einen Zwangskontext (z. B. in der Forensik)? Wem war wichtig, dass das Gespräch stattfindet, wer wäre lieber nicht gekommen? Wurde jemand »geschickt«? Gibt es andere Hilfssysteme, die mit dem System arbeiten?«
3. *Auftragsklärung – Die vier »A's«:*
   - »Was ist der *Anlass* des Gespräches?«
   - »Wer hat welches *Anliegen*?«
   - »Lässt sich ein gemeinsamer *Auftrag* formulieren, den der/die Therapeut*in annehmen kann?«
   - Anschließend kann eine *Abmachung* zum therapeutischen Angebot und den Rahmenbedingungen formuliert werden.
4. *Problemdefinition* als »der Tanz um das Problem«: Problembeschreibung, Erklärungsmodelle, Bedeutung des Problems für die Beziehungen innerhalb des Systems
5. *Problemerweiterung:* Durch Ressourcenaktivierung, Lösungsorientierung und Induktion von Veränderung bildet dieser Punkt vielleicht das Herzstück der systemischen Therapiestunde.
6. *Abschluss:* Ggf. Abschlusskommentar mit Benennung von Entwicklungsaufgaben, Verabschiedung

1.5.4 Wie erfolgt die Behandlung im Rahmen einer systemischen Psychotherapie?

Innerhalb der systemischen Therapie gibt es eine beeindruckende Methodenvielfalt.
Nach der Kybernetik 2. Ordnung stellt jede diagnostische Beobachtung gleichzeitig eine Intervention dar, die das System zur Veränderung anregen kann. Die angestoßene Reaktion des Systems hat wiederum diagnostische Aussagekraft. Hier werden beispielhafte Interventionen vorgestellt, die häufig Anwendung finden:

1. *Formulierung von Hypothesen:* Hypothesen über systemische Zusammenhänge, Entwicklungsaufgaben sowie Konzepte zur Entstehung beschriebener Probleme werden während der gesamten Therapie immer wieder neu generiert, fortwährend überprüft und mit Klient*innen besprochen. Gleichzeitig werden einzelne Hypothesen wieder »losgelassen«, um weitere Einflussfaktoren oder Entwicklungsmöglichkeiten zu finden.
2. *Systemische Fragen:* Durch anregende Fragen sollen Klient*innen alternative Perspektiven, Herangehensweisen und Konstruktionen auf ihre aktuelle Situation ermöglicht werden.
   - »*Wunderfrage*«: Frage nach einem hypothetischen Zustand ohne das Problem. Dies löst eine bestehende Problemtrance auf und kann durch Anregung von Lösungsfantasien Veränderung induzieren, z. B. »Stellen Sie sich vor, heute Nacht geschieht ein Wunder. Morgen wachen Sie auf und das Problem ist weg. Woran würden Sie (oder eine außenstehende Person) erkennen, dass das

Problem nicht mehr besteht? Wer in der Familie würde es als erster merken? Was würden Sie vermissen?«
- *Hypothetisieren:* Hypothetische Fragen (im Konjunktiv II) können Möglichkeitsräume eröffnen. »*Was wäre, wenn ...?*«
- *Skalierungsfragen:* Eine vermeintliche Objektivierung subjektiver Empfindungen auf einer Ordinalskala vereinfacht Veranschaulichung und Vergleichbarkeit. »Wie groß ist Ihre Verzweiflung auf einer Skala von 1 bis 10?« »Wenn Sie gemeinsam 100% Interesse an Ihrer Beziehung haben, wie sind die Prozente innerhalb der Beziehung zwischen Ihnen beiden verteilt?«
- *Fragen nach Ausnahmen:* »Wie haben Sie es geschafft, dass das Problem damals nicht aufgetreten ist?«
- *Fragen nach Ressourcen:* »Was in Ihrem Leben soll genauso bleiben, wie es ist?« »Was schätzen Sie an ...?«
- *Zirkuläre Fragen:* Statt eine Person direkt zu fragen, wird ein anderes Systemmitglied gefragt, was es für Annahmen über die Person hat. Dadurch werden die systemischen Zusammenhänge des thematisierten Verhaltens deutlich. »Paul, was glaubst du, was deine Mutter denkt, wenn dein Vater betrunken ist?«

3. *Genogrammarbeit:* Mit einem Genogramm wird die Familienstruktur mit ihren wichtigen Ereignissen (Geburt, Tod, Erkrankungen, Verwandtschaftsbeziehungen etc.) über mehrere Generationen hinweg mit festgelegten Symbolen grafisch dargestellt (▶ Abb. 1.6). Dadurch können innerfamiliäre Muster sichtbar gemacht und Ressourcen in der Familie identifiziert werden. Das gemeinsame Nachdenken über die Familienstruktur und -geschichte wirkt innerhalb des Systems oft anregend und verständnisfördernd.

4. *Aufstellungs- und Skulptur-Arbeit:* Familienstrukturen werden durch Stellvertreter*innen (Aufstellungen) oder Symbole/Figuren (Skulpturen) visualisiert. Die Beziehungsqualität kann dann z.B. durch räumliche Nähe, Körperhaltungen oder symbolisierende Figuren dargestellt werden. Veränderungsimpulse können direkt ausprobiert werden. Ein besonderes Phänomen ist, dass Stellvertreter*innen, die in einer Aufstellung die Plätze von Familienmitgliedern einnehmen, häufig für die Aufsteller*innen erstaunlich passende Rückmeldungen zu affektivem Erleben der Rolle geben können, was wiederum zu neuen Veränderungen anregen kann.

5. *Teile-Arbeit:* Analog zum Mehrpersonensetting kann auch im Einzelsetting mit Aufstellungen oder Skulpturen eines »*inneren Teams*« gearbeitet werden. Dadurch wird veranschaulicht, dass spezifische Gedanken, Gefühle und Wünsche in bestimmten Situationen in den Vordergrund treten und zum Teil mit anderen Gedanken und Gefühlen im Widerspruch stehen. Visualisierung erfolgt über Symbole, Stühle oder ggf. menschliche Vertreter.

6. *Paradoxe Interventionen:* Interventionen, die das Ziel haben, das Klientensystem zu irritieren und dadurch eine Musterunterbrechung zu initiieren. Beispiele für paradoxe Interventionen sind:
   - *Relabeling (Umetikettierung):* Verhalten, welches normalerweise negativ konnotiert ist, positiv betrachten. Die ängstliche Mutter ist z.B. sehr um die Sicherheit ihres Kindes bemüht.

1.5 Was ist systemische Therapie?

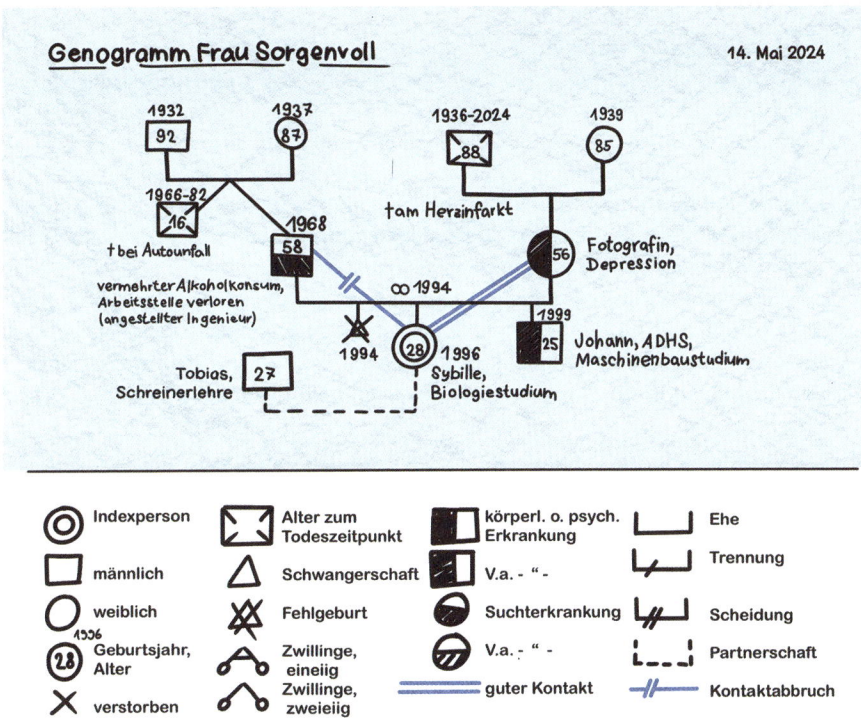

Abb. 1.6: Beispielhaftes Genogramm der Patientin »Sybille«

- *Reframing (Umdeutung):* Ähnlich dem Relabeling, nur dass *ein* neuer Kontext benannt wird, in welchem das Verhalten tatsächlich als positiv zu bewerten ist. »Die Letzten werden die Ersten sein!«
- *Symptomverschreibung:* Aufforderung, nichts am Symptom zu verändern oder das Symptom willentlich herbeizuführen
- *Advocatus diaboli:* Benennung von Argumenten gegen Veränderung
- *Provokation:* Konsequente Bestätigung der Klienten-Ideen (z. B. von Nicht-Veränderbarkeit von Problemen), durch welche sie meist zu Widerspruch angeregt werden.

7. »*Tetralemma*«: Strategie zur Entscheidungsfindung, durch welche die binäre Logik von »entweder-oder« auf vier Möglichkeiten erweitert wird, welche z. B. durch vier Standpunkte (Karten auf dem Boden o. ä.) körperlich-emotional erfahren werden können:
   - »Entweder« = eine Möglichkeit
   - »Oder« = andere Möglichkeit
   - »Und« = Kombination beider Möglichkeiten
   - »Weder … noch« = keine der beiden Möglichkeiten (möglicherweise sind in diesem Fall andere, noch nicht betrachtete Themen wichtiger)

- Joker: »Alles dies nicht und auch das nicht« = Möglichkeit, sich außerhalb des Tetralemmas zu bewegen
8. *Externalisierung von Problemen:* Probleme haben häufig einen identitätsstiftenden Aspekt. Durch z. B. Namensgebung oder Symbolisierung mit Gegenständen kann eine Distanz zwischen Klient*innen(-system) und Problem geschaffen werden, was Veränderung erleichtert. »Wie aktiv ist Willi (als Name für z. B. die Depression) denn heute?«
9. *»Alter Ego«:* Wenn es in Mehrpersonensettings einzelnen Individuen schwerfällt, ihre Gefühle für ihr Gegenüber nachvollziehbar zu formulieren, kann es wertvoll sein, dass diese Aufgabe therapeutisch übernommen wird. So könnte der/die Therapeut*in sich bspw. in einem Paargespräch hinter die Ehefrau stellen, ihr die Hand auf die Schulter legen und dem Ehepartner deutlich ins Gesicht sagen: »Ich fühle mich klein und verletzlich, wenn du in Anwesenheit deiner Eltern negativ über mich sprichst.«
10. *Reflecting Team:* Wertschätzende Reflexionen von mehreren anwesenden Zuhörer*innen werden vor Klient*innen laut ausgesprochen. Diese sehr potente Methode kann gut in der Arbeit mit therapeutischen Teams angewendet werden, z. B. in (teil-)stationären Behandlungssettings. Sie eignet sich auch für Ausbildungssituationen, in denen angehende Therapeut*innen als Teil eines *Reflecting Teams* Einblick in eine Gesprächssituation (z. B. Paargespräch) bekommen und anschließend die eigenen Reflexionen an die Klient*innen zurückgeben.

1.6 Individuelle Indikationskriterien: Welche psychotherapeutischen Settings gibt es und wer sollte wo behandelt werden?

1.6.1 Wann sollten Patient*innen psychiatrisch und wann psychosomatisch behandelt werden?

Für psychisch erkrankte Menschen gibt es in Deutschland eine Vielzahl an unterschiedlichen Behandlungsmöglichkeiten. Die Entscheidung, ob Patient*innen psychiatrisch oder psychosomatisch behandelt werden sollten, ist nicht immer einfach. Viele Störungsbilder können in beiden Fachgebieten erfolgreich behandelt werden. Zudem kommt es sehr auf das Profil der jeweiligen Einrichtung an, z. B. eine Psychosomatik mit stark internistischer Ausrichtung oder eine Psychiatrie mit einem dezidert psychotherapeutischen Fokus. ▶ Tab. 1.11 gibt einen Überblick über die entsprechenden Indikationskriterien, die aus oben genannten Gründen aber eher als richtungsweisend und nicht als bindend zu verstehen sind.

Tab. 1.11: Indikationskriterien für eine eher psychiatrische vs. eher psychosomatische Behandlung

Indikations-kriterien	Psychiatrie	Psychosomatik
Diagnosen	• Autismus-Spektrum-Störungen (ASS) • ADHS • Bipolare affektive Störungen • Schizophrenie/Psychose • Selbst- oder fremdgefährdendes Verhalten • Suchterkrankungen	• Somatoforme Störungen • Dissoziative Störungen mit stark körperlicher Symptomatik i. S. v. Konversionsstörungen • Somatopsychische Störungen, wie sie z. B. in der Konsilpsychosomatik anzutreffen sind
	Folgende Krankheitsbilder können in beiden Fachbereichen behandelt werden: • Depressive Störungen • Angst- und Zwangsstörungen • Essstörungen • Persönlichkeitsstörungen • Traumafolgestörungen	
Behandlungsfokus	**Medikamente** > Psychotherapie	**Psychotherapie** > Medikamente

1.6.2 Wann werden Patient*innen ambulant, wann voll- und wann teilstationär psychosomatisch behandelt?

Innerhalb der Psychosomatischen Medizin können Patient*innen ambulant, teil- oder vollstationär behandelt werden. Primär gilt bei jeder medizinischen Behandlung das *Wirtschaftlichkeitsprinzip*, d. h. im Einzelfall sollte die kostengünstigste Behandlungsvariante gewählt werden. Dies ist im Normalfall eine ambulante Behandlung. Wenn eine ambulante Psychotherapie zur Stabilisierung oder Symptomverbesserung jedoch nicht mehr ausreicht, ist eine intensivere, meist multimodale (teil-)stationäre Therapie indiziert. Folgende Kriterien gelten und können in entsprechenden Kostenerstattungsanträgen benannt werden:

- Keine Besserung trotz ambulanter Therapie
- Suizidalität oder schwere selbstschädigende Verhaltensweisen
- Beeinträchtigung, die eine ambulante Therapie verunmöglichen, z. B. schwere Antriebsminderung
- Notwendige Distanz zu Lebenssituation (familiäres oder berufliches Umfeld)
- Mangelnde Krankheitseinsicht/Schaffung der Voraussetzungen für eine ambulante Behandlungsfähigkeit, z. B. bei somatoformen Störungen

Viele psychosomatische Patient*innen könnten sowohl teil- als auch vollstationär behandelt werden. Vom Wirtschaftlichkeitsprinzip abgeleitet sollte, wann immer möglich, einer teilstationären Behandlung der Vorzug gegeben werden. Dies stößt leider an die Grenzen der Versorgungsrealität, da entsprechende Behandlungsplätze oft nicht den Bedarf decken, insbesondere nicht in ländlichen Regionen.

1.6.3 Was sind die Unterschiede zwischen einer psychosomatischen Akutbehandlung und einer Rehabilitationsmaßnahme?

Während früher psychosomatische Rehabilitationsmaßnahmen einen großen Teil der stationären Psychotherapie abgedeckt haben, gibt es mittlerweile einerseits klar formulierte Indikationskriterien, wann welches Setting empfehlenswert ist. Andererseits besteht häufig ein großer Überschneidungsbereich, so dass die Einteilung in ▶ Tab. 1.12 als richtungsweisend zu verstehen ist.

Tab. 1.12: Unterschiede zwischen Akut- und Rehabilitationsbehandlung

Kategorie	Akutbehandlung	Rehabilitationsbehandlung
Schwerpunkte des multimodalen Therapieangebots	• Einzel- und Gruppentherapie • Ergänzende Therapieformen (Musik-, Kunst- oder Gestaltungs-, konzentrative Bewegungstherapie etc.) • Psychoedukation • Sport- und Bewegungsangebote	• Gruppentherapie • Ergotherapie • Sozialberatung • Berufsbezogene Therapiebausteine • Physikalische und Physiotherapie • Psychoedukation • Sport- und Bewegungsangebote
Indikationskriterien	• Akutes Krankheitsbild • Akute somatische Mitbehandlung erforderlich • Ggf. Krisenintervention nötig • Bedarf an intensiver (einzel-)therapeutischer Arbeit	• Chronifiziertes Krankheitsbild • Sozialmedizinische Beurteilung • Einschätzung der beruflichen Perspektive

Merke

Anders als in anderen Fachrichtungen ist in der Psychosomatik die Reihenfolge von »erst Akutbehandlung, dann Rehabilitationsmaßnahme (i. S. einer Anschlussheilbehandlung)« meist nicht sinnvoll, da die Beziehung (zu Therapeut*innen wie zu Mitpatient*innen) einen wesentlichen therapeutischen Faktor ausmacht und ein Settingwechsel daher nicht empfehlenswert ist.

Weiterführende Literatur

AMDP – Arbeitsgemeinschaft für Methodik und Dokumentation in der Psychiatrie (Hrsg.). (2023). *Das AMDP-System: Manual zur Dokumentation des psychischen Befundes in Psychiatrie, Psychotherapie und Psychosomatik* (11., vollständig überarbeitete Auflage). Hogrefe.

Arbeitskreis OPD (Hrsg.). (2023). *OPD-3 – Operationalisierte Psychodynamische Diagnostik. Das Manual für Diagnostik und Therapieplanung.* Hogrefe.

Beck, J. S. (2024). *Praxis der Kognitiven Verhaltenstherapie: Mit E-Book inside und Arbeitsmaterial* (3., vollständig überarbeitete und erweiterte Auflage). Beltz.

Boll-Klatt, A. & Kohrs, M. (2018). *Praxis der psychodynamischen Psychotherapie: Grundlagen – Modelle – Konzepte* (2., aktualisierte Auflage). Schattauer.

Dorr, F., Lahmann, C. & Bengel, J. (2020). Differentielle Indikation in der Versorgung von Patienten mit psychischen Störungen. *Psychotherapie, Psychosomatik, medizinische Psychologie, 70*(6), 221–228.

Eder, L. (2007). *Psyche, Soma und Familie: Theorie und Praxis einer systemischen Psychosomatik* (1. Auflage). Kohlhammer.

Fonagy, P. (2018). *Bindungstheorie und Psychoanalyse* (M. Klostermann, Übers.) (4. Auflage). Klett-Cotta.

Jungclaussen, I. (2018). *Handbuch Psychotherapie-Antrag: Psychoanalytische Theorie und Ätiologie – PT-Richtlinie – Psychodynamik – Psychogenetische Konflikttabelle – Fallbeispiele* (2., aktualisierte und erweiterte Auflage). Schattauer.

Kandale, M. & Rugenstein, K. (2022). *Das Repetitorium: Lehr- und Lernbuch für die Approbationsprüfung Psychotherapie* (4., überarbeitete und erweiterte Auflage). Deutscher Psychologen Verlag.

Köhle, K., Herzog, W., Joraschky, P., et al. (Hrsg.). (2018). *Uexküll, Psychosomatische Medizin: Theoretische Modelle und klinische Praxis* (8. Auflage, unveränderte Studienausgabe). Elsevier.

Köllner, V., & Gündel, G. (2018). Psychosomatische Rehabilitation – Unterschiede zur Krankenhausbehandlung und Differentialindikation. *Ärztliche Psychotherapie, 13*(1), 6–15.

Levold, T. & Wirsching, M. (Hrsg.). (2023). *Systemische Therapie und Beratung – das große Lehrbuch* (5. Auflage). Carl Auer.

Margraf, J. & Schneider, S. (2018). *Grundlagen, Diagnostik, Verfahren und Rahmenbedingungen psychologischer Therapie: Mit 117 Abbildungen* (4., vollständig überarbeitete und aktualisierte Auflage). *Lehrbuch der Verhaltenstherapie/Jürgen Margraf, Silvia Schneider (Hrsg.): Band 1.* Springer.

Pine, F. (1990). Die vier Psychologien der Psychoanalyse und ihre Bedeutung für die Praxis. *Forum der Psychoanalyse, 6*(3), 232–249.

Retzlaff, R. (2023). *Systemische Therapie – Fallkonzeption, Therapieplanung, Antragsverfahren: Ein praktischer Leitfaden* (2. Auflage). Systemische Therapie und Beratung. Carl Auer.

Rief, W., Strauß, E., Strauß, B., et al. (Hrsg.). (2021). *Psychotherapie: Ein kompetenzorientiertes Lehrbuch* (1. Auflage). Elsevier.

Rudolf, G. (2021). *Strukturbezogene Psychotherapie (SP): Leitfaden zur psychodynamischen Therapie struktureller Störungen. Unter Mitarbeit von L. Hauten und J. Ehrenthal* (4. aktualisierte und erweiterte Auflage). Schattauer.

Schlippe, A. von & Schweitzer, J. (2016). *Lehrbuch der systemischen Therapie und Beratung: Studienausgabe.* Vandenhoeck & Ruprecht.

Senf, W. & Broda, M. (Hrsg.). (2020). *Praxis der Psychotherapie: Ein integratives Lehrbuch* (6., vollständig überarbeitete Auflage). Thieme.

Sydow, K. von & Borst, U. (Hrsg.). (2018). *Systemische Therapie in der Praxis.* Beltz.

Wagner, E. (2020). *Praxisbuch Systemische Therapie: Vom Fallverständnis zum wirksamen psychotherapeutischen Handeln in klinischen Kontexten. Leben lernen: Bd. 313.* Klett-Cotta.

Zeeck, A., Lau, I. & Flößer, K. (2020). Behandlung in psychosomatisch-psychotherapeutischen Tageskliniken. *Psychotherapeut, 65*(3), 211–222.

2 Depressive Störungen

2.1 Einleitung: Was sind depressive Störungen?

Depressive Störungen gehören zu den affektiven Störungen, also psychischen Erkrankungen, bei denen Stimmung und Antrieb länger anhaltend von der Norm abweichen. Bei einer Manie zum Beispiel ist die Stimmung euphorisch und der Antrieb gesteigert während bei einer depressiven Episode in der Regel die Stimmung gedrückt und der Antrieb vermindert ist.

2.2 Relevanz: Warum ist das Thema depressive Störungen wichtig?

Aus dem klinischen Alltag

Anna erwacht aus einem unruhigen Schlaf. Ein Blick auf den Wecker: Es ist 05:30 Uhr. Eigentlich muss sie erst um 07:00 Uhr aufstehen, aber in letzter Zeit kann sie morgens nicht mehr schlafen. Sie denkt darüber nach, was sie heute alles erledigen muss. Schon jetzt ist ihr alles viel zu viel, sie hat das Gefühl, diesen Berg nicht schaffen zu können. Vielleicht bleibt sie einfach im Bett, wie so oft in letzter Zeit. Freude hat sie schon länger nicht mehr empfunden. Sie fühlt sich leer. Es wäre viel einfacher, wenn sie aufhören würde zu leben …

2.2.1 Epidemiologie *oder* Wo liegt das Problem?

Affektive Erkrankungen gehören weltweit zu den häufigsten Erkrankungen. Die *Lebenszeitprävalenz für eine Depression beträgt 16–20 %.* Frauen sind doppelt so häufig betroffen wie Männer. Die Häufigkeitsgipfel liegen zwischen dem 20.–29. Lebensjahr und dem 50.–59. Lebensjahr. Die 12-Monatsprävalenz liegt bei ca. 8 %. Pro Jahr sind etwa 5 Millionen Menschen in Deutschland an einer Depression erkrankt.

2.3 Klassifikation: Wie werden depressive Störungen klassifiziert?

Nach ICD-10 und ICD-11 müssen verschiedene Symptome für mindestens zwei Wochen vorliegen, um eine depressive Episode oder – wenn es sich um mindestens die zweite depressive Episode handelt – eine rezidivierende depressive Störung zu diagnostizieren (▶ Tab. 2.1). Die depressive Episode wird nach ICD-10 und ICD-11 in die *Schweregrade leicht, mittel und schwer* unterteilt (▶ Tab. 2.2). Nach ICD-11 wird der Schweregrad der depressiven Episode anhand der *Ausprägung der Symptomatik* und der *Einschränkungen in verschiedenen Lebensbereichen* abgeleitet und nicht mehr ausschließlich anhand der Anzahl der Symptome (▶ Tab. 2.3).

Tab. 2.1: Diagnosekriterien der depressiven Störungen nach ICD-10 und ICD-11

ICD-10 Depressive Episode (F32) Rezidivierende depressive Störung (F33)	ICD-11 Depressive Episode (6A70) Rezidivierende depressive Störung (6A71)
Zeitkriterium: Symptomdauer mindestens zwei Wochen	
Hauptsymptome	**Affektives Cluster**
• Gedrückte, depressive Stimmung • Freud- und Interessenverlust • Antriebsminderung, Ermüdbarkeit	• Gedrückte, depressive Stimmung • Freud- und Interessenverlust
Zusatzsymptome	**Kognitives Cluster**
• Störungen der Konzentration und der Aufmerksamkeit • Vermindertes Selbstwertgefühl • Schuldgefühle, Gefühle von Wertlosigkeit • Suizidale Gedanken/Handlungen • Psychomotorische Agitiertheit oder Hemmung • Appetitminderung • Schlafstörungen (Einschlafen > 30 Min.; Wiedereinschlafen > 30 Min.)	• Störungen der Konzentration und der Aufmerksamkeit • Vermindertes Selbstwertgefühl, Schuldgefühle, Gefühle von Wertlosigkeit • Suizidale Gedanken/Handlungen • Negative Zukunftsperspektive **Neurovegetatives Cluster** • Vermehrter oder verminderter Appetit • Schlafstörungen (Einschlafen > 30 Min.; Wiedereinschlafen > 30 Min.) • Psychomotorische Unruhe oder Verlangsamung • Antriebsminderung/Ermüdbarkeit

Tab. 2.2: Schweregradeinteilung depressiver Störungen nach ICD-10 (nach DGPPN et al., 2022)

Anzahl der mindestens erfüllten Haupt- und Nebensymptome		
≥ 2 + ≥ 1 (∑ mind. 4)	≥ 2 + ≥ 3 (∑ mind. 6)	3 + ≥ 5 (∑ mind. 8)
Schweregrad		
Leicht	Mittel	Schwer

Tab. 2.3: Schweregradeinteilung depressiver Störungen nach ICD-11 (nach DGPPN et al., 2022)

Ausprägung der Symptomatik		
Leicht ausgeprägte Symptome	Mehrere stärker oder viele gering ausgeprägte Symptome	Mehrere sehr stark oder viele stark ausgeprägte Symptome
Funktionsfähigkeit in Lebensbereichen (persönlich, familiär, sozial, Bildung, Beruf etc.)		
Leichte Einschränkung in einem oder mehreren Bereichen	Deutliche Einschränkungen in mehreren Bereichen	Starke Einschränkungen in den meisten Bereichen
Schweregrad		
Leicht	Mittel	Schwer

Je nach *Verlauf* der depressiven Episode wird unterteilt in *monophasisch, rezidivierend oder bipolar*:

- *Monophasische depressive Episode (ICD-10 F32 und ICD-11 6A70):* Bisher keine weiteren depressiven Episoden im Leben
- *Rezidivierende depressive Störung (ICD-10 F33 und ICD-11 6A71):* Mindestens eine depressive Episode in der Vorgeschichte, wobei die aktuelle und die vorherige Episode mindestens zwei Wochen gedauert haben und durch ein mehrmonatiges symptomfreies Intervall voneinander abgegrenzt sein sollten
- *Bipolare affektive Störung (ICD-10 F31 und ICD-11 6A60/6A61):* Wechsel aus (Hypo-)Manien und depressiven Episoden (▶ Kap. 2.4)

Bei leichten und mittelgradigen Episoden kann das Vorliegen eines *somatischen Syndroms* geprüft werden. Dies kann nach ICD-10 in die Kodierung miteinfließen. Es müssen dafür mindestens vier der folgenden Merkmale vorliegen:

- Interessen- oder Freudverlust an normalerweise angenehmen Aktivitäten
- Mangelnde Fähigkeit, auf eine freundliche Umgebung oder freudige Ereignisse emotional zu reagieren

2.3 Klassifikation: Wie werden depressive Störungen klassifiziert?

- Frühes Erwachen, *zwei oder mehr Stunden* vor der gewohnten Zeit am Morgen
- Morgentief
- Objektivierbare psychomotorische Hemmung oder Agitiertheit
- Deutlicher Appetitverlust
- Gewichtsverlust um mehr als 5% des Körpergewichts im letzten Monat
- Deutlicher Libidoverlust

> **Merke**
>
> Nicht selten geht eine depressive Episode (z. B. bei saisonalen abhängigen Depressionen) auch mit *gesteigertem Appetit und Gewichtszunahme* einher – im somatischen Syndrom sind per definitionem aber nur die Gewichtsabnahme und der Appetitverlust enthalten.

> **Gut zu wissen**
>
> Historisch geht das »Somatische Syndrom« auf das Konzept der *endogenen Depression* zurück (ICD-9) und wird mit einem guten Ansprechen auf eine Psychopharmakotherapie in Verbindung gebracht. Diese wurde früher von der so genannten *reaktiven Depression* abgegrenzt, welche als durch äußere Ereignisse ausgelöst galt und primär psychotherapeutisch behandelt wurde.

Depressionen können von *psychotischen Symptomen* begleitet werden. Diese zeichnen sich dadurch aus, dass die Wahrnehmung und Interpretation von Situationen oder Sinneseindrücken nicht mit der Realität übereinstimmen und nicht von Außenstehenden korrigiert werden können. Die Symptome können umfassen:

- *Synthyme Wahninhalte:* Verarmungs-, Schuld- oder Versündigungswahn, nihilistischer Wahn (Verneinung alles Positiven) oder hypochondrischer Wahn (Überzeugung, körperlich erkrankt zu sein)
- *Akustische Halluzinationen:* Stimmen, die Patient*innen vorwerfen, schuldig oder wertlos zu sein

Psychotische Symptome können nach ICD-10 nur bei einer schweren und nach ICD-11 sowohl bei einer mittel- als auch schwergradigen depressiven Episode kodiert werden.

> **Gut zu wissen**
>
> Bizarre Wahnideen (z. B. Verfolgungswahn oder das Gefühl externer Kontrolle), imperative oder dialogisierende Stimmen oder Ich-Störungen (z. B. Gedankenentzug oder -ausbreitung) weisen auf eine *schizoaffektive Störung* hin.
>
> Der »Zeiger der Schuld« zeigt zudem bei schizophrenen Psychosen meist auf die Umwelt und bei psychotischen Depressionen meist auf sich selbst.

Schweregrad, Verlauf, Vorhandensein somatischer oder psychotischer Symptome werden nach ICD-10 und ICD-11 wie folgt klassifiziert (▶ Tab. 2.4).

Tab. 2.4: Kodierung depressiver Störungen nach ICD-10 und ICD-11

Depressive Episode		Rezidivierende depressive Störung		Beschreibung
ICD-10	ICD-11	ICD-10	ICD-11	
F32.0	6A70.0	F33.0	6A71.0	Leichte depressive Episode
F32.00		F33.00		Ohne somatische Symptome
F32.01		F33.01		Mit somatischen Symptomen
F32.1	6A70.1	F33.1	6A71.1	Mittelgradige depressive Episode
F32.10		F33.10		Ohne somatische Symptome
F32.11		F33.11		Mit somatischen Symptomen
	6A70.2		6A71.2	Mit psychotischen Symptomen
F32.2	6A70.3	F33.2	6A71.3	Schwere depressive Episode
F32.3	6A70.4	F33.3	6A71.4	Mit psychotischen Symptomen
		F33.4		Gegenwärtig remittiert
	6A70.6		6A71.6	Gegenwärtig in Teilremission
	6A70.7		6A71.7	Gegenwärtig in Vollremission
F32.8	6A70.Y	F33.8	6A71.Y	Sonstige
F32.9	6A70.Z	F33.9	6A71.Z	Nicht näher bezeichnete
	6A80.2			Depressive Episode, anhaltend

2.3.1 Wann spricht man von einer chronischen Depression?

Von einer chronischen Depression spricht man, wenn eine depressive *Episode länger als zwei Jahre* anhält. Jüngeres Alter, affektive Störungen in der Familienanamnese und länger andauernde sowie mehrere vorausgegangene Episoden begünstigen eine Chronifizierung. Häufig finden sich interpersonelle Traumatisierungen in der Kindheit. Komorbiditäten (Angststörungen, Suchterkrankungen, Persönlichkeitsstörungen) und soziale Isolation verkomplizieren den Verlauf zudem.

Gut zu wissen

Für eine chronische Depression gibt es in der ICD-10 keine eigene Diagnoseziffer. Sie wird als F33 verschlüsselt. In der ICD-11 ist dafür die Zusatzziffer 6A80 vorgesehen.

2.4 Differenzialdiagnosen: Welche affektiven Störungen sind noch wichtig?

2.4.1 Dysthymia – Wenn die Stimmung immer gedrückt ist

Wenn über Jahre depressive Symptome vorliegen, die jedoch nicht schwer genug ausgeprägt sind, um eine depressive Episode zu diagnostizieren, und keine manische Episode vorliegt, kann eine Dysthymia (ICD-10 F34.1; ICD-11 6A72) diagnostiziert werden. Die Lebenszeitprävalenz beträgt ca. 3 %. Eine Dysthymia beginnt meist früh im Erwachsenenleben und führt häufig im Verlauf zum Auftreten einer manifesten depressiven Episode, was als »Double Depression« bezeichnet wird.

2.4.2 Manie – Wenn die Stimmung »zu gut« ist

Auch wenn das Krankheitsbild der Manie eher dem Fachgebiet der Psychiatrie zugeordnet wird, ist es wichtig, eine (Hypo-)Manie erkennen zu können. Kennzeichnend sind eine *situationsunangemessene*, *deutlich gehobene* oder *gereizte Stimmung* und ein *erhöhtes Erregungsniveau*, das *schnell* in *Aggression* umschlagen kann. Nach ICD-10 müssen mindestens drei der folgenden Symptome vorhanden sein:

1. Reduzierte soziale Hemmungen
2. Ideenflucht (vermehrte Einfälle, ständiger Wechsel oder Verlorengehen von Assoziationen)
3. Antriebssteigerung
4. Überhöhte Selbsteinschätzung, Rededrang
5. Ablenkbarkeit
6. Vermindertes Schlafbedürfnis
7. Riskantes Verhalten

Der Zustand dauert mindestens eine Woche an (es sei denn, er wird durch eine Behandlungsmaßnahme verkürzt). Nach ICD-10 wird die manische Episode als F30 kodiert. In der ICD-11 ist sie nur im Rahmen einer bipolaren Störung kodierbar (6A60). Bei *hypomanischen Episoden* sind die Symptome geringer ausgeprägt und dauern vier oder weniger Tage an. Distanzloses Verhalten in sozialen Kontexten ist weniger grenzüberschreitend. Die Betroffenen fallen z. B. durch erhöhten Rededrang oder gesteigertes sexuelles Verlangen auf, können dies aber in Abgrenzung zur Manie noch kontrollieren.

2.4.3 Bipolare Störungen – Wenn die Stimmung Achterbahn fährt

Depressive Symptome können auch im Rahmen eines bipolaren Verlaufs auftreten (▶ Abb. 2.1) und je nach Schweregrad als eine leichte, mittelgradige oder schwere depressive Episode klassifiziert werden, welche für mindestens zwei Wochen anhält. Im Fall einer bipolaren Störung treten zusätzlich manische Symptome auf:

- *Bipolar-I-Erkrankungen* sind durch ausgeprägte Manien und Depressionen charakterisiert. Die Kriterien einer Manie sind für mindestens eine Woche erfüllt (ICD-10 F31; ICD-11 6A60).
- *Bipolar-II-Erkrankungen* zeichnen sich durch (oft schwere) depressive Episoden und kürzere (hypo-)manische Phasen aus. Die Diagnose wird oft nicht oder erst spät erkannt, da die Hypomanien von Patient*innen häufig nicht als krankhaft, sondern eher als erstrebenswert wahrgenommen werden. In der ICD-10 wird die Biopolar-II-Erkrankung unter »sonstigen bipolaren affektiven Störungen« (F31.8) kodiert, in der ICD-11 wird sie als eigenständiges Krankheitsbild beschrieben (6A61).
- *Zyklothymie* (ICD-10 F34.0; ICD-11 6A62) ist durch eine anhaltende Stimmungsinstabilität über einen Zeitraum von mindestens zwei Jahren gekennzeichnet. Dabei wechseln sich Phasen hypomaner und dysthymer Stimmung ab. Häufig sind Verwandte von Patient*innen mit bipolarer Störung betroffen. Im Verlauf kann sich aus einer Zyklothymie aber auch eine bipolare Störung entwickeln.

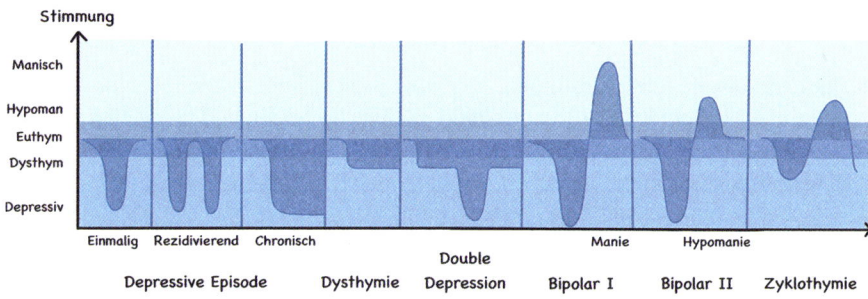

Abb. 2.1: Stimmungsverlauf affektiver Störungen (modifiziert nach DGPPN et al., 2022, S. 22 und Lieb, 2023, S. 214)

2.4.4 Anpassungs- und Trauerreaktionen – Wenn die Trauer anhält

Anpassungsreaktionen mit depressiver Symptomatik werden in der ICD-10 unter den Traumafolgestörungen (F43.2) kodiert (▶ Kap. 5), in der ICD-11 unter stressbezogenen Erkrankungen (6B43). In Abgrenzung zur Depression zeigen Anpassungsreaktionen eher eine Symptomatik, welche:

- einen klaren Bezug zu einem negativen Auslöser hat,
- eher fluktuierend auftritt,
- wenig vegetative Begleitsymptomatik zeigt,
- nicht durch starken Selbstzweifel oder Schuldgefühle geprägt ist und
- nach sechs Monaten nachlässt.

2.4 Differenzialdiagnosen: Welche affektiven Störungen sind noch wichtig?

In der ICD-11 kann eine *anhaltende Trauerstörung* (6B42) kodiert werden bei

- Verlust einer Bezugsperson,
- Trennungsschmerz, z. B. starker Sehnsucht oder ständiger Erinnerung,
- Wut, emotionaler Taubheit, Selbstvorwürfen, Schuldgefühlen, Akzeptanzschwierigkeiten sowie
- einer Dauer von mindestens sechs Monaten.

2.4.5 Postpartale Depression – Wenn die Stimmung nach der Entbindung anhaltend gedrückt ist

Psychische, meist depressive Symptome, die in der Schwangerschaft oder dem Wochenbett innerhalb von sechs Wochen nach Entbindung auftreten, werden in der ICD-10 unter F53 (Psychische oder Verhaltensstörungen im Wochenbett) und in der ICD-11 unter 6E20/6E21 (Psychische Störungen oder Verhaltensstörungen in Zusammenhang mit Schwangerschaft, Geburt oder Wochenbett *mit/ohne* psychotischen Symptomen) kodiert. Etwa 10–15 % der Wöchnerinnen sind betroffen.

2.4.6 Prämenstruelle dysphorische Störung – Wenn die Stimmung vor jeder Menstruation abrutscht

Bei der prämenstruellen dysphorischen Störung (PMS; ICD-10: N94.3, ICD-11: GA34.41) liegen eine depressive Stimmungslage und Reizbarkeit, häufig begleitet von Lethargie, Gelenkschmerzen, Überessen und kognitiven Symptomen vor. Die Symptomatik beginnt einige Tage vor dem Einsetzen der Menstruation, ist innerhalb weniger Tage gebessert und innerhalb einer Woche nach dem Einsetzen der Menstruation (fast) gänzlich rückläufig. Die Symptomatik sollte während einer Mehrheit der Menstruationszyklen innerhalb des letzten Jahres vorhanden gewesen sein. Die Symptome sind beeinträchtigend und können nicht auf die Exazerbation einer psychischen Störung zurückgeführt werden. Die Prävalenz beträgt ca. 4 %.

2.4.7 Burnout – Wenn das innere Feuer erlischt

Im Rahmen von Überlastung kann es zu anhaltender Erschöpfung kommen. Auch wenn der entsprechende Begriff des *Burnouts* sehr verbreitet ist, gibt es in der ICD-10 keine entsprechende Diagnose. Es lässt sich unter »Probleme mit Bezug auf Schwierigkeiten bei der Lebensbewältigung« (Z73.0) kodieren, was jedoch *keine Indikation für Psychotherapie* darstellt. In der ICD-11 wird Burnout als Risikofaktor für andere psychische Erkrankungen aufgeführt (QD85). Kennzeichen sind:

- Erschöpfungsgefühl
- Gefühl von Überforderung, Ineffektivität und Leistungsmangel
- Schlafstörungen und Rückenschmerzen
- Distanz der beruflichen Tätigkeit gegenüber (innere Kündigung) bzw. Zynismus

2.5 Diagnostik: Wie werden depressive Störungen diagnostiziert?

2.5.1 Wie sieht die gezielte Diagnostik bei depressiven Störungen aus?

Die Diagnose einer depressiven Störung ist primär klinisch zu stellen. Dazu nutzen viele Kliniker*innen ein freies klinisches Interview, in dem sie die Haupt- und Zusatzsymptome nach ICD-10/ICD-11 abfragen. Insbesondere eine mögliche Suizidalität sollte sowohl beim Erstinterview als auch im Verlauf regelmäßig eruiert werden (▶ Kap. 11.3). Auch nach (hypo-)manen und psychotischen Symptomen sollte aktiv gefragt werden, da diese von Betroffenen als Ich-synthon erlebt und oft nicht von selbst berichtet werden.

2.5.2 Was sind häufig genutzte psychometrische Instrumente zur Diagnostik bei depressiven Störungen?

- Störungsübergreifende (halb-)strukturierte Interviews:
    - Strukturiertes Klinisches Interview nach DSM-5 (SCID-5-CV)
    - Diagnostisches Interview bei Psychischen Störungen (DIPS)
- Störungsspezifische Fremdbeurteilung:
    - Hamilton-Depressions-Skala (HDS)
    - Montgomery-Asperg-Skala (MADS)
- Störungsspezifische Selbstbeurteilungsinstrumente:
    - Brief Patient Health Questionnaire (PHQ-9)
    - Beck-Depressions-Inventar (BDI)

2.5.3 Wie kann beim Vorliegen einer depressiven Störung der psychopathologische Befund (nach AMDP) für die eingangs skizzierte Patientin »Anna« lauten?

Aus dem klinischen Alltag

Die Patientin erscheint pünktlich zum Untersuchungstermin. Sie ist adäquat gekleidet, im Erscheinungsbild fallen jedoch ungekämmte Haare und abgekaute Fingernägel auf. Sie berichtet mit leiser Stimme von ihrer Symptomatik. Im Kontakt ist sie freundlich und offen. Sie ist wach, allseits orientiert, Gedächtnis und Aufmerksamkeit sind beeinträchtigt (vier Fehler im 100–7-Rechentest; 1/3 Wörter gemerkt). Formalgedanklich besteht eine Grübelneigung, das Denken ist auf die aktuelle Überforderungsthematik eingeengt und leicht verlangsamt. Die Patientin hat Ängste, ihrem Alltag nicht gewachsen zu sein. Keine Zwänge, kein

2.5 Diagnostik: Wie werden depressive Störungen diagnostiziert?

Hinweis auf wahnhaftes Erleben, keine Ich-Störung oder Halluzinationen. Die Stimmung ist dysthym, die Schwingungsfähigkeit ist deutlich reduziert, vereinzelte Affektdurchbrüche (Weinen). Es bestehen Anhedonie, Überforderungsgefühle und Schuldgefühle. Der Antrieb ist herabgesetzt, die stärkste Beeinträchtigung besteht morgens. Es bestehen passive Todeswünsche. Von suizidalen Handlungen ist sie aktuell distanziert. Vor 2–3 Wochen habe sie drängende Suizidgedanken gehabt ohne entsprechende Umsetzung. Es bestehen Ein- und Durchschlafschwierigkeiten mit Früherwachen. Libido und Appetit sind reduziert, ungewollter Gewichtsverlust von 5 kg in den letzten drei Monaten.

2.5.4 Welche somatische Basisdiagnostik erfolgt bei depressiven Störungen?

Neben einem freien klinischen Interview und psychometrischen Tests sollte eine somatische Basisdiagnostik erfolgen, um mögliche organische Ursachen (U), organische Komorbiditäten (K) oder Kontraindikationen für bestimmte Psychopharmaka (KI) beurteilen zu können (▶ Tab. 2.5).

Tab. 2.5: Somatische Basisdiagnostik bei V.a. eine depressive Störung

Was tun?	Worum geht's?	Warum?		
		U	K	KI
Somatische Anamnese	Chronische Krankheiten und Infektionen	x	x	x
	Medikamentenanamnese, z. B. Einnahme/Absetzen von Steroiden	x		x
Internistische Untersuchung	Herz-Kreislauf-System: • Durchblutungsstörungen • Rhythmusstörungen	x		x
	Lebervergrößerung: • Leberinsuffizienz • Substanzabusus	x x		x x
Neurologische Untersuchung	Nackensteifigkeit (Meningismus)	x		
	Hirnnervenausfälle (ZNS-Entzündung, Schlaganfall)	x	x	
	Reflexauffälligkeiten (Pyramidenbahnzeichen, Seitendifferenz)	x	x	
Laboruntersuchungen	Blutbild	x	x	x
	Elektrolyte	x	x	x
	CRP (Entzündung)	x	x	x
	GOT, GPT, γ-GT (Leberfunktionsstörung, Substanzabusus, Medikamente)	x	x	x

Tab. 2.5: Somatische Basisdiagnostik bei V. a. eine depressive Störung – Fortsetzung

Was tun?	Worum geht's?	Warum? U	K	KI
	Kreatinin (Niereninsuffizienz)		x	x
	Nüchternblutzucker (Diabetes mellitus)		x	
	TSH, fT3 und fT4 (Hyper-, Hypothyreose)	x	x	
	Vitamin D	x		
Apparative Untersuchungen	Blutdruck, Puls und Temperatur (Entzündung, arterielle Hypertonie)	x	x	
	EKG (Rhythmusstörungen, Myokardinfarkt)	x		x
	Ggf. EEG und Bildgebung des Kopfes (cMRT), bei Erstmanifestation empfohlen (Hirnschädigungen durch Substanzabusus, Infarkte, Traumata, Epilepsien oder Entzündungen)	x	x	

cMRT = cranielle Magnetresonanztomografie; CRP = C-reaktives Protein; EEG = Elektroenzephalogramm; EKG = Elektrokardiogramm; fT3 = freies Trijodthyronin; fT4 = freies Thyroxin; GOT = Glutamat-Oxalacetat-Transaminase (Synonym: ASAT = Aspartat-Aminotransferase); GPT = Glutamat-Pyruvat-Transaminase (Synonym: ALAT = Alanin-Aminotransferase); K = Organische Komorbiditäten; KI = Kontraindikationen für bestimmte Psychopharmaka; TSH = Thyreoidea-stimulierendes Hormon; U = Organische Ursachen; y-GT = Gamma-Glutamyltranspeptidase; ZNS = Zentrales Nervensystem

> **Gut zu wissen**
>
> Tumornekrosefaktor (TNF), Interleukin-6 (IL-6) sowie das Akute-Phase-Protein C-reaktives Protein (CRP) können bei Menschen mit Depressionen erhöht sein.

2.6 Ätiologiemodelle: Wie lässt sich die Entstehung von depressiven Störungen erklären?

2.6.1 Welche psychosozialen Risikofaktoren gibt es für die Entwicklung einer depressiven Störung?

Die unipolare Depression stellt eine Gruppe heterogener Störungen dar, die nur phänotypisch ähnlich sind. Die Depression kann somit als letzter gemeinsamer Weg verschiedener Krankheitsprozesse betrachtet werden, die über ein bio-psycho-soziales Kontinuum hinweg auftreten. Bei der Entstehung einer schweren Depression scheinen verschiedene biologische, psychische und soziale Risikofaktoren eine Rolle zu spielen, die häufig gemeinsam auftreten:

- *Drogenmissbrauch:* Missbräuchlicher Konsum von Alkohol, Kokain, Cannabis oder anderen Substanzen (sowohl auslösend als auch aufrechterhaltend)
- *Widrige Umstände in der Kindheit* (somatisch): Frühe Geburt, niedriges Geburtsgewicht und frühe Menarche
- *Widrige Umstände in der Kindheit* (psychosozial): körperliche oder psychische Erkrankungen der frühen Bezugspersonen, körperliche oder emotionale Vernachlässigung, körperlicher, emotionaler oder sexueller Missbrauch
- *Aktuelle Stressoren:* Übergangsphasen im Leben, Überforderung, geringe soziale Unterstützung und geringe Bildung

> **Merke**
>
> Nicht nur negative Akutereignisse können in depressive Krisen führen, auch primär positive Transitionsschritte in eine neue Lebensphase wie Heirat, Geburt eines Kindes, Beförderung etc. können kritische Lebensereignisse darstellen und zu erhöhtem Stresserleben und so zu Depressionen führen.

Auch *somatische Erkrankungen* erhöhen das Depessionsrisiko. Falls die Depression Folge einer körperlichen Erkrankung ist, handelt es sich um eine »organische affektive Störung« nach ICD-10 (F06.3) oder ein »sekundäres Stimmungssyndrom« (6E62) nach ICD-11. Depressionen treten häufig komorbid bei folgenden Erkrankungen auf:

- *Dermatologische Erkrankungen,*
- *Endokrinologische Erkrankungen,* z. B. Diabetes Mellitus, Hypothyreose
- *Entzündungen,* z. B. chronisch-entzündliche Darmerkrankungen
- *Infektionskrankheiten,* z. B. HIV, Neurosyphilis
- *Kardiovaskuläre Erkrankungen,* z. B. Herzinsuffizienz, koronare Herzkrankheit (KHK)
- *Körperliche Schmerzen* (▶ Kap. 6.3)
- *Medikamenteneinnahme,* z. B. Steroide
- *Neurologische Störungen,* z. B. Schlaganfall, Demenz, Epilepsie, Multiple Sklerose, Morbus Parkinson (Depression = frühes Symptom, mit Dopaminagonisten behandelbar), Schädel-Hirn-Traumata
- *Tumorerkrankungen,* z. B. zerebrale Tumore, paraneoplastische Syndrome
- *Vitaminmangel,* z. B. Vitamin-D-Mangel

> **Gut zu wissen**
>
> Der Zusammenhang von Depression und Hypothyreose ist neueren Untersuchungen zufolge nur moderat; einen klareren Zusammenhang findet man vor allem bei manifester Hypothyreose sowie bei Frauen.

Depressive Störungen treten zu ca. *60% in Kombination mit anderen psychischen Störungen* auf, wodurch sich Chronifizierungsrisiko und Suizidrisiko erhöhen. Häufige Komorbiditäten sind Angst- und Panikstörungen, substanzbezogene Störungen (Alkohol, Medikamente, Drogen), Essstörungen, somatoforme Störungen, Persönlichkeitsstörungen und Zwangsstörungen.

2.6.2 Wie erklärt sich die Entstehung von depressiven Störungen aus psychodynamischer Perspektive?

Die psychodynamische Tradition beschäftigt sich schon lange mit dem Krankheitsbild der Depression. Wichtige Entwicklungen des Erklärungsmodells stammen von:

- Sigmund Freud (1917) brachte in »Trauer und Melancholie« die Depression mit dem Verlust eines geliebten Objekts (= wichtige Bezugsperson) in Zusammenhang.
- Karl Abraham (1924) sah in den mit der Melancholie auftretenden Schuldgefühlen das Resultat aus Rachegelüsten und Aggressionsimpulsen gegenüber dem begehrten Objekt.
- Edith Jacobsen (1970) beschrieb die depressionstypische Selbstwertproblematik als Konflikt zwischen überhöhtem Ich-Ideal und Selbstabwertung.
- Gerd Rudolf (2003) entwickelte aus den vorherigen Ansätzen das Modell des depressiven Grundkonflikts.

Beim *depressiven Grundkonflikt* spielt sich ein unbewusster Konflikt zwischen Objektsehnsucht und Objektenttäuschung ab (Grundkonflikt der Bindung[1]). In der frühkindlichen Entwicklung fehlt dem Subjekt ein ausreichend liebendes, verständnisvolles und umsorgendes Objekt. Dieser Mangel führt sowohl zu einer Sehnsucht nach einem wohlwollenden Objekt und zugleich zu einer Enttäuschung, da Wünsche nach Nähe und Versorgung unbeantwortet bleiben. Aus der Enttäuschung resultiert Wut auf das Objekt, die diesem aber nicht (bewusst) gezeigt werden darf, um die Nähe und Versorgung nicht noch weiter zu gefährden. Aus dem Gegensatz »Wunsch nach Nähe und Versorgung« versus »Enttäuschungswut« resultiert eine intrapsychische Spannung. Um diese zu regulieren, richtet das Subjekt die entstehende Wut gegen sich selbst. Es wertet sich ab, was die Sehnsucht nach Liebe durch ein wohlwollend elterliches (ideales) Objekt verstärkt. Depressive Symptome können entstehen, wenn Bewältigungsstrategien für diesen Grundkonflikt zusammenbrechen (▶ Abb. 2.2).

---

[1] Neben dem Grundkonflikt der Bindung beschreibt Gerd Rudolf noch den Grundkonflikt der Nähe, den Grundkonflikt der Autonomie und den Grundkonflikt der Identität. Auch wenn eine gewisse Überschneidung mit den in der OPD beschriebenen Konflikten besteht, sind diese dennoch nicht als deckungsgleich zu verstehen. Der *depressive Grundkonflikt* kann nach OPD beispielsweise in zwei Konflikte differenziert werden, den Individuations- vs. Abhängigkeits-Konflikt und den Versorgungs- vs. Autarkie-Konflikt (▶ Tab. 1.4 in ▶ Kap. 1).

2.6 Ätiologiemodelle: Wie lässt sich die Entstehung von depressiven Störungen erklären?

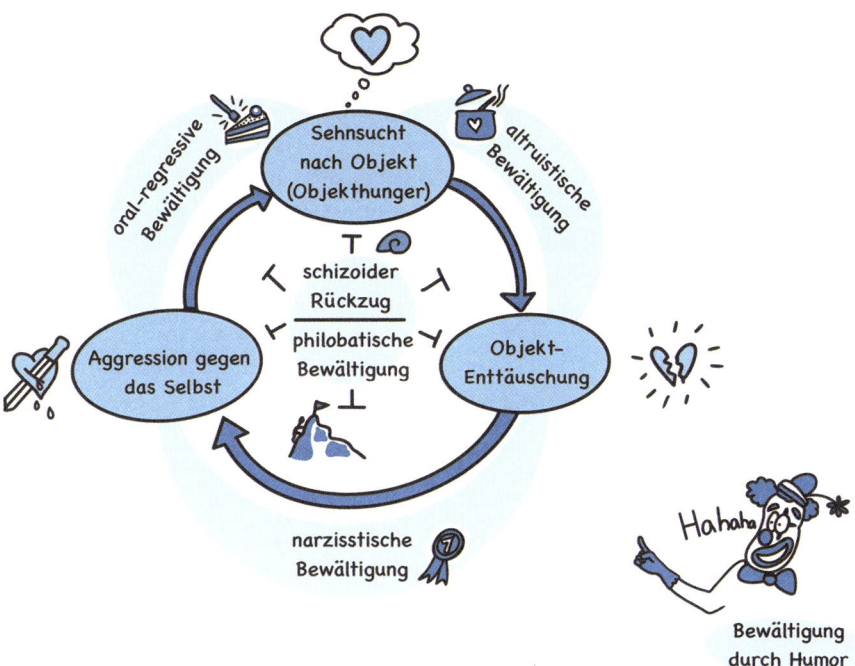

Abb. 2.2: Depressiver Grundkonflikt und Bewältigungsmechanismen nach Gerd Rudolf (Darstellung auf Grundlage von Rudolf & Henningsen, 2013, S. 123 ff.)

Bei der *altruistischen Bewältigung* (»Ich mache das Objekt abhängig von mir.«) versorgt das Subjekt das Objekt scheinbar selbstlos, um sich Liebe und Nähe des Objekts zu sichern (Altruismus). Dabei hat das Subjekt das Gefühl, unterwürfig alles im Sinne des Objekts richtig machen zu müssen, gleichzeitig werden ängstlich-anklammernde Wünsche an das Objekt gerichtet (»depending and demanding«). Enttäuschungen durch das Objekt werden durch Selbstabwertung verarbeitet. Das Subjekt fühlt sich in seinen Bemühungen ungenügend und strengt sich noch mehr an. Depressionen und Somatisierungerkrankungen drohen bei vermeintlichem oder realem Objektverlust (z. B. Trennung, Auszug der Kinder).

Bei der n*arzisstischen Bewältigung* (»Ich mache mich unabhängig vom Objekt.«) versucht das Subjekt, sich innerlich von der Liebe des Objekts unabhängig zu machen, indem es hohe Leistungen erbringt. Die hohen Leistungen führen zu Lob und Anerkennung aus dem Umfeld, welche die Liebe des Objekts scheinbar ersetzen. Leistungseinbrüche (z. B. durch höhere Anforderungen in der Arbeit, Krankheit, Alter) oder die Abnahme der externen Anerkennung können zu Depression, Suizidalität oder Suchterkrankungen führen.

Neben depressiven Symptomen können auch andere Psychopathologien und Verhaltensweisen durch den depressiven Grundkonflikt erklärt werden:

- *Oral-regressive Verarbeitung* (»Ich betäube meinen Schmerz.«): Um die durch den depressiven Grundkonflikt entstehende Spannung aushalten zu können, versucht

das regressive Subjekt, den entstehenden Schmerz zu betäuben, indem es sich »das ersehnte Gute« von außen zuführt und so vermeintlich in eine bessere Welt flüchtet. Mögliche Folgen: übermäßiger Konsum, Sucht
- *Schizoider Rückzug* (»Ich brauche nichts und niemanden.«): Vermeidung von Affekten und Sozialkontakten. Mögliche Folgen: Misstrauen, soziale Phobie
- *Philobatische Bewältigung* (»Ich verschmelze mit der ganzen Welt.«): Das Subjekt lindert die Konfliktspannung durch Einklang mit der Natur statt mit anderen Menschen (oft kombiniert mit massiver körperlicher Anstrengung). Mögliche Folgen: Extremsport bis hin zur Lebensgefahr
- *Bewältigung durch Humor* (»Solange ich über meinen Schmerz lache, muss ich nicht darüber weinen.«): reifer Abwehrmechanismus, der die Spannung des depressiven Grundkonflikts lindern kann. Mithilfe von Witz und Ironie gelingt eine Distanzierung vom Verzweiflungserleben.

Gut zu wissen

Klinisch können Depressionen in *anaklitisch* und *introjektiv* unterschieden werden. Während sich das anaklitische Depressionsmuster durch Abhängigkeit und große Verlassenheitsängste charakterisiert, steht bei introjektiven Depressionen Selbstkritik und Autonomiestreben im Vordergrund.

Zusammenfassend kann die Depression als eine Art »Bilanzkrise« des Lebens verstanden werden: Die Verletzlichkeit liegt im Spannungsfeld der nicht erfüllten Objektsehnsucht einerseits und der Verzweiflung über den Zusammenbruch der bisherigen Bewältigungsmöglichkeiten andererseits. Da die Dynamik von Objektsehnsucht und Objektenttäuschung unbewusst bleibt, wird eine Neuausrichtung nach Zusammenbruch der Bewältigung schwierig. Stattdessen bleiben die Betroffenen in der Dynamik der Selbstentwertung und Ohnmacht gefangen.

2.6.3 Wie erklärt sich die Entstehung von depressiven Störungen aus kognitiv-behavioraler Perspektive?

Das *Modell der erlernten Hilflosigkeit* nach Martin Seligman (1967) wurde primär aus experimentellen Untersuchungen an Hunden abgeleitet. Bezüglich der Depression sind dem Modell der erlernten Hilflosigkeit zufolge eine Attribution von negativen Erfahrungen auf drei Dimensionen wichtig:

- *Internale Zuschreibung:* »Ich bin selbst schuld.«
- *Zeitliche Stabilität:* »Das ist unveränderlich.« oder »So bin ich halt.«
- *Globale Zuschreibung:* »Das ist in jeder Situation so.«

Im *Verstärker-Verlust-Modell* nach Peter Lewinsohn (1974) steht der Wegfall von zuvor positiven Erlebnissen und Erfahrungen im Vordergrund. Je nach zeitlichem Zusammenhang kann eine Depression durch z. B. schwerwiegende Verlusterfah-

2.6 Ätiologiemodelle: Wie lässt sich die Entstehung von depressiven Störungen erklären?

rungen ausgelöst werden. Ein möglicherweise mit einer Depression einhergehender sozialer Rückzug (und damit ein Fehlen von positivem Beziehungserleben oder nährenden Hobbies) kann aber auch eine bereits bestehende Depression aufrechterhalten bzw. verstärken.

In der *kognitiven Therapie* nach Aaron Beck resultiert die Depression aus der fehlerhaften mentalen Informationsverarbeitung und -attribuierung auf mehreren Ebenen:

- *Inhaltliches Denken:* Die *kognitive Triade negativer Gedanken* beschreibt eine abwertende Wahrnehmung vom Selbst, von der Umwelt und Zukunft.
- *Gedächtnisorganisation: Schemata* werden als zeitlich relativ stabile Grundannahmen beschrieben, welche sich im Laufe des Lebens aus der Interaktion mit der Umwelt entwickeln. Andersherum beeinflussen diese aber auch das aktuelle Erleben, indem die früheren Erfahrungen ungeprüft auf neue Situationen übertragen werden.
- *Denkprozess: Systematische Fehler im Denkprozess* sind Übergeneralisierung, Personifizieren, absolutistisches Denken, Überhöhen der Leistung anderer und Marginalisierung der eigenen Leistung.

Nach James McCullough, Begründer der *Cognitive Behavioral Analysis System of Psychotherapy (CBASP)*, fußt eine chronische Depression auf einer *andauernden Hilflosigkeit gepaart mit interpersoneller Distanz*. Chronische Depressionen entstehen dadurch, dass in der Kindheit aufgrund von Traumatisierungen der Reifungsprozess der Kinder zwischen dem 3. und 6. Lebensjahr zum Erliegen kommt. Dadurch verharren die Betroffenen in einem Denkstil, der konkretistisch und wenig empathisch ist und auf den eigenen Zustand fokussiert. Dies lässt wenig Entwicklung aufgrund von interpersonellem Feedback zu, sodass die Depression chronifiziert.

2.6.4 Wie erklärt sich die Entstehung von depressiven Störungen aus systemischer Perspektive?

Aus systemischer Perspektive wird eine Krankheit oder ein Symptom immer wieder in den aktuellen Lebens- und Beziehungskontext gesetzt: Insbesondere aus der *Unzufriedenheit einer Paarbeziehung* kann durch einen Teufelskreis aus Unzufriedenheit, Rückzug, gehemmter Kommunikation, vermehrtem Streit und daraus folgendem Rückzug eine Depression entstehen und aufrechterhalten werden. Insofern ist es nicht verwunderlich, dass in schwierigen Partnerschaften eher Depressionen entstehen oder länger anhalten als in gut funktionierenden. Andersherum machen familiäre Unterstützung und Verbundenheit depressive Symptome unwahrscheinlicher bzw. fördern eine schnellere Symptombesserung. Die Aussagen »Ich bin so depressiv, weil unsere Ehe schlecht ist.« und »Unsere Ehe ist so schlecht, weil du depressiv bist.« bedingen sich oft gegenseitig.

Auf individueller Ebene wird die depressive Symptomatik als – wenn auch dysfunktionaler – *Lösungsversuch für eine bestehende Problematik im (familiären) Umfeld* verstanden. Die dabei nicht unbedingt bewusste Bedeutung der Depression kann interindividuell unterschiedlich sein:

- *Aufforderung* an andere, sich emotional zu engagieren
- *Symbolisierung* von Ereignissen in der Vergangenheit
- *Loyalität* mit depressiven Familienangehörigen
- *Stabilisierung* der Partnerschaft durch Pseudo-Symmetrie
- *Ausweg aus Schuldgefühlen* bei hohem Ideal von Konfliktfreiheit und Familienkohäsion: *Überhöhte* Ansprüche von Harmonie und Zugehörigkeit an das familiäre Miteinander fördern Gefühle von Überforderung und Scheitern, welche leichter in der Depression lebbar sind als in der In-Frage-Stellung des Familienideals an sich.

2.6.5 Wie erklärt sich die Entstehung von depressiven Störungen aus neurobiologischer Perspektive?

Der relative Beitrag *genetischer* Faktoren zu schweren Depressionen liegt bei Frauen bei ca. 50 %, bei Männern bei ca. 40 %, wobei kleine genetische Effekte auf über 100 derzeit bekannten Gen-Loki eine Rolle spielen. Bei genetischer Belastung können Depressionen früh (< 18 Jahren) auftreten. Außerdem können epigenetische Veränderungen bedeutsam sein.

Stresserleben in der Kindheit (sogar noch vor der Geburt) verändert die Stressempfindlichkeit und die Reaktion auf negative Stimuli: Eine anhaltende Hyperaktivität der Zellen des Corticotropin-Releasing-Faktors im Hypothalamus verursacht eine verstärkte Stressreaktion.

Dadurch können bei Menschen mit depressiven Störungen folgende Veränderungen auftreten (▶ Abb. 2.3):

Erhöhung von

- Cortisolspiegel
- Größe des Hypophysenvorderlappens
- CRH-Expression in den limbischen Hirnregionen
- CRH-Spiegel im Liquor
- Größe der Nebennierenrinde

Verringerung von

- Größe des Hippocampus
- Anzahl der Neuronen
- Neurogliazellen

2.6 Ätiologiemodelle: Wie lässt sich die Entstehung von depressiven Störungen erklären?

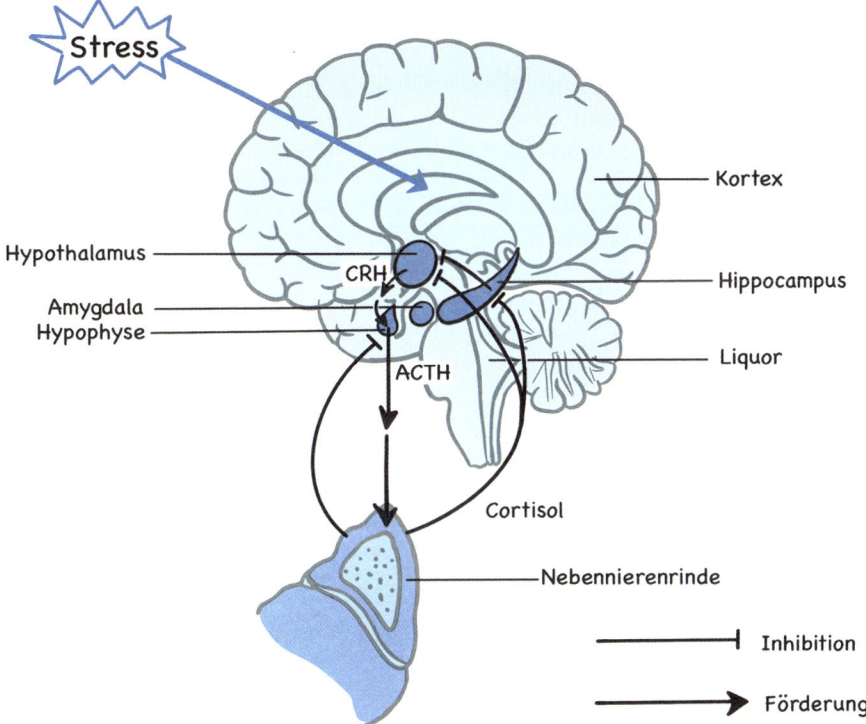

Abb. 2.3: Hypothalamus-Hypophysen-Nebennierenrinden-Achse bei Stress. Informationen der Sinnesorgane werden – entweder direkt oder über den Kortex – an die Amygdala weitergeleitet. Bei entsprechender Bewertung als Gefahr bzw. Stress wird von dort aus der Hypothalamus aktiviert. Dieser setzt daraufhin Corticotropin-Releasing-Hormon (CRH) frei, das die vordere Hypophyse zur Ausschüttung von Corticotropin (ACTH = Adrenocorticotropes Hormon) in die Blutbahn veranlasst. ACTH wiederum regt die Nebennierenrinden zur Ausschüttung von Cortisol an. Cortisol löst eine Rückkopplungshemmung im Hypothalamus und in der Hypophyse aus, wodurch die Produktion von CRH bzw. ACTH unterdrückt wird.

Wenn man die Anatomie und Physiologie der Gehirne Gesunder mit denen an Depressionen Erkrankter vergleicht, fallen weitere Unterschiede auf, die Folge und/oder Ursache depressiver Störungen sein können:

- Vermindertes Volumen der grauen Substanz, vor allem im präfrontalen Cortex, anterioren cingulären Cortex und im Hippocampus
- Störung der Funktion verschiedener Neurotransmitter wie Monoamine (Serotonin, Noradrenalin und Dopamin), GABA und Glutamat
- Vorzeitige Alterung des Gehirns und des gesamten Organismus: Menschen mit Depressionen haben kürzere Telomere (Chromosomenenden) und eine »ältere« epigenetische Konfiguration

> **Gut zu wissen**
>
> Die sogenannte »Serotoninhypothese«, welche lange als führendes neurobiologisches Modell zur Erklärung von Depressionen galt, wird aktuell kritisch diskutiert. Sie besagt, dass Depressionen auf eine verminderte Neurotransmission von Monoaminen (insbesondere Serotonin und Noradrenalin) zurückzuführen sind. Heute scheint es, dass möglicherweise komplexere Dynamiken an der Entstehung von Depressionen und der Reaktion auf antidepressive Medikamente beteiligt sind, welche wiederum von den Monoaminen ausgelöst oder beeinflusst werden. Eine modernere Hypothese zum Wirkmechanismus von Antidepressiva beinhaltet, dass sie allmählich die Plastizität in neuronalen kortikalen Netzwerken induzieren, was wiederum die Wiederherstellung gestörter Schaltkreise durch Psychotherapie erleichtert.

2.7 Therapie: Wie werden depressive Störungen behandelt?

Zur Behandlung von depressiven Störungen stehen Psychotherapie, Psychopharmaka sowie weitere biologische und verhaltensbasierte Interventionen zur Verfügung. Menschen mit leichten und mittelgradigen depressiven Episoden können mit Psychotherapie *oder* Psychopharmaka behandelt werden, schwergradige Episoden sollten leitliniengerecht mit einer Kombination von beidem therapiert werden. Unterstützend wirken Psychoedukation und einfache Verhaltensänderungen, z.B. Aufbau förderlicher Aktivitäten wie Sport. Bei therapierefraktären depressiven Störungen stehen zusätzliche biologische Interventionen wie bspw. die Elektrokrampftherapie zur Verfügung. Eine depressive Episode führt in 50% der Fälle zu einer erneuten depressiven Episode, weshalb eine Therapie inklusive Rezidivprophylaxe wesentlich ist.

2.7.1 Welche Life-Style-Faktoren können den Verlauf depressiver Störungen günstig beeinflussen?

- Regelmäßige Tagesstruktur (Auch bei Antriebsstörungen aufstehen!)
- Regelmäßige Bewegung, insbesondere Ausdauersport
- Verbesserung der Schlafqualität (siehe Exkurs: Schlafstörungen in ▶ Kap. 2.7.5)
- Kompletter Schlafentzug für eine Nacht (kurzfristig stimmungsaufhellend)
- Aufenthalt in der Natur für mind. 2–4 Stunden pro Woche
- Lichttherapie (½ Stunde/Tag, idealerweise vormittags – v.a. bei saisonaler Depression)

- Zuckerarme, pflanzenbasierte Ernährung mit regelmäßiger Mahlzeitenstruktur: Frischkost, Eiweiß, Seefisch, Lein- und Walnussöl etc.

2.7.2 Wie werden depressive Störungen in der psychodynamischen Psychotherapie behandelt?

In der *Anfangsphase* geht es um *Entlastung*, das Beziehungsangebot ist daher supportiv. In den Gesprächen werden emotionale Wärme, Verfügbarkeit, Beruhigung und Hoffnung vermittelt. Im *weiteren Verlauf* liegt ein Schwerpunkt auf der *Bearbeitung der zugrundeliegenden Konflikt-, Struktur- oder Traumapathologie*. Bei einer analytischen Psychotherapie wird durch *Übertragung und Gegenübertragung* der Konflikt innerhalb der therapeutischen Beziehung reinszeniert. Idealerweise gelingt es, die regressiven Wünsche nach Angenommen-werden und Versorgung durch die entstehende Aktualisierung bearbeitbar zu machen.

Häufige Behandlungsfoki sind:

- Wahrnehmung und Differenzierung von Trauer- und Wutaffekten
- Entlastung von Scham und Schuldaffekten
- Aushalten und Bearbeiten von Selbstwertthemen, welche mit Abwertung und Selbstschädigung bis hin zum Suizid einhergehen können (▶ Kap. 11)
- Akzeptanz der aktuellen gesundheitlichen Einschränkungen
- Exploration von Auslöser(n) und möglichen biografischen Zusammenhängen
- Förderung von Selbstvertrauen, Selbstverantwortung und Autonomie
- Bearbeitung negativer Übertragungsphänomene

Das *Behandlungsende* beinhaltet die Themen Abschied und Trennung, die für depressive Patient*innen besonders herausfordernd sind. Bereits abgeklungene Symptome können dann wiederaufflammen, was von Therapeut*innenseite antizipiert werden sollte, um sich bzgl. der Entscheidung zum Therapieende nicht zu sehr verunsichern zu lassen.

2.7.3 Wie werden depressive Störungen in der kognitiven Verhaltenstherapie behandelt?

In der *kognitiven Therapie* nach Aaron Beck werden dysfunktionale Denkmuster in vier Phasen verändert:

- In einem *Aktivitätsprogramm* wird gemeinsam erarbeitet, welche Tätigkeiten Patient*innen sich für die kommende Woche vornehmen und wie sie sie umsetzen können.
- Therapeut*innen informieren ihre Patient*innen über *automatische negative Denkmuster*. Danach beobachten Patient*innen ihre eigenen Gedanken und hal-

ten negative Gedanken fest. In der Therapie werden die negativen Denkmuster dann auf ihren Realitätsgehalt geprüft.
- Gemeinsam wird über das Phänomen nachgedacht, dass die negativen Gedanken zu einer verzerrten Wahrnehmung führen, und es werden *alternative Interpretationen* erarbeitet.
- Patient*innen ändern mithilfe der Therapeut*innen ihre *negativen Grundannahmen*.

Bei der *CBASP-Therapie (Cognitive Behavioral Analysis System of Psychotherapy)* versuchen Psychotherapeut*innen mit ihren Patient*innen, die Wahrnehmung wieder stärker mit den Reaktionen der Umwelt in Einklang zu bringen. Dafür werden sowohl *Situationsanalysen* als auch *interpersonelle Arbeit* genutzt. In der *Situationsanalyse* wird das Denken und Verhalten der Patient*innen analysiert, um Handlungsspielraum aufzubauen. Dabei werden Situationen, deren Interpretation, das daraus resultierende Verhalten, Ausgang und Verhaltensalternativen besprochen. In der *interpersonellen Arbeit* zeigen Psychotherapeut*innen, wie es ihnen mit dem Verhalten der Patient*innen geht. Psychotherapeut*innen nehmen weder eine angebotene dominante Rolle an (ausgelöst durch hilfloses Verhalten der Patient*innen) noch eine feindselige Rolle (ausgelöst durch distanziert-feindseliges Verhalten der Patient*innen). Sie spiegeln mit offener, ehrlicher und wohlwollender Grundhaltung, wie das Verhalten der Patient*innen auf sie wirkt (»diszipliniertes persönliches Einlassen«).

Zudem werden Übertragungshypothesen gebildet und gemeinsam überprüft. Dies läuft in vier Schritten ab:

- Erstellung einer Liste früherer Bezugspersonen
- Exploration der Auswirkungen der Bezugspersonen auf das Leben
- Erarbeitung von Übertragungshypothesen in den Bereichen Nähe, Fehler, Bedürftigkeit und negativem Affekt
- Interpersonelle Diskriminationsübung zur Gegenüberstellung von Erfahrungen mit früheren Bezugspersonen und heutigen Erfahrungen mit der/dem Therapeut*in, um bewusst eine neue Erfahrung von Empathie mit einer wohlwollenden Person machen zu können

In der *Mindfulness-Based Cognitive Psychotherapy (MBCT)* werden achtsamkeitsbasierte Elemente der Stressreduktion (engl. Mindfulness-Based Stress Reduction, MBSR) nach Jon Kabat-Zinn mit Interventionen der kognitiven Verhaltenstherapie kombiniert. Ziel ist es, mit Achtsamkeitsübungen individuelle Frühwarnsymptome in Form von Gedanken, Gefühlen, Körperempfindungen und Verhaltensimpulsen wahrzunehmen und einer Depressionsspirale entgegenzuwirken. Es besteht vor allem Evidenz für die Wirksamkeit von MBCT in der Rückfallprophylaxe.

2.7.4 Wie werden depressive Störungen in der systemischen Therapie behandelt?

Da eine Depression als dysfunktionale *Lösungsstrategie* betrachtet wird, geht es in der Therapie initial darum, herauszuarbeiten, was sich seit der Entstehung der Depression schon etwas gebessert hat. So kann die Wichtigkeit dieser Themen wertschätzend und Ressourcen-aktivierend deutlich gemacht werden. Dies erleichtert im Verlauf eine konstruktive Veränderung. Hilfreiche Interventionen können sein:

1. *Pacing:* Durch das Anpassen an Geschwindigkeit und Energieniveau der Patient*innen werden sie in der Beziehung gehalten und haben weder das Gefühl, überfordert zu werden, noch, dass jemand ihnen die Depression »wegnehmen« möchte.
2. *Reframing:* Indem die Depression z. B. als »Rückzug« verstanden wird, kann besprochen werden, wann und warum dieser Rückzug aktuell hilfreich ist.
3. *Externalisierung:* Wenn die Depression in Form einer Person oder eines Gegenstandes externalisiert wird, ist es leichter, den Wert der Erkrankung anzuerkennen (z. B. Wächter vor Überforderung) und zu Veränderungsimpulsen anzuregen.
4. *Teilearbeit:* Wenn das depressive Erleben nur *einen* inneren Anteil ausmacht, entsteht dadurch Raum für andere innere Anteile.
5. *»Verschlimmerungsfragen« als paradoxe Intervention:* Menschen mit Depression fällt es oft schwer zu sagen, was den aktuellen Zustand besser machen könnte. Es ist leichter zu beschreiben, was die Situation *noch schlimmer* machen könnte. Daraus können Ideen für eine konstruktive Verantwortungsübernahme entwickelt werden.

2.7.5 Wie werden depressive Störungen medikamentös behandelt?

Welche *allgemeinen Regeln* gelten bei der medikamentösen Therapie einer Depression?

Eine medikamentöse antidepressive Therapie sollte bei mittelschweren depressiven Episoden als gleichwertig zu einer Psychotherapie angeboten werden, bei schwergradigen depressiven Episoden hingegen immer erfolgen – idealerweise in Kombination mit Psychotherapie.

Für allgemeine Hinweise und konkretes Vorgehen zur Psychopharmakotherapie siehe ▶ Kap. 13.

Eine Auswahl gängiger Psychopharmaka zur Behandlung bei depressiven Störungen zeigt ▶ Tab. 2.6.

Antidepressiva *bei erstmaliger Episode sollten 6–9 Monate über die vollständige Symptomreduktion hinaus eingenommen* werden, um einen *Rückfall zu vermeiden*. Ohne Erhaltungstherapie und Rückfallprophylaxe liegt die Rückfallquote bei 50–70 %.

Tab. 2.6: Auswahl gängiger Psychopharmaka zur Behandlung bei depressiven Störungen

Wirkweise	Präparat	Handelsname	Startdosis (mg/Tag)	Zieldosis (mg/Tag)	Maximale Dosis (mg/Tag)
1. Wahl: SSRIs	Citalopram	Cipramil®	10	20	40
	Escitalopram	Cipralex®	5	10	20
	Fluoxetin	Fluctin®	10	20	80
	Paroxetin	Paroxat®	10	20	50
	Sertralin	Zoloft®	50	100	200
2. Wahl: SSNRIs	Duloxetin	Cymbalta®	30–60	60	120
	Milnacipran	Milnaneurax®	2 × 50	2 × 50	150
	Venlafaxin	Trevilor®	75	150	375
Trizyklika	Amitriptylin	Amineurin®	50	2 × 75	300 (stationär)
	Imipramin	Tofranil®	50	50–150	300
	Nortriptylin	Nortrilen®	25	50–75	100
	Trimipramin	Stangyl®	20–25	100–150	400
NaSSA	Mirtazapin	Remergil®	7,5	30	45
SNDRI	Bupropion	Elontril®	150	300	300
MAO-Inhibitor	Moclobemid	Aurorix®	2 × 150		2 × 300
Melatonin	Agomelatin	Valdoxan®	25		50

MAO = Monoaminooxidase; NaSSA = Noradrenerge und spezifisch serotonerge Antidepressiva; SNDRIs = Selektive Noradrenalin- und Dopamin-Wiederaufnahmehemmer; SSNRIs = Selektive Serotonin-Noradrenalin-Wiederaufnahmehemmer; SSRIs = Selektive Serotonin-Wiederaufnahmehemmer

Welche Möglichkeiten gibt es, wenn die medikamentöse Monotherapie bei Depression nicht ausreichend wirkt?

- Selektive Serotonin-Wiederaufnahmehemmer (SSRIs) oder selektive Serotonin- und Noradrenalin-Wiederaufnahmehemmer (SSNRIs) morgens in Kombination mit Mirtazapin abends
- Augmentation mit Lithium, Quetiapin oder Aripiprazol
- Behandlung mit Esketamin
- Neurostimulatorische oder Hirnstimulationsverfahren (in der Psychiatrie):
  - Elektrokonvulsionstherapie (EKT)
  - Magnetkonvulsionstherapie (MKT)
  - Repetitive transkranielle Magnetstimulation (rTMS)
  - Transkranielle Gleichstromstimulation (tDCS)
  - Tiefe Hirnstimulation (DBS)
  - Vagusnervstimulation (VNS)

2.7 Therapie: Wie werden depressive Störungen behandelt?

Exkurs: Schlafstörungen

Was ist das Problem?

Schlaf ist nicht nur die Abwesenheit von Wachheit, sondern ein wichtiger aktiver Zustand des Gehirns mit Auswirkungen auf Stoffwechselprozesse, Immunsystem, Informationsverarbeitung und Gedächtnisfunktionen. Schlafstörungen sind mit einer Prävalenz von 10% häufig und betreffen meist Frauen und ältere Menschen. Es besteht eine erhöhte Komorbidität mit körperlichen und psychischen Erkrankungen.

Wie werden Schlafstörungen definiert?

Meist sind Schlafstörungen *Symptome einer Grunderkrankung* und werden dann im Rahmen dieser auch diagnostiziert. Folgende Ursachen werden unterschieden:

- Psychische Grunderkrankungen (u.a. Depression, PTBS, Angststörungen, Suchterkrankungen, ADHS)
- Somatische Grunderkrankungen (z.B. gastroösophagealer Reflux, Epilepsien)
- Unerwünschte Arzneimittelwirkungen (UAW; z.B. Cortisonpräparate)

Seltener können Schlafstörungen auch *isoliert* auftreten. Nach ICD-10 werden *nichtorganische* und *organische* Schlafstörungen unterschieden. Die *nichtorganischen* (= *primären*) *Schlafstörungen* sind selten. Sie beinhalten:

- *Dyssomnien* sind Ein- oder Durchschlafstörungen in Verbindung mit erhöhter Tagesmüdigkeit:
  - Insomnien (F51.0): zu wenig Schlaf, meist in Form von Ein- oder Durchschlafstörungen, seltener auch Früherwachen
  - Hypersomnien (F51.1): zu viel Schlaf, inkl. vermehrter Tagesmüdigkeit
  - Schlaf-Wach-Rhythmus-Störungen (F51.2): vorzeitiges oder verzögertes Schlafphasensyndrom (mit spätem oder sehr frühem Einschlafen und entsprechend versetztem Erwachen)
- *Parasomnien* sind Störungen, die beim (partiellen) Erwachen oder beim Wechsel von Schlafstadien auftreten und den Schlaf unterbrechen (z.B. Schlafwandeln (F51.3), Pavor nocturnus (F51.4), Albträume (F51.5)). Diese Störungen betreffen häufiger Kinder und Jugendliche.

Die *organischen Schlaf-Wachstörungen* sind eine heterogene Gruppe, die auf dem Boden einer organischen Dysfunktion zu nicht erholsamem Schlaf führen. Im psychosomatischen Alltag begegnen wir z.B. Patient*innen, die unter dem Obstruktiven-Schlaf-Apnoe- oder Restless-Legs-Syndrom leiden.
  Nach ICD-11 wird die Unterteilung in organisch und nichtorganisch durch eine symptomatische Klassifikation abgelöst (insomnische Störungen, Hyper-

somnien, schlafbezogene Atemstörungen, Störungen des zirkadianen Schlaf-Wach-Rhythmus, schlafbezogene Bewegungsstörungen sowie Parasomnien).

Wie werden Schlafstörungen diagnostiziert?

Ziel der Diagnostik ist die Abklärung, welche Form der oben genannten Schlafstörungen vorliegt. Wichtig ist zunächst eine sorgfältige Anamnese mit Fokus auf das Schlafverhalten, etwaiger Vorerkrankungen und deren Behandlung sowie psychosoziale Faktoren (z. B. Konflikte in zwischenmenschlichen Beziehungen). Ergänzend kann ein Schlafprotokoll hilfreich sein, in dem Zubettgeh- und Aufsteh- sowie Gesamtschlafzeit und alle nächtlichen Ereignisse festgehalten werden. Gegebenenfalls ist eine ergänzende polysomnografische Untersuchung in einer Fachabteilung für Schlafmedizin sinnvoll.

Wie werden Schlafstörungen behandelt?

Bei Vorliegen einer Grunderkrankung lindern sich die Schlafprobleme meist im Zuge der Behandlung dieser. Unterstützend oder im Falle einer primären Schlafstörung ist die Einführung einer kontinuierlichen Schlafhygiene empfehlenswert:

Tagsüber

- Verzicht auf Tagesschlaf
- Verzicht auf koffeinhaltige Getränke nach dem Mittagessen und auf Alkohol
- Regelmäßige Mahlzeiten am Tag, keine schweren Mahlzeiten am Abend
- Ausreichend körperliche Aktivität am Tag an der frischen Luft, nicht jedoch in den späten Abendstunden
- Verringerung geistiger und körperlicher Aktivität vor dem Zubettgehen

Abends/nachts:

- Feste nächtliche Schlafzeiten mit Bettzeiten von max. 8 h, auch am Wochenende
- Etablierung eines persönlichen Einschlafrituals
- Vermeidung heller Lichtquellen mit hohem Blaulichtanteil am Abend (Computerbildschirm, Smartphone, Tageslichtlampe etc.)
- Im Schlafzimmer sollte es ruhig und gemütlich sein.
- Dunkle und kühle (ca. 16–18 °C) Schlafumgebung, regelmäßiges Lüften
- Den Nachtschlaf nicht erzwingen wollen, nachts nicht auf die Uhr schauen
- Nutzen des Betts ausschließlich für Schlaf, Romantik und Sexualleben
- Stimuluskontrolle, z. B. bei Schlaflosigkeit das Bett verlassen und erst bei Müdigkeit wieder ins Bett gehen

Des Weiteren ist hilfreich, ein Schlaftagebuch zu etablieren. Nach 14 Tagen kann u. a. mithilfe des Tagebuchs evaluiert werden, inwieweit die Schlafhygienemaßnahmen hilfreich waren oder angepasst werden müssen. Falls die Schlafstörungen trotz dieser Maßnahmen über einen längeren Zeitraum persistieren, kann eine pharmakologische Therapie empfohlen werden (▶ Kap. 13.5). Bei Erfolg sollte die psychopharmakologische Behandlung für vier bis sechs Wochen fortgesetzt und dann schrittweise wieder reduziert werden.

Weiterführende Literatur

AWMF – Arbeitsgemeinschaft der Wissenschaftlichen Medizinischen Fachgesellschaften e. V. (2024). *S3-Leitlinie nvl-005 Nationale VersorgungsLeitlinie Unipolare Depression.* https://www.awmf.org/service/awmf-aktuell/nationale-versorgungsleitlinie-unipolare-depression, Zugriff am 23.05.2024

Benkert, O. & Hippius, H. (Hrsg.). (2023). *Kompendium der Psychiatrischen Pharmakotherapie* (14. Auflage). Springer.

Borst, U. (2018). *Depressionen*. In Sydow, K. von & Borst, U. (Hrsg.), *Systemische Therapie in der Praxis.* (1. Auflage, S. 433–446). Beltz.

Egle, U. T., Heim, C., Strauß, B. & Känel, R. von (Hrsg.). (2020). *Medizin. Psychosomatik – neurobiologisch fundiert und evidenzbasiert: Ein Lehr- und Handbuch* (1. Auflage). Kohlhammer.

Hautzinger, M. (2021). *Kognitive Verhaltenstherapie bei Depressionen* (8. Auflage). Beltz.

Schauenburg, H. & Hofmann, B. (Hrsg.). (2007). *Psychotherapie der Depression: Krankheitsmodelle und Therapiepraxis – störungsspezifisch und schulenübergreifend.* Thieme.

Schlippe, A. von & Schweitzer, J. (2016). *Lehrbuch der systemischen Therapie und Beratung: Studienausgabe.* Vandenhoeck & Ruprecht.

Wöller, W. & Kruse, J. (Hrsg.). (2018). *Tiefenpsychologisch fundierte Psychotherapie: Basisbuch und Praxisleitfaden* (5., aktualisierte Auflage, 3., aktualisierter Nachdruck). Schattauer.

3 Angststörungen

3.1 Einleitung: Was sind Angststörungen?

Angst ist ein überlebenswichtiges menschliches Gefühl, das vor Gefahren schützen soll. Pathologisch wird Angst, wenn sie im Vergleich zum Ausmaß der Bedrohung zu stark oder zu langanhaltend ist. Psychopathologisch betrachtet ist sie also ein quantitativ abnormes Phänomen (▶ Tab. 3.1).

Tab. 3.1: Unterscheidung zwischen gesunden und pathologischen Ängsten

Gesunde Ängste	Pathologische Ängste
Realitätsbezogen, was den Auslöser angeht	Fehlattribution, was den Auslöser angeht (Verkennung, Fantasie)
Angemessenes Ausmaß	Überreaktion
Sistieren, wenn der angstmachende Auslöser wegfällt	Dauern an, wenn der angstmachende Auslöser wegfällt, und können sich ausweiten

3.2 Relevanz: Warum ist das Thema Angststörungen wichtig?

Aus dem klinischen Alltag

Julia (23 Jahre alt) steht an der Kasse im Supermarkt, als ihr auf einmal schwindelig wird. Sie schwitzt in der dicken Winterjacke, hat Herzklopfen und atmet schnell. »Oh nein, ist das ein Herzinfarkt?!« denkt sie panisch. In der letzten Nacht hat sie schlecht geschlafen, weil sie mit den Kommilitoninnen feiern war und sich beim Heimkommen mit ihrem Freund gestritten hat. Heute Morgen war der Streit immer noch nicht beigelegt. Nach einer Tasse Kaffee und ohne Frühstück hat sie die WG ihres Freundes verlassen, um vor der Uni noch schnell für den Abend einzukaufen. Und nun dieses Herzrasen, so etwas hatte sie noch nie …

Kathrin (34 Jahre alt) wächst mal wieder alles über den Kopf. Warum mussten sie sich ausgerechnet jetzt, wo die Zinsen wieder steigen, eine Wohnung kaufen?

> Alex wusste doch, dass sie wegen der gemeinsamen Tochter Mia höchstens 50 % arbeiten konnte und daher die Finanzierung schwierig würde. Mia macht ihr auch Sorgen, sie hat so oft Nasennebenhöhlenentzündungen, vielleicht ist das ein Zeichen für eine chronische Erkrankung? Ihrer Mutter geht es wegen ihrer Rheumaerkrankung auch nicht gut und der Stiefvater kümmert sich viel zu wenig um sie. Als Lehrerin macht sie sich Gedanken um ihre Schüler*innen, denn das Niveau in der Klasse ist seit der Corona-Pandemie deutlich gesunken. Was, wenn die Hälfte der Klasse sitzen bliebe? Sie spürt, wie ihr Herz mal wieder stark klopft und ihr Nacken sich verspannt, das Kloßgefühl steigt wieder auf und mit ihm das Gefühl, dass das alles nicht gutgehen wird.

Angststörungen sind die häufigsten psychischen Erkrankungen. Die Lebenszeitprävalenz für eine Angsterkrankung liegt bei ca. 25 %, das Verhältnis von Frauen : Männern bei ca. 2,5 : 1. Ohne Behandlung verlaufen sie im Erwachsenenalter meist chronisch. Da Angststörungen teils diffus anmuten oder verschwiegen werden, werden sie oft erst nach Jahren diagnostiziert.

3.3 Klassifikation: Wie werden Angststörungen klassifiziert?

Die Diagnosekriterien nach ICD-10 und ICD-11 sind in ▶ Tab. 3.2 und ▶ Tab. 3.3 aufgeführt.

Tab. 3.2: Diagnosekriterien für eine Angststörung nach ICD-10 und ICD-11

ICD-10	ICD-11
–	Die Symptome bestehen über einen längeren Zeitraum von mehreren Monaten.
Die Symptome führen zu erheblichem Leidensdruck oder zu einer erheblichen Beeinträchtigung verschiedener Lebensbereiche (Familie, Freunde, Beziehung, Schule, Ausbildung, Beruf).	
Die Symptome lassen sich nicht besser durch eine andere psychische Störung erklären.	

Tab. 3.3: Klassifikation allgemeiner Angstsymptome (nach Lieb, 2023)

Klassifikation	Symptomatik
Vegetative Symptome	1. Erhöhte Herzfrequenz, Palpitationen, Herzklopfen 2. Schweißausbrüche 3. Fein- oder grobschlägiger Tremor 4. Mundtrockenheit
Symptome, die Thorax und Abdomen betreffen	5. Atembeschwerden 6. Beklemmungsgefühl 7. Thoraxschmerzen oder -missempfindungen 8. Nausea oder abdominelle Missempfindungen
Psychische Symptome	9. Gefühl von Schwindel, Unsicherheit, Schwäche oder Benommenheit 10. Derealisation/Depersonalisation 11. Angst vor Kontrollverlust oder »verrückt« zu werden 12. Angst zu sterben
Neurologische Symptome	13. Hitzewallungen oder Kälteschauer 14. Gefühllosigkeit oder Kribbelgefühle
Symptome der Anspannung	15. Muskelverspannungen, akute und chronische Schmerzen 16. Ruhelosigkeit und Unfähigkeit zu entspannen 17. Nervosität, psychische Anspannung 18. Kloßgefühl im Hals oder Schluckbeschwerden
Andere unspezifische Symptome	19. Schreckhaftigkeit 20. Konzentrationsstörungen 21. Anhaltende Reizbarkeit 22. Einschlafstörungen

> **Merke**
>
> Vermeidungsverhalten ist eine Konsequenz von Angst und integraler Bestandteil vieler Angststörungen.

Nach ICD-10 und ICD-11 gibt es verschiedene Angststörungen, deren Kodierung in ▶ Tab. 3.4 aufgeführt ist.

Tab. 3.4: Kodierung von Angststörungen nach ICD-10 und ICD-11

ICD-10 Angststörung (F40/F41)		ICD-11 Angststörung (6B0x)		12-MP	F : M
F40	Phobische Störungen				
F40.0	Agoraphobie mit/ohne Panikstörung	6B02	Agoraphobie	4 %	2 : 1
F40.1	Soziale Phobie	6B04	Soziale Angststörung	3 %	2 : 1
F40.2	Spezifische Phobie	6B03	Spezifische Phobie	10 %	3 : 1

3.3 Klassifikation: Wie werden Angststörungen klassifiziert?

Tab. 3.4: Kodierung von Angststörungen nach ICD-10 und ICD-11 – Fortsetzung

ICD-10 Angststörung (F40/F41)		ICD-11 Angststörung (6B0x)		12-MP	F : M
F41	**Andere Angststörungen**				
F41.0	Panikstörung	6B01	Panikstörung	2 %	2 : 1
F41.1	Generalisierte Angststörung	6B00	Generalisierte Angststörung	2 %	2 : 1
F41.2	Angst und Depression gemischt			*	*
		6B05	Trennungsangststörung im Kindes- und Erwachsenenalter	*	*
		6B06	Selektiver Mutismus	*	*

12-MP = 12-Monatsprävalenz bei Menschen über 18 Jahren in Deutschland, Stand 2014 (Jacobi et al. 2014); F : M = Geschlechterverhältnis Frauen : Männer; LZP = Lebenszeitprävalenz
* Zu diesen Entitäten finden sich kaum verlässliche Zahlen, da die Diagnosen entweder sehr allgemein oder nach ICD-11 noch »zu neu« sind.

Die Angststörungen unterscheiden sich danach, ob die Angst gerichtet ist und wenn ja, worauf:

Gerichtete Ängste:

- *Phobie:* gerichtete Furcht vor bestimmten Objekten (z. B. Spritzen), Tieren (z. B. Spinnen) oder Situationen (z. B. Höhen, Engen, Marktplätzen)
- *Soziale Phobie* »Blickangst«, also die Angst, sich vor den Blicken der anderen zu blamieren oder abgewertet zu werden
- *Hypochondrie und Umweltängste:* Diese Ängste werden in der ICD nicht unter Angststörungen aufgeführt, beinhalten aber auch eine deutliche Angstsymptomatik.

Ungerichtete Ängste:

- *Panikattacken:* anfallsartige Angst »aus heiterem Himmel« begleitet von heftigen vegetativen Symptomen und dem Gefühl vitaler Bedrohung
- *Generalisierte Angststörung:* ängstliche Grundstimmung, Ängste in Bezug auf viele verschiedene Lebensbereiche, exzessive Sorgen, zum Teil auch bezüglich des ständigen Sich-Sorgens (»Meta-Sorgen«)

> **Merke**
>
> Die *Hypochondrie* ist eine Angst vor einer schweren Krankheit, wird jedoch nicht im Kapitel der Angststörungen klassifiziert, sondern bei den somatoformen Störungen (ICD-10 F45.2) bzw. bei den Zwangsstörungen (ICD-11 6B23).

Im Folgenden werden die Krankheitsbilder kurz beschrieben.

3.3.1 Agoraphobie – Wenn die Möglichkeit, nicht fliehen zu können, Angst macht

Das altgriechische Wort »ἀγορά/agorá« bedeutet *Marktplatz* und so bezieht sich die Agoraphobie (ICD-10 F40.0; ICD-11 6B02) auf die Furcht vor und das Vermeiden von Orten und Plätzen, an denen eine Flucht schwierig sein könnte oder keine Hilfe verfügbar ist, z. B. in öffentlichen Verkehrsmitteln, in Menschenmengen, allein außerhalb des Hauses, in Geschäften etc. Die Betroffenen sind ständig ängstlich, weil sie negative Folgen fürchten, die sie außer Gefecht setzen oder peinlich sein könnten (Angstsymptome, Panikattacken, Inkontinenz etc.). Meist beginnen sie zwischen dem 20. und 30. Lebensjahr. Die Agoraphobie kann mit Panikattacken einhergehen.

3.3.2 Soziale Phobie – Wenn die Blicke der anderen Angst machen

Menschen mit sozialer Phobie (ICD-10 F40.1; ICD-11 6B04) haben Angst vor den prüfenden und bewerteten Blicken anderer (»Blickphobie«) und befürchten, sich in der Öffentlichkeit peinlich zu verhalten, z. B. bei einer Unterhaltung oder beim Auftritt vor anderen, bspw. beim Halten eines Vortrags oder Referats. Dabei ist – wie bei allen phobischen Störungen – die Furcht größer als der objektiven Bedrohung in der Situation angemessen. Relevante soziale Situationen werden konsequent vermieden oder nur mit intensiver Angst oder Furcht ertragen. Sie beginnen meist zwischen dem 15. und 20. Lebensjahr. Da soziale Phobien unbehandelt häufig chronifizieren, sind Diagnostik und Therapie unerlässlich.

3.3.3 Spezifische Phobie – Wenn bestimmte Gegenstände, Tiere oder Situationen Angst machen

Diese Ängste einer spezifischen Phobie (ICD-10 F40.2; ICD-11 6B03) sind auf eng umschriebene Situationen wie z. B. bestimmte Tiere (Zoophobie), Höhen (Akrophobie), Dunkelheit (Nyktophobie), tiefe Gewässer (Thalassophobie), Fliegen (Aviophobie), geschlossene Räume (Klaustrophobie), Verschmutzung auf öffentlichen Toiletten (Mysophobie), den Zahnarztbesuch (Zahnbehandlungsphobie) oder den Anblick von Blut, Verletzungen oder Spritzen (Haematophobie) beschränkt. Obwohl die auslösende Situation streng begrenzt ist, kann sie Panikzustände wie bei einer Agoraphobie oder sozialen Phobie hervorrufen. Die spezifische Phobie ist eine der häufigsten Angststörungen, allerdings erzeugt sie selten so großen Leidensdruck, dass Betroffene sich Hilfe suchen. Daher wird sie in diesem Kapitel nicht vertieft.

3.3.4 Panikstörung – Wenn die Angstattacke aus heiterem Himmel kommt

Bei einer Panikstörung (ICD-10 F41.0; ICD-11 6B01) treten wiederholt Angstattacken auf, die zu Vermeidungsverhalten führen. Panikattacken sind umschriebene Episoden intensiver Angst oder Besorgnis, die durch das schnelle und gleichzeitige Auftreten mehrerer charakteristischer Symptome gekennzeichnet sind. *Zumindest einzelne Panikattacken treten unerwartet auf*, d. h., sie sind nicht auf bestimmte Reize oder Situationen beschränkt, sondern scheinen »aus heiterem Himmel« zu kommen. Auf die Panikattacken folgen anhaltende Sorgen oder Befürchtungen (z. T. über mehrere Wochen) über ihr Wiederauftreten, ihre wahrgenommene negative Bedeutung (z. B., dass es sich bei den physiologischen Symptomen um einen Herzinfarkt handeln könnte) oder über Verhaltensweisen, die ein erneutes Auftreten vermeiden sollen (z. B. Verlassen des Hauses nur mit vertrauter Begleitperson). Wie bei der Agoraphobie besteht die Furcht vor und das Vermeiden von Orten und Plätzen, an denen eine Flucht schwierig sein könnte. Für die Diagnose einer Panikstörung nach ICD-10 müssen vier Symptome aus der Liste der Angstsymptome (▶ Tab. 3.3) vorliegen. Nach ICD-11 werden die gleichen typischen Symptome (in anderer Reihenfolge) aufgeführt, es wird aber keine Mindestanzahl festgelegt. Sie beginnen meist um das 25. Lebensjahr.

3.3.5 Generalisierte Angststörung – Wenn die Sorgen ständige Begleiter sind

Kennzeichen der generalisierten Angststörung (ICD-10 F41.1; ICD-11 6B00) ist das Sich-Sorgen-Machen. Dies kann sogar bedeuten, dass Betroffene sich wegen ihrer vielen Sorgen Sorgen machen (»Meta-Sorgen«). Für die Diagnose müssen Anspannung, Besorgnis und Befürchtungen in Bezug auf alltägliche Ereignisse und Probleme über mindestens sechs Monate bestehen. Es müssen mindestens vier Symptome aus der Liste der Angstsymptome (▶ Tab. 3.3) vorliegen, die zum größten Teil körperliche Angstkorrelate oder -äquivalente sind. Sie beginnen meist breit gestreut um das 30. Lebensjahr und selten vor der Adoleszenz.

> **Gut zu wissen**
>
> Aufgrund der teils diffusen Symptome und der Überschneidungen mit anderen körperlichen (Hyperthyreose, Elektrolytstörungen) und psychischen Erkrankungen (andere Angststörungen, depressive Störungen, somatische Belastungs-

störung) müssen diese zuerst ausgeschlossen werden. Folgende Screeningfragen können helfen, auf Angststörungen aufmerksam zu werden:

- »Fühlen Sie sich häufig nervös oder angespannt?«
- »Machen Sie sich häufig über Dinge mehr Sorgen als andere Menschen?«
- »Haben Sie das Gefühl, ständig besorgt zu sein und dies nicht unter Kontrolle zu haben?«
- »Befürchten Sie oft, dass ein Unglück passieren könnte?«

3.4 Diagnostik: Wie werden Angststörungen diagnostiziert?

3.4.1 Wie sieht die gezielte Diagnostik bei Angststörungen aus?

Die Anamnese und somatische Basisdiagnostik sollten folgende Punkte beinhalten:

- *Aktuelle Symptomatik:* s. u. zu Anamnese und Psychometrie
- *Auslöser:* Belastungen privat, beruflich, sozial etc.
- *Psychopathologischer Befund:* Angstsymptomatik und ggf. weitere psychische Symptome
- *Soziale Situation:* Wohnen, Arbeiten, Beziehungen, Belastungen etc.
- *Biografie:* Bindungserfahrungen, Lebensereignisse, Schwellenübertritte, Abbrüche, Verluste, Traumatisierungen etc.
- *Körperliche Vorerkrankungen:* Hyper-/Hypothyreose, Phäochromozytom, Cushing-Syndrom, Hypoglykämie, KHK, Herzinfarkt, Herzinsuffizienz, Asthma/COPD, Epilepsie, ZNS-Entzündungen, ZNS-Tumoren, Demenz, Autoimmunerkrankungen etc.
- *Medikamenteneinnahme:* Schilddrüsenhormone, orale Kontrazeptiva, β_2-Mimetika, Steroide, Antidepressiva und/oder anticholinerg wirkende Medikamente etc.
- *Substanzkonsum/-entzug:* von Koffein, Nikotin, Alkohol, Benzodiazepinen, Kokain, Amphetaminen, Sedativa, Anästhetika, Lösungsmitteln etc.
- *Somatische Basisdiagnostik:* In der Regel erfolgt die gleiche Diagnostik wie bei depressiven Störungen (▶ Kap. 2.5.4) zur Beurteilung organischer Ursachen, organischer Komorbiditäten und Kontraindikationen für bestimmte Psychopharmaka; ggf. weiterführende fachärztliche Diagnostik

3.4.2 Was sind häufig genutzte psychometrische Instrumente zur Diagnostik bei Angststörungen?

- Störungsübergreifendende (halb-)strukturierte Interviews:
  - Strukturiertes Klinisches Interview nach DSM-5 (SCID-5-CV)
  - Diagnostisches Interview bei Psychischen Störungen (DIPS)
- Angststörungsspezifische Fremdbeurteilung:
  - Hamilton-Angst-Skala (HAMA)
  - Montgomery-Asperg-Skala (MADS)
- Angststörungsspezifische Selbstbeurteilungsinstrumente:
  - Beck-Angst-Inventar (BAI)
  - Generalized-Anxiety-Disorder Scale-7 (GAD)

3.4.3 Wie kann beim Vorliegen einer Angststörung der psychopathologische Befund (nach AMDP) für die eingangs skizzierten Patientinnen »Julia« und »Kathrin« lauten?

Aus dem klinischen Alltag – Psychopathologischer Befund

Für beide Patientinnen, Julia und Kathrin, kann der allgemeine Teil des psychopathologischen Befunds zum Beispiel lauten:

Die Patientin erscheint pünktlich zum Untersuchungstermin. Sie ist ordentlich gekleidet und freundlich im Kontakt. Die Patientin ist wach, voll orientiert, Gedächtnis und Aufmerksamkeit sind nicht beeinträchtigt. Es findet sich kein Hinweis auf eine Ich-Störung, formale oder inhaltliche Denkstörungen. Stimmung euthym, Schwingungsfähigkeit leicht reduziert. Keine Anhedonie oder Antriebsminderung. Keine Suizidgedanken, -pläne, -impulse oder -vorbereitungen. Gelegentlich Einschlafstörungen, vor allem in der Nacht von Sonntag auf Montag, keine Durchschlafschwierigkeiten oder Früherwachen. Libido und Appetit unbeeinträchtigt. Gewicht konstant.

Zusätzlich für Julia, 23, Panikstörung:
Teils situationsgebundene, teils situationsunabhängige anfallsartige Angstzustände im Sinne von Panikattacken mit vegetativer Begleitsymptomatik (Palpitationen, Tachykardie, Tachypnoe, Schweißausbruch) und Todesangst, nach ca. 20 Minuten selbstlimitierend. Vermeidungsverhalten (Kaufhäuser). Keine Hinweise auf agoraphobe oder sonstige phobische oder frei flottierende Ängste.

Zusätzlich für Kathrin, 34, generalisierte Angststörung:
Ausgeprägte und anhaltende Sorgen bezüglich alltäglicher Situationen (Gesundheit, Familienmitglieder, Finanzen), diffuse Angstgefühle. Palpitationen, körperliche Anspannung (Nackenverspannungen), Kloßgefühl.

3.4.4 Welche wichtigen Differenzialdiagnosen zu Angststörungen gibt es?

In ▶ Tab. 3.5 ist eine Auswahl möglicher Differenzialdiagnosen und ihrer Charakteristika bei Angstsymptomatik aufgeführt.

Tab. 3.5: Auswahl häufiger Differenzialdiagnosen bei Angstsymptomatik

Differenzialdiagnose	Charakteristikum
Anpassungsstörung	Ängste beziehen sich auf die Situation, die der Störung vorausging (z. B. Trennung); Symptomschwere rechtfertigt keine Angstdiagnose
Depression	Zusätzlich Antriebsminderung, gedrückte Stimmung, Freud-/Interessenverlust
Essstörung	Übersteigerte Angst, zu dick zu sein oder zu werden
Hypochondrie (Krankheitsängste)	Ängste sind beschränkt auf die Angst vor schwerwiegender Erkrankung
Persönlichkeitsstörung	Je nach Störung übersteigerte Angst, verlassen zu werden (Borderline-Persönlichkeitsstörung) oder vor Abwertung (narzisstische Persönlichkeitsstörung)
Schizophrenie	Im akuten Stadium Ängste, z. B. vor Verfolgung, Beeinträchtigung, Beeinflussung, die oft bizarr und fremdartig anmuten
Somatoforme Störung	Körperliche Symptome und/oder Schmerzen gepaart mit der Überzeugung, sie seien Anzeichen einer schwerwiegenden Erkrankung und der Forderung nach (weiterer) somatischer Diagnostik
Traumafolgestörung	Stattgehabtes Trauma, Hyperarousal, Intrusionen, Flashbacks, Vermeidung
Zwangsstörung	Als Ich-dyston erlebte Zwangsgedanken, -impulse bzw. -handlungen; Angst vor allem bei Reaktionsverhinderung; Inhaltlich Angst vor Kontamination, Verschmutzung, Verletzung oder Unordnung

3.4.5 Wie sieht die Hierarchie der Diagnosen nach ICD-10 aus?

Da Angstsymptome bei verschiedenen psychischen Erkrankungen auftreten können, ist die korrekte Diagnose manchmal schwer zu stellen. Nach Möglichkeit sollte festgelegt werden, ob es sich um eine Angststörung oder um eine andere (mit Angstsymptomen einhergehende) Störung handelt. Nach ICD-10 gilt deshalb die im Allgemeinen folgende Hierarchie: *Depressive oder Zwangsstörung > Angststörung > somatoforme Störung.* Natürlich können die entsprechenden Störungsbilder auch komorbid auftreten – meist wird dies dadurch deutlich, dass die Störungen sich zeitlich unabhängig voneinander erstmanifestiert haben.

Dabei gilt, dass bei gleichzeitigem Auftreten von Symptomen, z. B. Zwangs- und Angstsymptomen oder somatoformen und Angstsymptomen, die höherrangige Diagnose gestellt wird. Im ersten Beispiel wird also eine Zwangsstörung und im zweiten eine Angststörung diagnostiziert. Bestehen Symptome einer Angststörung und einer Depression, wobei die Kriterien für beide Erkrankungen nicht vollständig erfüllt werden, wird Angst und Depression gemischt (F41.2) diagnostiziert. Wenn keine depressive- oder Zwangsstörung vorliegen, sollte die Angststörung diagnostiziert werden. Besteht zusätzlich das Vollbild einer weiteren Angststörung, kann eine zweite Angststörungsdiagnose vergeben werden.

3.5 Ätiologiemodelle: Wie lässt sich die Entstehung von Angststörungen erklären?

3.5.1 Wie erklärt sich die Entstehung von Angststörungen aus kognitiv-behavioraler Perspektive?

Im verhaltenstherapeutischen Verständnis entstehen Angststörungen durch Lernerfahrungen. Dabei spielen vor allem die Zwei-Faktoren-Theorie von Orval Mowrer sowie das Lernen am Modell zentrale Rollen.

Zwei-Faktoren-Theorie nach Orval Mowrer (▶ Kap. 4.5.1)

- *1. Faktor: klassische Konditionierung*
  Neutraler Reiz (z. B. durch einen Tunnel fahren) wird mit einem angstauslösenden Reiz (z. B. Unfall) verknüpft, sodass fortan der konditionierte Reiz (durch einen Tunnel fahren) Angst auslöst.
- *2. Faktor: operante Konditionierung*
  Vermeidung des klassisch konditionierten Reizes (z. B. Tunnel) bewirkt den Wegfall der aversiven Reaktion »Angst« (= »negative Verstärkung«, da die aversive Konsequenz vermieden wird). Kurzfristig führt dies zu einer Erleichterung, langfristig wird die Angst jedoch aufrechterhalten, da keine korrigierenden Erfahrungen (unfallfreies Fahren im Tunnel oder Nachlassen der Angst) gemacht werden können.

Lernen am Modell
Angstreaktionen von Bezugspersonen (die Eltern sind angespannt, wenn sie durch einen Tunnel fahren) können zur Entwicklung von Angstreaktionen beim Kind führen (das Kind ist ebenfalls ängstlich im Tunnel).
Außerdem spielen dysfunktionale kognitive Muster bei der Entstehung und Aufrechterhaltung von Ängsten eine Rolle:

- *Risikoüberschätzung*
- *Selektive Wahrnehmung:* Möglicherweise bedrohliche Reize werden rascher und intensiver wahrgenommen als andere Reize
- *Erhöhte Selbstaufmerksamkeit:* Selbstbeobachtung und Einordnung harmloser Körperempfindungen als bedrohlich (z. B. Pulsanstieg beim Sport)
- *Sicherheitsverhalten:* Vorkehrungen treffen, um befürchtete Konsequenzen abzumildern (z. B. Mitführen von Wasser zur Kompensation einer befürchteten Kreislaufschwäche)
- *Vermeidungsverhalten:* Das Vermeiden von Gedanken an angstauslösende Themen und/oder Vermeiden angstauslösender Situationen erhält Ängste aufrecht, weil keine korrigierenden Erfahrungen (vor allem das Ausbleiben der befürchteten, katastrophalen Konsequenzen) gemacht werden können

Bei einer *Panikstörung* wird eine Entwicklung und Aufrechterhaltung in zehn Schritten angenommen (siehe Kasten).

Entwicklung und Aufrechterhaltung einer Panikstörung in zehn Schritten

Erste Reaktion auf eine angstauslösende Situation

1. *Schlüsselerlebnis:* Erleben starker Angstzustände (unkonditionierte Reaktion) in einer realen Situation (unkonditionierter Stimulus), z. B. bei einem Unfall oder einem Zustand von Müdigkeit oder Hypoglykämie
2. *Vegetative Entgleisung:* Auftreten starker vegetativer Symptome wie Zittern, Schwindel, Atemnot, Herzrasen, Schweißausbrüche oder Übelkeit
3. *Erste Panikattacke:* Wahrnehmung der vegetativen Symptome in der angstauslösenden Situation führt zum Panikerleben

Entwicklung und Generalisierung von Panikattacken

4. *Ängstliche Selbstbeobachtung:* Starker Fokus auf Körpersymptome
5. *Phobophobie/Erwartungsangst:* Angst vor erneuten vegetativen Symptomen
6. *Generalisierung:* Weitere unkonditionierte Stimuli wie Schlafmangel oder Streit können bei ängstlicher Selbstbeobachtung zu stärkeren vegetativen Reaktionen führen, sodass immer mehr Situationen Panikattacken auslösen.
7. *Konditionierte Angstreaktion:* Auch der ursprüngliche Stimulus (z. B. Aufsuchen des Unfallorts) kann als konditionierter Stimulus Panikattacken auslösen. Ebenso können Gedanken an den Unfall/-ort Panikattacken auslösen, die nun eine konditionierte Angstreaktion darstellen.

Tiefgreifende Verhaltensänderungen im Alltag

8. *Vermeidungsverhalten:* Annahme, dass die auslösenden Stimuli Mitursache der Panikattacken sind und Vermeidung derselben

3.5 Ätiologiemodelle: Wie lässt sich die Entstehung von Angststörungen erklären?

9. *Negative Verstärkung:* Vermeidung von angstauslösenden Orten, Situationen oder Gedanken verringert unangenehme vegetative Symptome und stellt kurzfristig eine Verbesserung dar (= negative Verstärkung in der operanten Konditionierung). Langfristig verstärkt das Vermeidungsverhalten die Angst: Es kann generalisieren, sodass immer mehr Orte, Situationen oder Gedanken gemieden werden (z.B. erst der Unfallort, dann Autofahren, dann das Betreten von Straßen allgemein).
10. *Lebensanpassungen:* Verschiedene Lebensbereiche werden in der letzten Phase so angepasst, dass angstauslösende Orte oder Situationen gemieden werden (z.B. Homeoffice und Bestellung von Nahrung und Kleidung im Internet, um die Straße nicht betreten zu müssen).

Neben dem linearen Modell in zehn Schritten können die Panikattacken auch als *Teufelskreis der Angst* (▶ Abb. 3.1) verstanden werden.

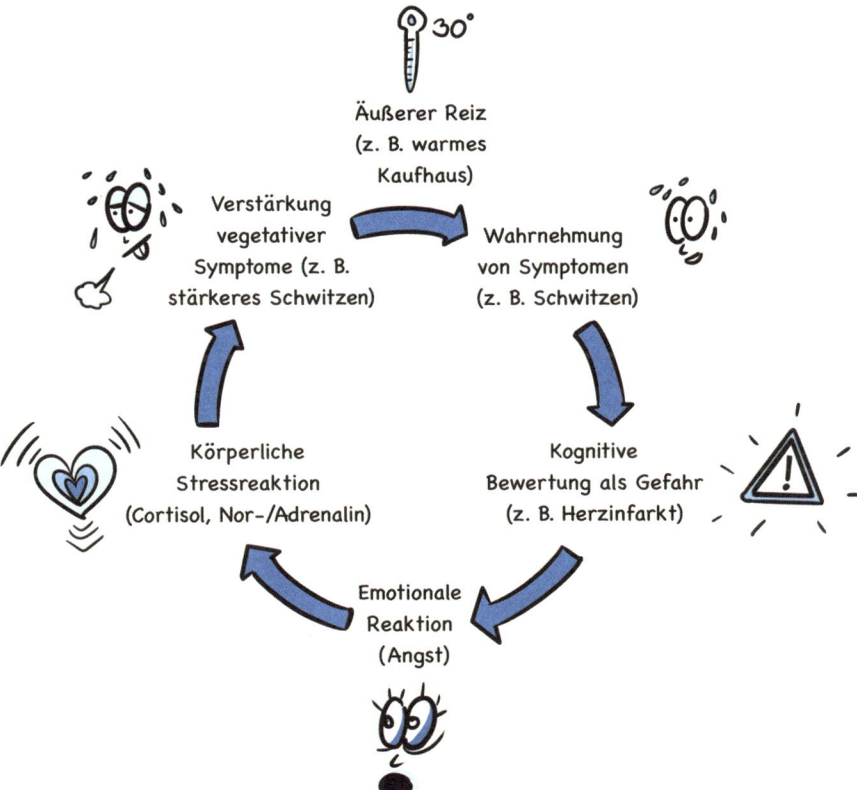

Abb. 3.1: Teufelskreis der Angst (modifiziert nach Lieb, 2023, S. 264)

Bei *generalisierten Angststörungen* kann das Sich-Sorgen-Machen als dysfunktionaler Versuch angesehen werden, mit belastenden Themen und Ängsten umzugehen:

- *Mentale Vermeidung:* Durch das Sich-Sorgen muss die betroffene Person nicht über ein vermutetes Kernproblem nachdenken.
- *Negative Verstärkung:* Die Sorgen schwächen kurzfristig stärkere Ängste ab, führen aber langfristig zur Aufrechterhaltung der Angst, weil keine korrigierenden Erfahrungen gemacht werden können.
- *Metasorgen:* Sich über die eigenen vielen Sorgen zu sorgen kann wiederum eine Vermeidung der Auseinandersetzung mit den eigentlichen Problemen sein, was letztlich zur Aufrechterhaltung der Sorgen führt.
- *Sorgenverhalten:* Der Versuch, sich rückzuversichern, z. B. Kontrollanrufe bei Familienangehörigen, um nach deren Gesundheit zu fragen, führt ebenfalls zur Aufrechterhaltung der Angst.

3.5.2 Wie erklärt sich die Entstehung von Angststörungen aus psychodynamischer Perspektive?

In der Psychodynamik werden – ausgehend von Sigmund Freud – Realängste von neurotischen Ängsten unterschieden:

1. *Realangst:* Reale externe Bedrohungen lösen Panik, Aggression und Flucht aus (natürliche und gesunde Schutzreaktion).
2. *Neurotische Angst:* erhöhte Angstbereitschaft, die auf zugrundeliegende Triebwunsch-Abwehr-Konflikte verweist (Freuds Theorie der Signalangst)

Moderne psychodynamische Theorien sehen diese Unterscheidung weniger scharf, z. B. wenn eine reale Bedrohung wie die COVID-19-Pandemie auf eine individuelle erhöhte Angstbereitschaft trifft. Zugleich berücksichtigen sie entwicklungspsychologische Konzepte und unterscheiden zwischen frühen, diffusen und körpernahen Ängsten bis hin zu reiferen, gerichteten und objektbezogenen Ängsten.

Sigmund Freud postulierte 1926 in »Hemmung, Symptom und Angst« die Signalangsttheorie, die zunehmend weiterentwickelt wurde:

- *Konfliktmodell:* Angst kann als *Ausdruck eines innerpsychischen Konflikts* gesehen werden, der abgewehrt und in Angst umgewandelt wird. Die subjektive Überforderung mit dem Aktualkonflikt führt dazu, dass infantile Wünsche und Triebe aufblühen (Regression, Aktivierung eines Grundkonflikts) und die psychischen Abwehrmechanismen überlasten, sodass die Abwehr zusammenbricht. Dabei entsteht das Erleben einer »Gefahr«, die zur Angst im Sinne einer phobischen Panik führt. Die Angst steht stellvertretend (symbolisch) für die innere Not und verhindert deren Bewusstwerdung. Bezogen auf die Phobie wird ein intrapsychischer Konflikt in die Außenwelt (z. B. auf ein Tier (Spinne) oder eine Situation) verschoben (Abwehrmechanismus). Die Spinne steht dann symbolisch für

3.5 Ätiologiemodelle: Wie lässt sich die Entstehung von Angststörungen erklären?

die Angst und kann vermieden werden. Durch das Konfliktmodell lässt sich insbesondere die Entstehung von gerichteten Ängsten erklären.
- *Strukturschwächemodell:* Angst kann als *Ausdruck wenig entwickelter psychischer Ich-Fähigkeiten* (Strukturschwäche) gesehen werden, wobei die Wahrnehmung dieser Strukturdefizite bei zusammenbrechender Abwehr als Gefahr wahrgenommen wird (Signal). Bei Bedrohungserleben (reale Gefahr, Konflikte, Belastungen) entsteht eine subtile Idee der eigenen strukturellen Beeinträchtigungen, was zu einem diffusen Angsterleben und einem wenig gerichteten Wunsch nach äußerlicher Beruhigung führt. Zum Teil werden dafür Ersatzobjekte (z. B. Haustiere, Medikamente, Medien) zur Beruhigung gesucht. Mit Hilfe des Strukturschwächemodells lassen sich insbesondere ungerichtete Ängste erklären. Hier besteht eine Überschneidung mit depressiven Ängsten wie Schuld und Versagensängsten. Zu differenzieren sind somatoforme Verarbeitungsmechanismen innerer Ängste (*Affektäquivalent*, siehe ▶ Kap. 6).
- *Ethologisches (= verhaltensbiologisches) Modell:* Angst kann *Ausdruck* für die Gefährdung des *menschlichen Grundbedürfnisses nach Bindung* sein. Wenn ein Kind keine sichere Bindung entwickelt, entsteht eine erhöhte allgemeine Angstanfälligkeit innerhalb (frustrierender) zwischenmenschlicher Beziehungen. Wird das Bindungserleben in einer sozialen Situation bedroht, lösen die Signale »Verlassenwerden« oder »Beziehungsverlust« die frühkindliche, angeborene Reaktion der Angst aus. Ähnliche Mechanismen spielen bei Traumafolgestörungen eine Rolle (▶ Kap. 5).

Unsichere Bindungsmuster spielen eine entscheidende Rolle bei der Entstehung von Ängsten, insbesondere sozialer Phobien. Wenn Bezugspersonen Kinder beschämen, entwerten und zurückweisen, können Kinder keine positiven Introjekte internalisieren (Strukturpathologie). Auf der Konfliktebene stehen häufig eigene aggressive Impulse einem inneren Verbot (Über-Ich) entgegen. Die innere Angst wird externalisiert, so dass die Auslöser vermieden werden können und die Konfliktspannung abnimmt.

> **Merke**
>
> Je besser das psychische Strukturniveau integriert ist, desto konkreter und gerichteter sind die Ängste, und je geringer es integriert ist, desto diffuser sind die Ängste (▶ Tab. 3.6).

Tab. 3.6: Angststörungen in Abhängigkeit vom psychischen Strukturniveau (beginnend mit gut integriertem und endend mit gering integriertem Strukturniveau)

Strukturniveau	Angststörung	Beschreibung
gut integriert	Phobie	Gerichtete Angst
	Panikstörung	Isolierte Angstanfälle
	Agoraphobie	Angst, in eine ausweglose Situation zu geraten
	Hypochondrie	Angst vor Krankheit
	Generalisierte Angststörung	Frei flottierende Angst
	Depression	Angst um die eigene Existenz
gering integriert	Präpsychotisch	Angst, verrückt zu werden

3.5.3 Wie erklärt sich die Entstehung von Angststörungen aus systemischer Perspektive?

In der systemischen Therapie wird davon ausgegangen, dass Angst sowohl innerpsychische als auch zwischenmenschliche Funktionen hat. Folgende systemische Risikofaktoren prädisponieren für die Entwicklung von Angststörungen:

- Elterliche Angststörungen
- Frühe Verluste in der Kindheit (Tod von Bezugspersonen, Gewalterleben, Vertreibung etc.)
- Chronische elterliche Konflikte, Ehekonflikte und erlebter geringer Familienzusammenhalt
- Starke Loyalität zu beiden Elternteilen, die in der Realität schwer zu vereinbaren ist, v. a. z. B. in einer Trennungssituation
- Systemgegebener Druck, früh erwachsen werden zu müssen, z. B. aufgrund fehlender elterlicher Versorgung, was zu Überforderung führt
- Aktuelle Belastungssituationen, z. B. Konflikte in der Beziehung/am Arbeitsplatz
- Soziale Faktoren, z. B. soziale Unterstützung, sekundärer Krankheitsgewinn

Nähe-Distanz-Regulation durch Panikattacken: Bei der Betrachtung des Symptoms wird in der systemischen Theorie auch immer der Kontext betrachtet, in dem es auftritt. So wurde beispielsweise nachgewiesen, dass Menschen mit Panikattacken andere Konfliktstile aufweisen als Menschen mit anderen Störungen oder Gesunde. Dies gilt vor allem in Bezug auf die Paarbeziehung: Betroffene empfinden ihren Partner*innen gegenüber weniger Wut als gesunde Proband*innen, um die Beziehung zu schützen. Eine Panikstörung kann also Nähe und Distanz regulieren:

- Gleichzeitiges Erleben von *Wut* auf eine Bezugsperson *und Angst*, die Bezugsperson zu verlieren
- *Dissoziation* von Wut und Angst

- *Panikattacke mit Abspaltung der Wut*
- *Konflikt mit Bezugsperson* wird vermieden und ggf. wendet sie sich zu
- Idealisierung der Bezugsperson (*Nähe*) und/oder Vermeiden gemeinsamer Aktivitäten (*Distanz*)

3.5.4 Wie erklärt sich die Entstehung von Angststörungen aus neurobiologischer Perspektive?

(Neuro-)biologisch werden verschiedene Einflüsse auf die Entwicklung von Angststörungen diskutiert:

- Genetische Prädisposition, z. B. Veränderungen an bestimmten Genloci, die für Enzyme wie Cathechol-*ortho*-Methyltransferase (COMT), Monoaminooxidase (MAO) A oder Serotonintransporter (5-HTT) kodieren
- Epigenetische Veränderungen, z. B. Veränderungen der Methylierung der DNA am Genlocus, der für MAO-A kodiert
- (Epi-)genetisch mitbestimmte *Persönlichkeitsmerkmale* wie Verhaltensinhibition (= schüchternes, sozial zurückgezogenes Verhalten)
- Veränderungen im neuronalen Signaling des »*Angstnetzwerks*«, z. B. erhöhte Erregbarkeit der Amygdala oder des Locus coeruleus oder verändertes Signaling in kortikalen und limbischen Strukturen. Dies kann bei Betroffenen dazu führen, dass sie Reize wie einen wütenden Gesichtsausdruck als sehr bedrohlich wahrnehmen oder negative Gefühle nicht so gut regulieren können.
- Körperlicher Zustand, z. B. höheres Alter, weibliches Geschlecht, Vorerkrankungen und Befinden inkl. Hunger, Müdigkeit und Erschöpfung

3.6 Therapie: Wie werden Angststörungen behandelt?

Im Gegensatz zu vielen anderen psychischen Erkrankungen gibt es für die Behandlung von Angststörungen eine klare Evidenz für die Überlegenheit der Verhaltenstherapie. Daher sollten Patient*innen mit Agoraphobie, Panikstörung, sozialer Phobie und/oder generalisierter Angststörung primär eine verhaltenstherapeutische Psychotherapie erhalten.

Ausnahmen gelten, wenn diese nicht verfügbar ist, nicht den Wünschen der Patient*innen entspricht, nicht ausreichend wirkt oder ein psychodynamisches Bedingungsgefüge vorrangig scheint. Dann kann eine psychodynamische Therapie und bei sozialer Phobie auch eine systemische Therapie angeboten werden. Für eine klientenzentrierte Psychotherapie oder Eye Movement Desensitization Reprocessing (EMDR) gibt es hingegen aktuell *keine* ausreichende Evidenz.

3.6.1 Wie werden Angststörungen in der kognitiven Verhaltenstherapie behandelt?

Bestandteile der Verhaltenstherapie bei Angststörungen sind:

1. *Situationsbeschreibungen und kognitive Restrukturierung:* Viele Patient*innen haben die Annahme, dass äußere Situationen Angst auslösen (externale Attribution). Im ersten Schritt sollen sie angstauslösende Situationen genau beschreiben, um zu verstehen, dass äußere Situationen neutrale Reize darstellen, auf die sie selbst mit Angst reagieren (internale Attribution).
2. *Paradoxe Intervention:* Patient*innen mit Panikstörung versuchen im Alltag, Panikattacken zu vermeiden. In der Psychotherapie werden Patient*innen in einer frühen Behandlungssitzung gebeten, einen Panikzustand detailliert zu beschreiben. Da dies häufig nicht möglich ist, sollen sie versuchen, willentlich eine Panikattacke herbeizuführen.
3. *Reaktionsexposition:* Die willentlich herbeigeführte Panikattacke soll beschrieben, ausgehalten und so bewältigt werden.
4. *Kognitives Reframing:* Die vegetativen Symptome der Angstreaktion, z. B. Zittern, Schwitzen, Herzklopfen, werden benannt und als normale Reaktion auf eine angstauslösende Situation eingeordnet.
5. *Selbstbeobachtung:* Patient*innen beobachten ihre Gedanken in Bezug auf Panikattacken oder angstauslösende Situationen:
   - Welche Gedanken treten davor, währenddessen und danach auf?
   - Welche vegetativen Angstsymptome werden durch die Gedanken ausgelöst?
6. *Gedankenstopp:* Patient*innen lernen, angstauslösende Gedanken zu erkennen und zu stoppen bzw. sich durch innere Dialoge zu beruhigen, um zwischen angemessener und übersteigerter Angst zu differenzieren.
7. *Expositionsübungen* können bei wiederholter Durchführung dazu führen, dass die Angst nachlässt (▶ Abb. 3.2; ▶ Kap. 1.4.4 und ▶ Kap. 4.6.1):
   - Patient*innen erstellen eine Liste mit Situationen, die Angst bei ihnen auslösen und ordnen sie von der stärksten bis zur schwächsten Angstreaktion.
   - Diese Situationen werden schrittweise in der Vorstellung (»*in sensu*«) und/oder in der Realität (»*in vivo*«) durchgespielt, wobei eine Angstreaktion auftritt und i. S. einer Habituation wieder abklingt.
   - Begonnen werden kann mit einer mittelstark ängstigenden Situation (stufenweises Vorgehen) oder mit der stärksten (»massierte Exposition«).
   - Die Exposition kann von Patient*innen allein durchgeführt oder therapeutisch begleitet werden (ggf. nachhaltiger).
   - Dabei können Patient*innen erfahren, dass die Angst weniger stark ausgeprägt sein kann als sie erwarten und bei wiederholter Exposition immer weiter abnehmen kann.
   - Wichtig: Ablenkungen, z. B. Musik hören oder aber auch gewisse Atemtechniken, können die Angst auf einem gewissen Level eindämmen, allerdings findet keine Habituation statt. Daher sollte die Durchführung genau besprochen werden.

3.6 Therapie: Wie werden Angststörungen behandelt?

8. *Supportive Therapien:* Entspannung, Achtsamkeit, Atemübungen, Meditation, Yoga, Ausdauersport
9. *Soziales Kompetenztraining,* vor allem bei sozialer Phobie: Neue Verhaltensweisen werden in Rollenspielen geübt.

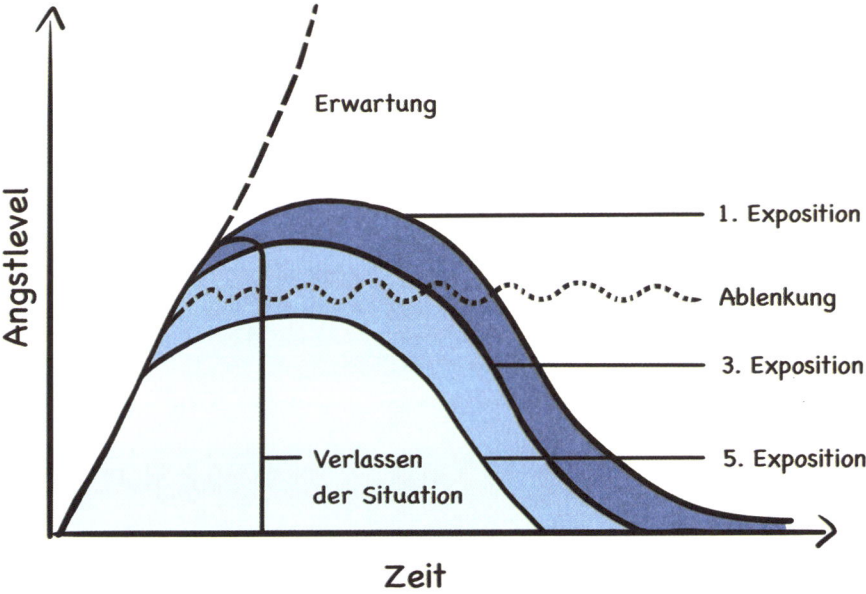

Abb. 3.2: Veränderung des Angstlevels bei wiederholter Exposition (modifiziert nach Margraf & Schneider, 2018, S. 20)

> **Merke**
>
> *Stimulus-Exposition:* Patient*innen werden *in sensu oder in vivo mit einem angstauslösenden Stimulus konfrontiert* und erleben, wie ihre Angstreaktion erst zunimmt und dann von allein wieder abklingt. Dabei scheint eine Therapeut*innen-begleitete Exposition langfristig wirksamer als eine ausschließlich in Eigenregie durchgeführte Exposition.
>
> *Reaktionsexposition:* Patient*innen lösen willentlich *Symptome* ihrer Panikattacke aus und halten sie aus. So können sie lernen, diese zu akzeptieren und zu tolerieren. Dabei muss *keine* Konfrontation mit einem konditionierten Stimulus (z. B. Unfallort) erfolgen.

Bei Panikattacken richtet sich das psychotherapeutische Vorgehen nach dem Stadium der Erkrankung (siehe Kasten in ▶ Kap. 3.5.1). In einem frühen Stadium (Schritt 1–5) können das Bewusstmachen, die Veränderung der ängstlichen Selbstbeobachtung und das Erlernen von Entspannungstechniken ausreichen, während bei fortgeschrittenem Stadium (ab Schritt 6) ein Durchbrechen des Vermeidungsverhaltens (z. B. durch Expositionsverfahren) und ggf. das Rückgängigmachen von Lebensanpassungen notwendig sind.

3.6.2 Wie werden Angststörungen in der psychodynamischen Psychotherapie behandelt?

In der manualgeleiteten *Panikfokussierten Psychodynamischen Psychotherapie (PFPP)* nach Barbara Milrod werden folgende Phasen und Inhalte unterschieden:

1. Phase: Behandlung akuter Panik

- Exploration von Situationen und Gefühlen zu Beginn der Panikstörung
- Exploration der persönlichen Bedeutung der Paniksymptome
- Exploration von Gefühlen während einer Panikattacke
- Konfliktthema: Individuation/Trennung und Abhängigkeit
- Exploration von Angst vor Wut und Sexualisierung der Panik

2. Phase: Behandlung der Panikvulnerabilität

- Arbeit mit Übertragung: Übertragungsdeutungen
- Arbeit an der Abwehr entlang: Reaktionsbildung, Ungeschehenmachen, Externalisierung, Somatisierung
- Durcharbeiten: Wiederholung an verschiedenen Situationen

3. Phase: Beendigung

Für die Behandlung der sozialen Phobie kommen psychodynamische Kurzzeittherapien in Frage. Sie beinhalten:

- *Stärkung der Ich-Funktionen (Struktur):* Unterstützung und Validation, Bearbeitung des Affekts »Scham« sowie überhöhter Leistungsansprüche
- *Erarbeitung eines zentralen Konfliktthemas (Konflikt):* Bearbeitung durch Selbstexposition und in verschiedenen Beziehungskonstellationen

Bei *generalisierten Angststörungen* kann eine psychodynamische Kurzzeittherapie durchgeführt werden, die angelehnt ist an das Konzept der *supportiv-expressiven Therapie* von Lester Luborsky mit den Elementen:

- Erarbeitung des zentralen Beziehungskonfliktthemas
- Erarbeitung eines flexibleren Umgangs mit eigenen Wünschen im Kontakt mit anderen Menschen
- Supportive Elemente: Stärkung von Ich-Funktionen, Strukturierung, Ressourcenaktivierung
- Expressive Elemente: Konfrontation, Klarifikation, Deutung, Durcharbeiten

Abhängig von der Grundvulnerabilität, vom Strukturniveau und der Bindungssicherheit kann eine Langzeittherapie nötig sein, damit eine zur Bearbeitung der Ängste ausreichende Sicherheit in der therapeutischen Beziehung gewährleistet werden kann. Da bei Angststörungen fehlende oder widersprüchliche Introjekte vorhanden sein können, sollen Patient*innen in der Langzeittherapie »das gute Objekt« introjizieren, um ihre Angst besser regulieren zu können.

3.6.3 Wie werden Angststörungen in der systemischen Therapie behandelt?

Allgemein wird in der systemischen Therapie zunächst gemeinsam ein Erklärungsmodell für die Angst erarbeitet und anschließend werden angstspezifische Themen mithilfe systemischer Techniken bearbeitet. Zunächst wird Angst als Phänomen normalisiert und exploriert, welche Funktion die Symptome für Betroffene haben. Wenn ein gemeinsames Erklärungsmodell erarbeitet wurde, können die Ausprägung und Auswirkungen, ihre hilfreichen und hinderlichen Seiten und Gründe für und gegen das Ablegen der Symptomatik erarbeitet werden. Da Angst und Panikattacken bei vielen Betroffenen der Nähe-und-Distanz-Regulation in zwischenmenschlichen Beziehungen dienen, involvieren systemische Therapeut*innen Angehörige in Paar- und Familiengespräche bei der Therapie Betroffener.

In Einzelgesprächen kann ein *inneres Team* helfen, die inneren Anteile, die Angst haben/auslösen, zu integrieren und ihnen einen angemessenen Platz im Team zukommen zu lassen:

1. *Benennen:* Betroffene geben den Anteilen Namen und erläutern ggf. das Verhältnis, in dem die Anteile stehen.
2. *Aufmalen/Aufstellen:* Verschiedene, für die Störung bedeutsame Anteile werden aufgemalt oder als Figuren aufgestellt rund um das »Selbst«, das sich in der Mitte befindet, das Kontakt zu allen Anteilen hat und moderiert.
3. *Stühle-Arbeit:* Einzelne Anteile können befragt werden, indem sich Betroffene auf einen bestimmten Stuhl setzen, der für den Anteil steht, und nur aus ihm heraus antworten.
4. *Integration:* Ziel ist es, dass auch Anteile, die Angst haben/auslösen, als Berater des Selbst integriert werden können und nicht als Bestimmer.

3.6.4 Wie werden Angststörungen medikamentös behandelt?

Leitliniengemäß sollte Menschen mit Angststörungen eine medikamentöse Therapie angeboten werden. Diese sollte 6–12 Monate nach Remission fortgeführt werden. Benzodiazepine sollten in der Pharmakotherapie von Angststörungen *nicht* angewandt werden. Für allgemeine Hinweise zu Psychopharmaka siehe ▶ Kap. 13.

Bei *sozialer Phobie* zeigt der Einsatz von Medikamenten eine gute Wirksamkeit (Effektstärke 0,55). Während es für den Einsatz von Beta-Blockern keine Wirksamkeitsnachweise gibt, sind in Deutschland folgende Psychopharmaka zur Behandlung der sozialen Phobie zugelassen (▶ Tab. 3.7).

Bei einer *Panikstörung* zeigt der Einsatz von Medikamenten eine mittlere Wirksamkeit (Effektstärke 0,35). In ▶ Tab. 3.8 sind die zur Behandlung der Panikstörung in Deutschland zugelassenen Psychopharmaka aufgeführt.

Bei *generalisierter Angststörung* ist die Effektstärke von Psychotherapie höher als die der medikamentösen Behandlung. In Deutschland sind folgende Medikamente zugelassen (▶ Tab. 3.9).

Tab. 3.7: Psychopharmaka zur Behandlung bei sozialer Phobie (nach AWMF, 2024a)

Wirkweise	Präparat	Handelsname	Startdosis (mg/Tag)	Zieldosis (mg/Tag)	Max. Dosis (mg/Tag)*
1. Wahl: SSRIs	Escitalopram	Cipralex®	5	10–20	20
	Paroxetin	Paroxat®	10	20–50	50
	Sertralin	Zoloft®	50	50–150	200
1. Wahl: SSNRI	Venlafaxin	Trevilor®	75	75–225	375
2. Wahl: MAO-Hemmer	Moclobemid	Aurorix®	2 × 150	300–600	2 × 300

MAO = Monoaminooxidase; SSNRI = Selektiver Noradrenalin-Wiederaufnahmehemmer; SSRIs = Selektive Serotonin-Wiederaufnahmehemmer
* Angaben nach Benkert & Hippius, 2023

Tab. 3.8: Psychopharmaka zur Behandlung bei Panikstörung (nach AWMF, 2024a)

Wirkweise	Präparat	Handelsname	Startdosis (mg/Tag)	Zieldosis (mg/Tag)	Max. Dosis (mg/Tag)*
1. Wahl: SSRIs	Citalopram	Cipramil®	10	20–40	40
	Escitalopram	Cipralex®	5	10–20	20
	Paroxetin	Paroxat®	10	20–50	60
	Sertralin	Zoloft®	50	50–150	200
1. Wahl: SSNRI	Venlafaxin	Trevilor®	75	75–225	375
2. Wahl: Trizyklikum	Clomipramin	Anafranil®	10	75–250	250

SSNRI = Selektiver Serotonin-Noradrenalin-Wiederaufnahmehemmer; SSRIs = Selektive Serotonin-Wiederaufnahmehemmer / * Angaben nach Benkert & Hippius, 2023

Tab. 3.9: Psychopharmaka zur Behandlung bei generalisierter Angststörung (nach AWMF, 2024a)

Wirkweise	Präparat	Handelsname	Startdosis (mg/Tag)	Zieldosis (mg/Tag)	Max. Dosis (mg/Tag)*
1. Wahl: SSRIs	Escitalopram	Cipralex®	5	10–20	20
	Paroxetin	Paroxat®	10	20–50	50
1. Wahl: SSNRIs	Duloxetin	Cymbalta®	30–60	60–120	120
	Venlafaxin	Trevilor®	75	75–225	375
2. Wahl: Trizyklikum	Opipramol	Insidon®	50	50–300	300
2. Wahl: Antikonvulsivum (*CAVE:* Abhängigkeitspotenzial!)	Pregabalin	Lyrica®	3 × 50	150–600	3 × 200
3. Wahl: Anxiolytikum	Buspiron	Anxut®, Bespar®, Busp®	3 × 5	15–60	3 × 20

SSNRIs = Serotonin-Noradrenalin-Wiederaufnahmehemmer; SSRIs = Selektive Serotonin-Wiederaufnahmehemmer
* Angaben nach Benkert & Hippius, 2023

Weiterführende Literatur

AWMF – Arbeitsgemeinschaft der Wissenschaftlichen Medizinischen Fachgesellschaften e. V. (2024). *S3-Leitlinie 051–028 Behandlung von Angststörungen.* https://www.awmf.org/service/awmf-aktuell/behandlung-von-angststoerungen, Zugriff am 24. 05. 2024

Bandelow, B. & Linden, M. (2023). *Angsterkrankungen – Panikstörung, soziale und generalisierte Angststörung (ICD-10 F4).* In U. Voderholzer (Hrsg.), *Therapie psychischer Erkrankungen: State of the Art 2023* (19. Auflage, S. 265–280). Elsevier Urban & Fischer.

Benecke, C. & Staats, H. (2017). *Psychoanalyse der Angststörungen: Modelle und Therapien* (1. Auflage). Psychoanalyse im 21. Jahrhundert. Kohlhammer.

Geiser, F. & Köllner, V. (2015). *Angststörungen: PiD – Psychotherapie im Dialog* (1. Auflage). Thieme.

Hoffmann, S. O. (2018). *Psychodynamische Therapie von Angststörungen: Einführung und Manual für die kurz- und mittelfristige Therapie* (1. Auflage). Schattauer.

Plag, J., Ströhle, A., Hoyer, J., et al. (Hrsg.). (2024). *Praxishandbuch Angststörungen* (1. Auflage). Elsevier.

4 Zwangsstörungen

4.1 Einleitung: Was sind Zwangsstörungen?

Was sind Charakteristika von Zwangsstörungen?

- Unangenehme Gedanken, Vorstellungen und Handlungsimpulse, die sich dem Bewusstsein aufdrängen (Intrusionen) und
- ritualisierte Gedanken- und Handlungsketten, die auf ein Neutralisieren oder Abwehren der aversiven Intrusionen abzielen.

Zwangsgedanken (»obsessions«) entwickeln sich aus alltäglichen Gedanken, sind jedoch in ihrer Ausprägung deutlich intensiver und werden von den Betroffenen als sinnlos, lästig und bizarr erlebt. Sie können spontan auftreten oder durch Trigger ausgelöst werden und werden als Handlungsimpulse erlebt, aber nicht in die Tat umgesetzt.

Zwangshandlungen (»compulsions«) werden mit dem Ziel der Erleichterung von Anspannungs- oder Angsterleben durchgeführt. Wie die Zwangsgedanken werden sie jedoch als sinnlos erlebt und Betroffene versuchen, innerlich Widerstand zu leisten. Beim Versuch, die Handlung zu unterlassen, kommt es zunächst zu einem starken Anstieg von Anspannung und Angst. Durch die Ausführung der Zwangshandlung werden unangenehme Gefühle zunächst gemildert, jedoch wird eine korrigierende Lernerfahrung verhindert. Das Krankheitsbild verfestigt sich.

Gut zu wissen

Achtung: *Gedankenzwänge* (oder kognitive Zwangshandlungen) finden wie Zwangsgedanken auf rein gedanklicher Ebene statt, zeichnen sich jedoch dadurch aus, dass durch die gedankliche Umsetzung Anspannung und Angst neutralisiert werden können (zum Beispiel Zählzwänge).

In ▶ Tab. 4.1 finden sich die häufigsten Zwangsphänomene, auf die sich die Zwangsgedanken oder Zwangshandlungen beziehen. Über die Hälfte der Betroffenen leiden unter mehreren Zwangsgedanken oder/und -handlungen gleichzeitig.

Tab. 4.1: Die häufigsten Zwangsphänomene

Zwangsgedanken	Häufigkeit*	Zwangshandlungen	Häufigkeit*
Kontamination (Schmutz, Keime)	50 %	Kontroll- und Ordnungsrituale	60 %
Pathologische Zweifel	42 %	Waschrituale	50 %
Somatische Befürchtungen	33 %	Zählzwänge	36 %
Übersteigertes Symmetriebedürfnis	32 %	Zwanghaftes Fragen	34 %

* Anteil der Patient*innen mit der Diagnose von Zwangsgedanken bzw. Zwangshandlungen. Die Prozentzahlen übersteigen insgesamt 100 %, da die unterschiedlichen Zwangsformen auch gleichzeitig auftreten können.

Im fortgeschrittenen Krankheitsstadium werden die verschiedenen Zwangsphänomene zu Zwangsritualen systematisiert. Vorgeschriebene Denk- und Handlungsabläufe müssen nach einem bestimmten Schema, teils stundenlang, wiederholt werden. Dies kann einerseits zu einer Verlangsamung und Einengung im Denken führen und nach außen wie eine Antriebshemmung oder Verlangsamung wirken. Andererseits nimmt es viel Zeit in Anspruch, was zu einer deutlichen Einschränkung der Lebensqualität führen kann. Außerdem können Zwänge starke Zweifel bezüglich des eigenen Handelns sowie Schamgefühle auslösen, was wiederum zu einer depressiven Symptomatik führen kann und – da Betroffene nicht von sich aus darüber berichten – die Diagnostik erschwert.

> **Merke**
>
> Die vorherrschende Emotion bei Zwangsstörungen ist *Angst*. Die Ängstlichkeit kann sich als unbestimmte Sorge, konkrete Befürchtung oder paroxysmale Angst ähnlich wie eine Panikattacke äußern. Meistens entwickeln sich zu den Zwangssymptomen im Verlauf multiple Phobien, die oft mit Zwängen in Verbindung stehen (z. B. Furcht vor Verschmutzung bei Waschzwang, phobische Furcht vor sexuellen Symbolen bei sexuellen Impulsen).

4.2 Relevanz: Warum ist das Thema Zwangsstörungen wichtig?

Aus dem klinischen Alltag

Lena (19 Jahre alt) hatte schon immer Angst, die Dinge in den Augen anderer nicht richtig zu machen. Sie beschäftigt sich die meiste Zeit des Tages mit Waschen und Putzen, denn wenn sie das nicht macht, wird die Angst davor, sich selbst dreckig zu fühlen oder sich mit gefährlichen Keimen anzustecken, so übermächtig, dass sie sich kaum dagegen wehren kann. Ihre Zwänge bezeichnet sie als den »Ekelteufel«, sie begleiten sie schon seit ihrem 14. Lebensjahr. Ihre Kleidung wäscht sie sofort, wenn sie andere Personen oder deren Kleidung berührt hat. Auch die Toilette kann sie nur benutzen, wenn sie vorher gründlich gereinigt wurde. Früher hat sie gerne getanzt. Jetzt kann sie es sich nicht mehr vorstellen, Ballettstangen zu berühren, die vorher andere angefasst haben. Irgendwann ist sie auch nicht mehr zur Schule gegangen, weil die ständige Nähe zu anderen für sie wie ein Spießrutenlauf wurde.

Ihre Familie darf ihr Zimmer nur in Ausnahmefällen betreten. Umarmungen oder Küsse sind für sie nicht auszuhalten. Sie stellt sich immer wieder vor, wie ihre Eltern Sex haben und schämt sich sehr für diese Bilder. Selbst der freundlichen Therapeutin möchte sie davon nicht erzählen – das wäre einfach zu unangenehm.

4.2.1 Epidemiologie *oder* Wo liegt das Problem?

Zwangsstörungen sind über kulturelle Grenzen und Zeiten hinweg in stabiler Weise zu beobachten. Die Lebenszeitprävalenz beträgt 1–3 %. Frauen und Männer erkranken ungefähr gleich häufig. Meist beginnt die Symptomatik im Jugend- und frühen Erwachsenenalter. In vielen Fällen nehmen Betroffene erst spät Hilfe in Anspruch und der Verlauf ist häufig chronisch. Die Lebensqualität kann sehr beeinträchtigt sein, ca. 40 % der Patient*innen sind arbeitsunfähig. Bei 90 % aller Betroffenen besteht im Laufe des Lebens eine weitere psychische Erkrankung.

Selten begeben sich Menschen mit einer Zwangserkrankung proaktiv in stationäre Behandlung und die Diagnose wird seltener gestellt, als aufgrund der Epidemiologie zu erwarten wäre. Möglicherweise hängt dies mit Beschämung und der Tendenz der Betroffenen zusammen, Symptome zu verheimlichen.

> **Gut zu wissen**
>
> Zwangsstörungen werden per definitionem als ›*Ich-dyston*‹ (nicht zu sich gehörig) empfunden und Betroffene versuchen, ihnen innerlich Widerstand zu leisten.
>
> Bei ca. 6 % aller Zwangsstörungen, insbesondere bei sehr jungen Patient*innen, können Zwänge als »*Ich-synton*« (zu sich gehörig) erlebt werden. In diesen Fällen müssen differenzialdiagnostisch wahnhafte Störungen abgegrenzt werden.

4.3 Klassifikation: Wie werden Zwangsstörungen klassifiziert?

Nach der ICD-11 wird die Zwangsstörung nicht mehr den neurotischen, Belastungs- und somatoformen Störungen zugeordnet wie in der ICD-10, sondern es gibt die Kategorie »Zwangsstörungen oder verwandte Störungen«. Damit können die Ähnlichkeiten mit verwandten Störungsbildern besser dargestellt werden. So werden die körperdysmorphe Störung und die Hypochondrie in der ICD-11 den Zwangsstörungen zugeordnet und nicht mehr wie in der ICD-10 den somatoformen Störungen (▶ Tab. 4.2).

Tab. 4.2: Kodierung der Zwangsstörung nach ICD-10 und ICD-11

ICD-10 Neurotische, Belastungs- und somatoforme Störungen (F40-F48)		ICD-11 Zwangsstörungen oder verwandte Störungen	
F42	Zwangsstörung	6B20	Zwangsstörung
F42.0	Vorwiegend Zwangsgedanken oder Grübelzwang	6B20.0	Zwangsstörung mit guter Einsicht
F42.1	Vorwiegend Zwangshandlungen (Zwangsrituale)	6B20.1	Zwangsstörung mit schlechter Einsicht
F42.2	Zwangsgedanken und -handlungen, gemischt		
F45.2	Somatoforme Störungen: Dysmorphophobe Störung	6B21	Körperdysmorphe Störung
		6B22	Olfaktorische Referenzstörung
F45.2	Somatoforme Störungen: Hypochondrische Störung	6B23	Hypochondrie
		6B24	Pathologisches Horten
F63	Verhaltensstörungen	6B25	Körperbezogene Wiederholungszwänge
F63.3	Trichotillomanie	6B25.0	Trichotillomanie
		6B25.1	Pathologisches Hautzupfen
F42.8	Sonstige Zwangsstörung	6B2Y	Andere Zwangsstörung, spezifiziert
F42.9	Zwangsstörung, nicht näher bezeichnet	6B2Z	Zwangsstörung, nicht spezifiziert

4.4 Diagnostik: Wie werden Zwangsstörungen diagnostiziert?

Da Zwangsstörungen schambehaftet sind, werden sie von Patient*innen häufig nicht berichtet. Umso wichtiger ist es, gezielt nach Zwangssymptomen zu fragen. Mithilfe der diagnostischen Kriterien nach ICD (▶ Tab. 4.3) kann die Diagnose einer Zwangsstörung klinisch gestellt werden. Zudem helfen strukturierte Interviews und Fragebögen, die Diagnose zu sichern; eine somatische Basisdiagnostik sollte erfolgen, um organische Ursachen wie eine zerebrale Raumforderung u. a. auszuschließen (siehe ▶ Kap. 2.5.4).

4.4.1 Wie sieht die gezielte Diagnostik bei Zwangsstörungen aus?

Gut zu wissen

Screeningfragen für Zwangssymptome:

- Kennen Sie Gedanken, die sich immer wieder aufdrängen, obwohl Sie versuchen, sich dagegen zu wehren?
- Beschäftigen Sie sich gedanklich viel mit Ordnung und Symmetrie?
- Neigen Sie dazu, einige Dinge sehr häufig zu kontrollieren?
- Haben Sie das Bedürfnis, sich sehr häufig die Hände zu waschen? Verbringen Sie täglich sehr viel Zeit mit Putzen?
- Haben Sie den Eindruck, dass Sie mehr als andere Menschen Zeit für diese Tätigkeiten benötigen? Sind Sie in Ihrem Alltag dadurch beeinträchtigt?

Wichtig ist die laborchemische und bildgebende Ausschlussdiagnostik organischer Störungen. Es gibt *keine* neurophysiologischen oder bildgebenden Verfahren, die eine Zwangsstörung diagnostizieren könnten. Vereinbar mit einer Zwangsstörung sind aber folgende Befunde:

- *CT:* diskrete Atrophien oder Dichteminderungen zum Beispiel im Bereich der Basalganglien, frontotemporal oder im frontoorbitalen Kortex
- *Hirnperfusionsszintigrafie:* Hyperperfusionen in den Basalganglien, frontoorbital
- *EEG:* diskrete Auffälligkeiten wie zum Beispiel diffuse Dysrhythmie

4.4 Diagnostik: Wie werden Zwangsstörungen diagnostiziert?

Tab. 4.3: Diagnosekriterien der Zwangsstörung nach ICD-10 und ICD-11

ICD-10 Zwangsstörung (F42)	ICD-11 Zwangsstörung (6B20)
Zeitkriterium: Zwangsgedanken oder -handlungen über mindestens zwei Wochen an den meisten Tagen	**Zeitkriterium:** Anhaltende Zwangsgedanken oder -handlungen
Zwangsgedanken oder -handlungen erfüllen alle Merkmale: 1. Sie werden als **zur eigenen Person gehörig*** erlebt. 2. Sie beschäftigen Betroffene immer wieder stereotyp und werden als **unangenehm** empfunden. Mindestens ein Zwangsgedanke oder eine Zwangshandlung wird als übertrieben und unsinnig anerkannt. 3. Die Betroffenen versuchen, **Widerstand** zu leisten, aber bei mindestens einem Zwangsgedanken oder -handlung ist dies erfolglos. 4. Die **Ausführung** eines Zwangsgedankens oder einer Zwangshandlung ist **nicht angenehm,** kann aber als vorübergehende Erleichterung von Spannung oder Angst erlebt werden.	**Zwangsgedanken** sind wiederholte und anhaltende **Gedanken** (z. B. Angst vor Kontamination), **Bilder** (z. B. von Gewaltszenen) oder **Impulse** (z. B. jemanden beschimpfen). Sie sind aufdringlich, unerwünscht und meist mit Ängsten assoziiert. Betroffene versuchen, sie zu ignorieren/unterdrücken oder sie durch die Ausübung von Zwängen zu neutralisieren. **Zwangshandlungen** sind sich wiederholende **mentale** (z. B. innerlich Gegenstände zählen) **oder äußere Verhaltensweisen** oder **Rituale** (z. B. Händewaschen), die Betroffene nach starren Regeln zur Neutralisation von Zwangsgedanken oder für ein Gefühl der »Vollständigkeit« ausführen müssen. Für die Diagnose einer Zwangsstörung müssen die Zwangsgedanken oder -handlungen **zeitaufwendig** sein (> 1 h/Tag) oder zu erheblichem **Leidensdruck**/zu erheblichen **Beeinträchtigungen** in verschiedenen Lebensbereichen (persönlich, familiär, sozial, Bildung, Beruf etc.) führen. Die Symptome sind nicht Ausdruck einer anderen (körperlichen oder psychischen) Erkrankung oder Substanzkonsum/-entzug.

* Auf den ersten Blick besteht eine Diskrepanz zwischen einerseits der Definition, dass Zwangsgedanken und -handlungen als »zur eigenen Person gehörig erlebt«, und andererseits nach der Klassifikation der »Ich-Dystonie« (siehe Merke-Kasten in ▶ Kap. 4.2.1) als »nicht zur eigenen Person gehörig erlebt« werden. Auch wenn sich dieses Dilemma nicht gänzlich auflösen lässt, ist in diesem Zusammenhang die Wahrnehmung einer rational wahrgenommenen Sinnhaftigkeit zu beachten: Patient*innen erleben die Zwänge als zur eigenen Person gehörig, können ihr Handeln aber auch aus subjektiver Perspektive als wenig sinnvoll einordnen und erleben einen entsprechenden Leidensdruck (anders als bei Ich-Syntonen-Störungen wie Wahn, Manie oder Persönlichkeitsstörungen).

4.4.2 Was sind häufig genutzte psychometrische Instrumente zur Diagnostik bei Zwangsstörungen?

- Störungsübergreifendende (halb-)strukturierte Interviews:
  - Diagnostisches Interview bei Psychischen Störungen (DIPS)
  - Strukturiertes klinisches Interview nach DSM-5 (SCID-5-CV)
- Störungsspezifische Fremdbeurteilung:
  - Yale-Brown Obsessive Compulsive Scale (Y-BOCS)
- Störungsspezifische Selbstbeurteilungsinstrumente:
  - Hamburger Zwangsinventar (HZI)
  - Padua Zwangsfragebogen (Padua-R)

4.4.3 Wie kann beim Vorliegen einer Zwangsstörung der psychopathologische Befund (nach AMDP) für die eingangs skizzierte Patientin »Lena« lauten?

 Aus dem klinischen Alltag

Wache, zu allen Qualitäten orientierte und altersentsprechend entwickelte 19-jährige junge Frau. Im Untersuchungsgespräch zugewandt, offen berichtend, interessiert. Auffassung regelrecht, Merkfähigkeit altersentsprechend, Konzentrationsfähigkeit unauffällig. Keine Hinweise auf Impulsivität. Stimmung leicht gedrückt und dysphor-gereizt, affektiv schwingungsfähig. Formale Denkstörung in Form von Grübelneigung. Kein Anhalt für das Vorliegen von inhaltlichen Denkstörungen, Wahrnehmungsstörungen oder Ich-Störungen. Antrieb regelrecht, Psychomotorik unauffällig. Ausgeprägte Kontaminationsängste mit sich aufdrängenden Zwangsgedanken und repetitiven Zwangshandlungen im Sinne von Waschen des Körpers, der Kleidung und Desinfizieren von Mobiliar. Zwangsgedanken mit sexuellen Inhalten. Hohes Kontrollbedürfnis. Verlängerte Einschlaflatenz aufgrund von Grübelneigung, Durchschlafschwierigkeiten. Kein Anhalt für Nikotin- oder Alkoholabusus oder Drogenkonsum. Keine selbstverletzenden Verhaltensweisen. Von akuter Suizidalität sicher distanziert. Absprachefähig.

4.4.4 Welche wichtigen Differenzialdiagnosen zu Zwangsstörungen gibt es?

Tab. 4.4: Beispielhafte Differenzialdiagnosen bei Zwangssymptomatik

Differenzialdiagnose	Charakeristikum
Anankastische Persönlichkeitsstörung	Bestreben, Aufgaben und Arbeiten in Perfektion durchzuführen bei gleichzeitigen Schwierigkeiten der Priorisierung nach Relevanz (»verzetteln«), sich aufdrängende Zwangsgedanken oder zur Neutralisierung notwendige Zwangshandlungen treten nicht auf
Angststörung	Überlappung mit generalisierter Angststörung: Zwangsbefürchtungen und Grübelzwang
Autismus-Spektrum-Störung (ASS)	Bei ASS treten zusätzlich Schwierigkeiten in der sozialen Interaktion und beim Erkennen von Emotionen auf
Depression	Zwangsgedanken können auftreten (Grübelzwang, aggressive Zwangsgedanken), Antriebsminderung und Freud-/Interessenverlust im Vordergrund
Essstörung	Zentrale Angst, zu dick zu sein oder zu werden, führt zu zwanghaften Gedanken und Verhaltensweisen, die normalerweise in Zusammenhang mit Essen, Körpererleben, Wiegen oder Sport stehen
Impulskontrollstörung	Verhaltensweisen werden exzessiv betrieben (z. B. Glücksspiel, Shopping), um einen »Kick« zu spüren
Schizophrenie	Zwanghafte Symptome können vor und während einer akuten schizophrenen Psychose auftreten, kombiniert mit Halluzinationen und Ich-Störungen; letztere treten bei reiner Zwangsstörung nicht auf
Tic-Störung	Im Vordergrund stehen unwillkürliche vokale oder motorische Tics
Zwangsstörung	Sich aufdrängende Zwangsgedanken oder zur Neutralisierung notwendige Zwangshandlungen

4.5 Ätiologiemodelle: Wie lässt sich die Entstehung von Zwangsstörungen erklären?

Es existieren wenige empirische Untersuchungen zur psychologischen Entstehung von Zwangserkrankungen; ätiologisch ist von einem Zusammenspiel psychischer, sozialer und biologischer Faktoren auszugehen.

4.5.1 Wie erklärt sich die Entstehung von Zwangsstörungen aus kognitiv-behavioraler Perspektive?

Bei der *Zwei-Faktoren-Theorie* von Orval Mowrer findet ein zweistufiger Prozess aus klassischer und operanter Konditionierung statt, der die Entstehung und Aufrechterhaltung einer Zwangsstörung erklärt.

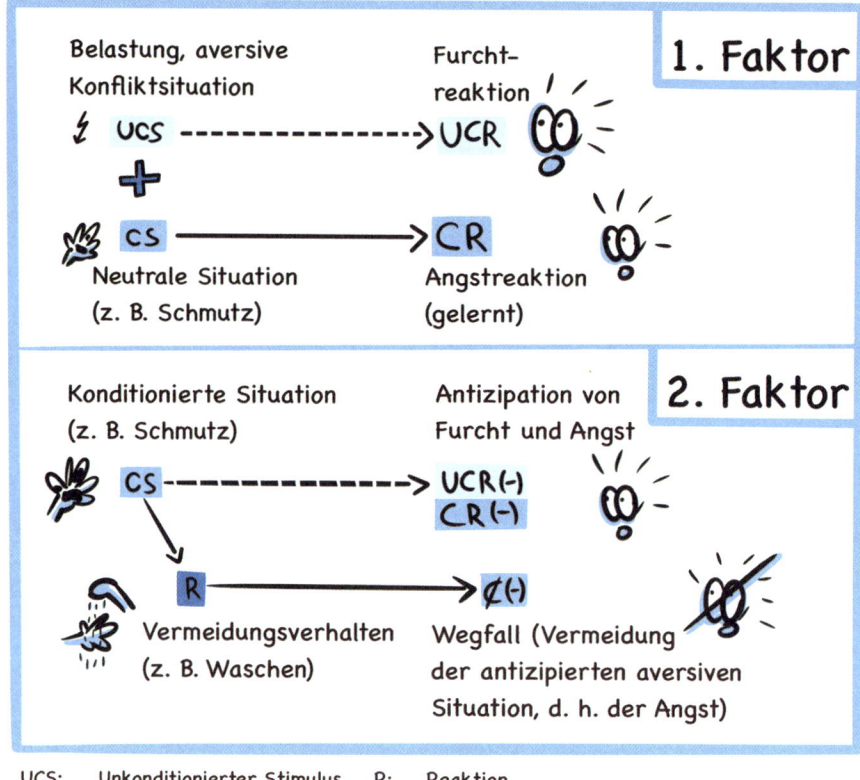

Abb. 4.1: Das Zwei-Faktoren-Modell nach Orval Mowrer (modifiziert nach Lieb, 2023, S. 285)

Der Ablauf sieht wie folgt aus:

- *1. Faktor: klassische Konditionierung*
  Ein neutraler Reiz, z. B. »Schmutz«, wird in Verbindung mit einem aversiven Reiz als unkonditionierter Stimulus (UCS), z. B. Streit mit den Eltern, zu einem konditionierten Stimulus (CS), welcher eine konditionierte emotionale Reaktion (CR), z. B. Angst oder Anspannung, auslöst.

4.5 Ätiologiemodelle: Wie lässt sich die Entstehung von Zwangsstörungen erklären?

- *2. Faktor: operante Konditionierung*
  Durch Ausübung der Zwangshandlung als Reaktion (R) nehmen unangenehme Gefühle ab (negative Konsequenzen fallen zunächst weg (C−)). Durch die fehlende Auseinandersetzung mit den unangenehmen Gefühlen tritt aber kein Lernfortschritt ein und es kommt zur Wiederholung. Dies erklärt den häufig chronischen Verlauf der Erkrankung.

Das von Paul Salkovskis ausgearbeitete *kognitiv-behaviorale Modell zur Entstehung von Zwangsgedanken* kann als Grundlage für eine Expositionsbehandlung mit Patient*innen besprochen werden. Grundannahme ist, dass aufdringliche oder unsinnige Gedanken im Erleben der meisten Menschen gelegentlich vorkommen (bei etwa 90 % aller Menschen). Zwangspatient*innen mit erhöhter emotionaler Anspannung oder Prädisposition bewerten diese Gedanken jedoch *katastrophisierend*. Typische dysfunktionale kognitive Verarbeitungsprozesse sind:

- Neigung zur Gefahrenüberschätzung
- Überschätzung der Bedeutung der Zwangsgedanken
- Gedanken-Ereignis-Fusion (»Wenn ich daran denke, dass ich mich anstecken könnte, wird es auch passieren.«)
- Gedanken-Handlungs-Fusion (»Wenn ich darüber nachdenke, dass ich jemanden mit dem Küchenmesser verletzen könnte, werde ich es auch tun.«)
- Falsches Einschätzen der Konsequenzen der Angst

Die der Bewertung folgende emotionale Reaktion löst Handlungsimpulse zum Neutralisieren aus, zum Beispiel Zwangshandlungen oder Vermeidung bestimmter Situationen. Der in ▶ Abb. 4.2 dargestellte Teufelskreis wird in Gang gesetzt.

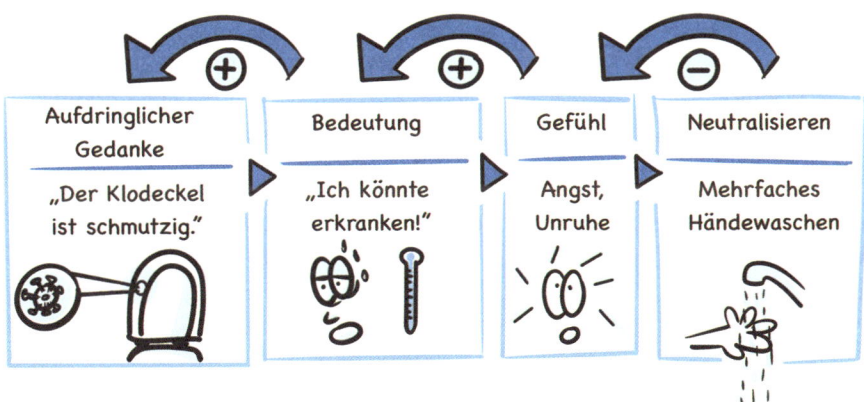

Abb. 4.2: Kognitiv-behaviorales Modell zur Entstehung und Aufrechterhaltung von Zwangsstörungen (modifiziert nach Kölch et al., 2020, S. 98)

4.5.2 Wie erklärt sich die Entstehung von Zwangsstörungen aus psychodynamischer Perspektive?

Aus psychodynamischer Sicht werden Zwangsstörungen als *Abwehr eines inneren Konflikts* verstanden. Ein strenges, emotional kühles und moralisierendes Elternhaus kann die Entwicklung dieser Konfliktstruktur begünstigen. Es entsteht ein durch *Perfektionismus, Strenge* und *Rigidität geprägtes Über-Ich,* das die Handlungsfähigkeit des Individuums deutlich einschränkt. Das sich entwickelnde Individuum lernt nicht, Widersprüche zwischen Es und Über-Ich zu integrieren. So bleibt eine gespaltene Repräsentanz des Selbst und des Anderen (»gut und böse«) bestehen und es kommt zu einer Absolutierung von richtig oder falsch sowie zu Schwarz-Weiß-Denken. Folgen sind starre Kontrolle, Autarkie, Rigidität, Zaudern und Entscheidungsschwierigkeiten. Intellektuelle Prozesse werden überbetont, schwerer kontrollierbare Aspekte wie Gefühle werden vermieden.

Insbesondere *Impulse des Es* werden als *unmoralisch, ekelhaft* oder *pervers abgewertet.* Die mit diesem Konflikt verbundenen unangenehmen Gefühle wie Angst oder Ekel können durch *Abwehrmechanismen (zumeist Reaktionsbildung) zunächst entschärft* werden. Impulsunterdrückung und fehlende Integration über längere Zeit können zu sogenannter »*Verdrängungsschwäche*« führen, das heißt, die Impulse drängen sich auf und werden als unkontrollierbar erlebt. Sie treten angstinduzierend ins Bewusstsein und werden mit sekundären Kontrollmechanismus (Zwangsgedanken und -handlungen) neutralisiert. Diese Impuls-Kontroll-/Abwehr-Formation ist sehr schematisch und wiederholt sich.

4.5.3 Wie erklärt sich die Entstehung von Zwangsstörungen aus systemischer Perspektive?

Familienstile wie Reinlichkeit, Perfektionismus, Intellektualismus, Forderung von Reife und Verantwortlichkeit können sich begünstigend auf die Entstehung von Zwangssymptomen auswirken. Die Störung des Einzelnen wird häufig zur Störung des gesamten Systems, da Familienmitglieder in Zwangssymptome mit einbezogen werden. Betroffene nehmen dabei oft eine paradoxe Position ein: Einerseits kontrollieren sie durch ihre Zwänge häufig das Familiensystem und bestimmen die Regeln; andererseits werden sie durch ihre Zwänge kontrolliert und sozial isoliert. Es entstehen in der Familie Kontrollkämpfe, die Angehörige »zwingen«, sich anzupassen (ca. 75 % der Fälle) oder sich aktiv abzugrenzen und die Symptome sogar zu bekämpfen. Dabei werden die Emotionen Angst und Wut häufig in Zwangssymptomen gebunden, können sich aber im Familiensystem entladen. Paare stellen häufig einen Bezug auf ein »Drittes« her, das die Partnerschaft mit Sinn erfüllt (Projekte, Kinder etc.). Es besteht die Gefahr, dass die Zwangserkrankung zum Ersatz für ein derartig »Drittes« werden kann.

Zwangssymptome können intrapsychische und interpersonelle Funktionen erfüllen:

- *Intrapsychisch:* Schutz vor negativen Emotionen und Pseudokompensation von Entwicklungsdefiziten in den Bereichen Selbstwertgefühl, soziale Kompetenz, Toleranz für intensive negative Emotionen und interaktionelle Erlebnisfähigkeit
- *Interpersonell:* Regulation von Beziehungen insbesondere in Bezug auf Distanz, Respekt der persönlichen Integrität und Vermeidung gefühlsbetonter, engerer Bindungen

4.5.4 Wie erklärt sich die Entstehung von Zwangsstörungen aus neurobiologischer Perspektive?

Neben den oben beschriebenen psychosozialen Einflüssen scheinen eine genetische Vulnerabilität gegenüber Umwelteinflüssen sowie epigenetische Modifikationen der Glutamat-, Serotonin- und Dopamin-Systeme des Gehirns eine Rolle zu spielen. Es wird angenommen, dass bei Zwangserkrankungen eine kortiko-striato-thalamische Dysbalance vorliegt, die die Regelkreise zwischen Frontalhirn, Basalganglien und Thalamus betrifft. Eine Hyperaktivität in diesen Bereichen wird mit Grübelneigung, übertriebener Neigung zu Planung und übermäßig abstrakter Denkweise, erhöhter Anspannung sowie Verhaltenskontrolle assoziiert. Eine neurochirurgische Unterbrechung zwischen Basalganglien und Frontalhirn beseitigen Zwangssymptome, während eine intraoperative Reizung dieser Bahnen Zwangssymptome erzeugt. Serotonin und Dopamin regulieren die Regelkreise zwischen Frontalhirn, Basalganglien und Thalamus: Eine serotonerge Stimulation (z. B. durch Einnahme von SSRIs) kann Zwangssymptome lindern, während eine dopaminerge Stimulation (z. B. durch eine Überdosis an Stimulanzien) Zwangssymptome verstärken kann.

4.6 Therapie: Wie werden Zwangsstörungen behandelt?

4.6.1 Wie werden Zwangsstörungen in der kognitiven Verhaltenstherapie behandelt?

Die Wirksamkeit kognitiver Verhaltenstherapie ist in Studien am besten belegt, insbesondere hinsichtlich der Langzeiteffekte. Nachfolgend werden die Bestandteile der Verhaltenstherapie bei Zwangsstörungen unterteilt nach Expositionsübungen und kognitiven Techniken aufgeführt:

Die *Exposition mit Reaktionsverhinderung* (*»Exposure and Response Prevention, ERP*, vgl.
▶ Kap. 1.4.4 und ▶ Kap. 3.6.1) basiert auf den Annahmen der Zwei-Faktoren-Theorie nach Mowrer (▶ Kap. 4.5.1) sowie dem kognitiv-behavioralen Modell und beinhaltet folgende Schritte:

- Patient*innen erstellen eine Liste mit Zwangshandlungen und ordnen sie hierarchisch von der stärksten bis zur schwächsten emotionalen Reaktion.
- Diese Situationen werden schrittweise in der Vorstellung (»in sensu«) und/oder in der Realität (»in vivo«) durchgespielt, wobei eine Angst-/Anspannungsreaktion auftritt und i. S. einer Habituation wieder abklingt.
- Begonnen werden kann mit einer »mittelstarken« Situation (stufenweises Vorgehen) oder mit der stärksten (»massiert«). Das »massierte« Vorgehen wird eher selten durchgeführt.
- Die Exposition kann von Patient*innen allein durchgeführt werden, empfehlenswert ist aber eine therapeutische Begleitung zu Beginn.
- Die Exposition muss auch immer im häuslichen Umfeld durchgeführt werden.
- *Reaktionsmanagement:* Patient*innen können erfahren, dass die Angst/Anspannung weniger stark ausgeprägt sein kann, als sie erwartet hatten, und bei wiederholter Exposition immer weiter abnehmen kann. Vergleiche hierzu die ▶ Abb. 3.2 zu Veränderungen des Angstlevels bei wiederholter Exposition.
- Wichtig: Ablenkungen, z. B. Musikhören oder aber auch gewisse Atemtechniken, können die Angst/Anspannung auf einem gewissen Level eindämmen, allerdings findet keine Habituation statt. Daher sollte die Durchführung genau besprochen werden.

Bei Zwangshandlungen, die durch Gedanken ausgelöst werden, oder bei reinen Zwangsgedanken kann die *Reizkonfrontation in sensu* sinnvoll sein. Patient*innen stellen sich die angstauslösende Situation so lange vor und schildern sie detailliert, bis der Drang zur Neutralisierung entsteht. Anschließend werden die unangenehmen Gefühle gemeinsam mit dem/der Therapeut*in ausgehalten, bis sie nachlassen. Manchmal können in Expositionssitzungen mehrere Stunden andauern, bis ein Abfall der Anspannung/Angst erfolgt. Lege artis muss auch die Exposition in sensu im häuslichen Umfeld erfolgen. Im weiteren Verlauf der Behandlung können die Übungen auch in Eigenregie zwischen den Sitzungen (u. U. auch mit Hilfe von Tonbandaufzeichnungen) erfolgen.

Neben Expositionen sind kognitive Verhaltenstherapien sinnvoll, da häufig *verzerrte Denkmuster* bestehen wie:

- Polarisiertes Denken (Schwarz-Weiß-Denken)
- Übergeneralisierung (»Es ist immer so, alle sind so.«)
- Schlussfolgerungen (»jump to conclusions« oder negative Interpretationen ohne Datenbasis)
- Selektive Wahrnehmung negativer Erlebnisse
- Katastrophisieren (»Wenn ich das denke, wird das Schreckliche passieren.«)

Welche Behandlungstechniken sind hilfreich?

- *Situationsbeschreibungen und kognitive Restrukturierung:* Viele Patient*innen haben die Annahme, dass äußere Situationen Angst auslösen (externale Attribution, ▶ Kap. 3.6.3). Im ersten Schritt sollen sie angstauslösende Situationen genau beschreiben, um zu verstehen, dass äußere Situationen neutrale Reize darstellen, auf die sie selbst mit Angst reagieren (internale Attribution).
- *Selbstbeobachtung:* Patient*innen beobachten ihre Gedanken in Bezug auf Zwangsgedanken-/handlungen und auslösende Situationen:
  - Welche Gedanken treten davor, währenddessen und danach auf?
  - Welche vegetativen Angstsymptome werden durch die Gedanken ausgelöst?
- *Einübung von Gedankenstopps:* Patient*innen lernen, angstauslösende Gedanken zu erkennen und zu stoppen bzw. sich durch innere Dialoge zu beruhigen, um zwischen angemessener und übersteigerter Angst zu differenzieren.
- *Verhaltensexperimente:* zum Beispiel bei Katastrophisieren überprüfen, ob Patient*in durch Kraft der Gedanken einen Gegenstand im Raum beschädigen kann
- *Kognitive Umstrukturierung der dysfunktionalen Überzeugungen:* zum Beispiel hinsichtlich der Annahmen, Sicherheit sei ein erreichbarer Zustand, oder der Übernahme von Verantwortung für Situationen, die nicht von der Person kontrolliert werden können
- *Metakognitive Techniken* wie Achtsamkeit: »Gedanken vorbeiziehen lassen«

4.6.2 Wie werden Zwangsstörungen in der psychodynamischen Psychotherapie behandelt?

Ziel ist eine neugierige Exploration der eigenen Emotionen, der Ursachen für die Vermeidung von Emotionen und des Rückzugs in die Autarkie. Gerade weil Patient*innen Emotionen oft als bedrohlich erleben, sind Neugier und Wohlwollen auf Therapeut*innen- und Patient*innenseite wichtig, um das Über-Ich zu stabilisieren. So können Patient*innen die Erfahrung machen, dass das Aussprechen von Emotionen entlastend sein kann. Die ausgesprochene Über-Ich-Härte kann durch diese Erfahrung gelindert werden. Dabei helfen:

- Benennung der tabuisierten Impulse und Entwicklung einer eigenen Haltung zu ihnen
- Reflexion der überkritischen Haltung
- Erweiterung der Toleranz gegenüber tabuisierten sexuellen oder aggressiven Phantasien
- Wiederholte Erfahrung, dass Befürchtungen wie »Wenn ich daran denke, dass ich ihn schlage, dann tue ich es auch.« *nicht* eintreten

Letztlich verbessert das Durcharbeiten von Konflikten mit Psychotherapeut*innen die Konflikttoleranz und fördert die Erfahrung, dass Konflikte gemeinsam reflektiert werden können und dass kritische Gedanken nicht gleich zum Beziehungsabbruch führen. Aus einer Polarisierung von »entweder – oder« wird allmählich eine Kompromissbereitschaft von »sowohl – als auch«.

4.6.3 Wie werden Zwangsstörungen in der systemischen Therapie behandelt?

Welche Interventionen werden im Rahmen eines Gesamtbehandlungskonzepts in der systemischen Psychotherapie genutzt?

- *Beziehungsaufbau und Reframing:* Neugierig sein auf sinnvolle und bedeutsame Funktionen der Symptome. Zunächst dürfen Symptome weiter ausgeführt werden, ohne sie zu kontrollieren. Hierdurch erfolgt eine Neudefinition der Rituale als etwas möglicherweise Wichtiges. Ziel ist eine leichte Spannungsreduktion und eine Verminderung des Symptomdrucks.
- *Rituale:* Verschreiben der Symptomatik als paradoxe Intervention (»Wiederholen Sie Ihr Ritual zehnmal, genau zehnmal, nicht mehr und nicht weniger!«). Ziel ist die Erfahrung einer gewissen Kontrollierbarkeit der zunächst überwältigenden Symptomatik.
- *Musterunterbrechung oder Unterlassungsintervention:* Wenn eine ausreichend stabile therapeutische Beziehung besteht, kann das bisherige Kommunikationsmuster innerhalb der Psychotherapiesitzungen verändert werden, indem bisher tragende Therapieelemente (z. B. über Zwangsgedanken sprechen) weggelassen werden. Ziel ist eine Phase der Instabilität im System, die Kreativität freisetzt, um neue Lösungsideen zu erarbeiten.
- *»Gewaltfreier Widerstand«:* Haim Omer betont in seinem Beratungsmodell die Wichtigkeit elterlicher Präsenz. Eltern werden angeregt, sich explizit gegen die Zwangsstörung zu wenden, für ihr Kind jedoch gleichzeitig mit positiven Beziehungsangeboten präsent zu sein.

4.6.4 Wie werden Zwangsstörungen medikamentös behandelt?

Psychotherapie – vor allem KVT und ERP – ist Mittel der ersten Wahl bei Zwangsstörungen. Medikamentöse Ansätze haben mittlere Effekte und können je nach Symptomatik, Komorbiditäten und Wunsch der Betroffenen zusätzlich zum Einsatz kommen. Anhaltspunkte für den Beginn einer medikamentösen Therapie können zum Beispiel auffällig hohe Y-BOCS-Werte (über 23) oder eine ausgeprägte zeitliche Beeinträchtigung sein.

Der Wirkeintritt kann bis zu zwölf Wochen dauern und oft sind weitere Verbesserungen innerhalb der ersten zwölf Monate möglich. Die Medikation wird – beginnend mit sehr niedriger Dosis – über Wochen aufdosiert. Die Medikamente sollten langfristig eingenommen werden *mit Auslassversuchen in längeren Zeitabständen* (z. B. nach einem Jahr). Nach Absetzen ist die Rückfallgefahr hoch. Eine intensivere psychotherapeutische Behandlung kann zum Lindern der Absetz-

4.6 Therapie: Wie werden Zwangsstörungen behandelt?

symptome sinnvoll sein (»KVT-Booster«). In ▸ Tab. 4.5 sind Präparate aufgeführt, die zugelassen sind.

Tab. 4.5: Psychopharmaka zur Behandlung von Zwangsstörungen (nach AWMF, 2024b)

Wirkweise	Präparat	Handelsname	Startdosis (mg/Tag)	Zieldosis (mg/Tag)	Max. Dosis (mg/Tag)*
1. Wahl: SSRIs	Citalopram**	Cipramil®	20	20–40	40
	Escitalopram	Cipralex®	10	10–20	20
	Fluoxetin	Fluctin®	20	20–60	60
	Fluvoxamin	Fevarin®	50	200–300	300
	Paroxetin	Paroxat®	20	40	60
	Sertralin	Zoloft®	50	150–200	200
2. Wahl: Trizyklikum	Clomipramin	Anafranil®	25–50	75–250	250

SSRIs = Selektive Serotonin-Wiederaufnahmehemmer
* Angaben nach Benkert & Hippius, 2023
** Off-Label-Use

Wenn die Medikation für mindestens zwölf Wochen in der maximalen (tolerierbaren) Dosis ohne erwartete Wirkung eingenommen wurde, kann eine Kombinationstherapie in Erwägung gezogen werden von SSRI + Clomipramin, SSRI + Risperidon (2–4 mg/Tag) oder Clomipramin + Risperidon (2–4 mg/Tag).

> **Merke**
>
> Eine Erhöhung der Serumspiegel von Clomipramin senkt die Krampfschwelle und begünstigt ein Serotoninsyndrom. Vor allem Fluvoxamin hemmt den Abbau von Clomipramin. Daher regelmäßig Plasmaspiegel kontrollieren und EKG- und EEG-Kontrollen beachten.

4.6.5 Wie ist die Prognose bei einer Zwangsstörung?

Der Krankheitsverlauf ist meist chronisch. Mit Hilfe von verhaltenstherapeutischen Maßnahmen erreichen 60–80 % der Betroffenen eine deutliche Symptomlinderung, auch im langfristigen Verlauf. Eine psychopharmakologische Behandlung führt bei 20–40 % der Betroffenen zu einer Verbesserung, jedoch mit einem sehr hohen Rückfallrisiko nach Beendigung der Medikation (80–90 %). Spontanremissionen sind nur in sehr seltenen Fällen zu erwarten.

Weiterführende Literatur

AWMF – Arbeitsgemeinschaft der Wissenschaftlichen Medizinischen Fachgesellschaften e. V. (2024, 24. April). *S3-Leitlinie 038–017 Zwangsstörungen.* https://www.awmf.org/service/awmf-aktuell/zwangstoerungen

Bey, K. (2024). *Zwangsstörungen: Ein evidenzbasiertes Behandlungsmanual.* Kohlhammer.

Förstner, U. (2023). *Zwangsstörungen erfolgreich behandeln: Ein fallorientiertes Therapiemanual* (2. Auflage). Kohlhammer.

Lang, H. (2021). *Der gehemmte Rebell: Struktur, Psychodynamik und Therapie von Menschen mit Zwangsstörungen* (4. Auflage). Klett-Cotta.

Mowrer, O. H. (1947). On the dual nature of learning—a re-interpretation of »conditioning« and »problem-solving.« *Harvard Educational Review, 17,* 102–148.

Pauls, D. L., Abramovitch, A., Rauch, S. L. & Geller, D. A. (2014). Obsessive-compulsive disorder: an integrative genetic and neurobiological perspective. Nature reviews. *Neuroscience, 15*(6), 410–424.

Voderholzer, U., Kathmann, N., Reuter, B. & Atzpodien, E. (Hrsg.). (2024). *Praxishandbuch Zwangsstörung: Und verwandte Störungen* (1. Auflage). Elsevier.

5 Traumata und Traumafolgestörungen

5.1 Einleitung: Was sind Traumata und Traumafolgestörungen?

5.1.1 Definition: Was ist ein Trauma?

In der Öffentlichkeit gibt es seit einigen Jahren eine erhöhte Aufmerksamkeit für Traumafolgestörungen. Im Zuge zunehmender Aufdeckung und Aufarbeitung systemisch verankerter Misshandlungen in privaten, aber auch in öffentlichen Kontexten (z. B. klerikalen, pädagogischen, sportlichen oder anderen Vereinsstrukturen), gibt es auch eine Sensibilisierung für die weitreichenden psychischen Folgen, unter denen Betroffene leiden.

Diese Gruppe an Störungen erfasst *psychische Reaktionen*, die als Folge (Kausalität) außergewöhnlicher, zeitlich begrenzter oder anhaltender äußerer *Belastungen – sogenannter Traumata* – auftreten. Wenn eine äußere Belastung die psychische und handlungsbezogene Bewältigungskapazität eines Individuums übersteigt, kann ein Ereignis traumatisierend wirken.

Die ICD-10 definiert ein Trauma durch

- *ein kurz- oder langanhaltendes belastendes Ereignis oder Geschehen von außergewöhnlicher Bedrohung mit katastrophalem Ausmaß* (objektiver Faktor),
- *welches nahezu bei jedem tiefgreifende Verzweiflung auslösen würde* (subjektiver Faktor).

Die ICD-11 spricht von

- einem bedrohlichen oder entsetzlichen Ereignis (oder einer Serie von Ereignissen),
- welches meist wiederholt oder prolongiert auftritt,
- von welchem die Flucht schwierig oder unmöglich ist (z. B. Folter, Sklaverei, Genozid, prolongierte häusliche Gewalt, wiederholter sexueller Missbrauch oder körperliche Misshandlung in der Kindheit)
- und welches selbst oder oder durch Zeugenschaft (mit)erlebt wurde.

Nicht immer entsteht aus einem Trauma auch eine Traumafolgestörung. Welche Auswirkung ein Ereignis auf einen Menschen haben kann, ist von verschiedenen äußeren und inneren Faktoren abhängig:

Traumabezogene (äußere) Faktoren:

- Ausmaß und Dauer des Ereignisses
  - *Typ-I-Trauma:* kurz anhaltend, einmalig
  - *Typ-II-Trauma:* lang andauernd, mehrfach auftretend
- Art des Ereignisses
  - *Intendiert interpersonell:* emotionale, körperliche und beziehungsbezogene Gewalt (emotionale Misshandlung, schwere emotionale Vernachlässigung, sexualisierte Gewalt, Folter, Haft, Internierung)
  - *Akzidentiell verursacht* (Naturkatastrophen, Krieg, aber auch Krankheit und deren Folgen)
- Art der Beteiligung
  - Selbst beteiligt
  - Als Zeug*in, Zuschauer*in, Zuhörer*in
  - Durch *Berichterstattung* (Sekundärtraumatisierung)
- Zur Verfügung stehende äußere Ressourcen: soziale Unterstützung, Schutz etc.

Individuelle (innere) Faktoren:

- Biologische Vulnerabilität
- Psychische Vulnerabilität
  - Biografische Vorerfahrungen
  - Bestehende innerpsychische Konflikte, die mit den äußeren Erlebnissen interferieren
  - Zur Verfügung stehende Ich-Funktionen

> **Gut zu wissen**
>
> Besonders häufig treten Traumafolgestörungen nach *intendiert interpersonellen Typ-II-Traumata* auf, an denen die Betroffenen *selbst beteiligt* waren.

Wichtige Begriffe in Bezug auf Traumata werden im Folgenden kurz erläutert:

- *Retraumatisierung:* Erhöhte Symptombelastung infolge einer erneuten Erinnerung an ein traumatisches Erlebnis. Eine Retraumatisierung führt per definitionem zu einer emotionalen Mehrbelastung der Betroffenen, *ohne* durch eine hilfreiche Weiterverarbeitung der traumatischen Erlebnisse zu einer längerfristigen Symptomverbesserung beizutragen.

5.1 Einleitung: Was sind Traumata und Traumafolgestörungen?

> **Gut zu wissen**
>
> Auch in der Psychotherapie kann es unintendiert zu Retraumatisierungserfahrungen kommen, z. B. durch die Arbeit mit konfrontativen Techniken, ohne dass zuvor ausreichend Schutz durch eine Vertrauensbeziehung, Distanzierungstechniken etc. hergestellt wurde.

- *Trigger:* Besondere Umstände, Dinge oder Themen, die Betroffene bewusst oder unbewusst an eine traumatische Erfahrung erinnern – dies können auch vollkommen alltägliche Gegenstände oder Situationen sein.
- *Sequenzielle Traumatisierung:* Nicht selten trifft ein traumatisches Ereignis eine Person, die in ihrem Leben bereits früher ein Trauma erlitten hat. Psychische Symptome können dann durch das jüngere Trauma reaktualisiert werden. Die resultierende Symptomatik kann oft nur verstanden werden, wenn die frühere Traumatisierung mit berücksichtigt wird.
- *Posttraumatische Reifung (posttraumatic growth):* Immer wieder berichten Betroffene, dass das Traumageschehen bei ihnen auch zu einem Reifungsprozess geführt hat. So können Beziehungen als tiefer verbunden erlebt werden oder eine allgemeine Wertschätzung gegenüber dem Leben zu klareren Prioritätensetzungen führen. Betroffene beschreiben manchmal einen stärkeren Veränderungswillen und damit ein Erleben von größerem persönlichem Gestaltungsspielraum usw. Teils ist dieses Erleben – vor allem bei therapeutischer Bearbeitung – bleibend und ein wirksamer Schutzfaktor, teils ist es ein vorübergehender maladaptiver Versuch, die Illusion einer »positiven Seite« des Traumas zu konstruieren. Die posttraumatische Reifung kann als Zielgröße ein hilfreiches und wirksames Element in der psychotherapeutischen Behandlung sein.

5.1.2 Definition: Was sind Traumafolgestörungen?

Streng genommen können alle psychischen Erkrankungen (z. B. depressive Störungen, Angststörungen, Essstörungen oder Suchterkrankungen) Traumafolgestörungen sein – wenn sie eben durch ein erlebtes Trauma hervorgerufen wurden. Die Posttraumatische Belastungsstörung (PTBS) ist dabei vielleicht die spezifischste der Traumafolgestörungen, weil sie per Definition *nur* als Folge einer Traumatisierung entstehen kann.

Traumafolgestörungen als eigene Diagnoseentität sind vergleichsweise »junge« psychische Erkrankungen. Sie wurden erst in den 1990er Jahren in den ICD-Katalog aufgenommen. Hier verlässt die ICD auch ihre symptomorientierte Krankheitsklassifikation und nimmt ein ätiologisches Diagnosekriterium, das des stattgehabten Traumaerlebens, mit auf.

In der ICD-10 werden spezifische Traumafolgestörungen im Kapitel *F43: Reaktionen auf schwere Belastungen und Anpassungsstörungen* behandelt. Das Kapitel umfasst neben der Posttraumatischen Belastungsstörung auch die akute Belastungsreaktion und die Anpassungsstörung. Unter F62.0 wird darüber hinaus die *Andauernde Persönlichkeitsänderung durch Extrembelastung* kodiert.

In der ICD-11 werden psychische Reaktionen, die spezifisch mit einem äußeren Ereignis in kausalem Zusammenhang stehen, unter *stressassoziierten Erkrankungen* zusammengefasst. Die akute Belastungsreaktion wird nicht mehr als Diagnose, sondern als »gesundheitsrelevanter Faktor« mit dem Begriff *akute Stressreaktion* beschrieben. Neu sind die Entitäten der *anhaltenden Trauerstörung* sowie der *komplexen posttraumatischen Belastungsstörung*. In der Kinder- und Jugendpsychiatrie werden in der ICD-11 außerdem zwei neue Störungen der Bindung definiert.

Tab. 5.1: Kodierung von Traumafolgestörungen nach ICD-10 und ICD-11

ICD-10 Reaktionen auf schwere Belastungen und Anpassungsstörungen (F43)		ICD-11 Störungen, die spezifisch Stress-assoziiert sind (6B4)	
F43.0	Akute Belastungsreaktion	QE84	Akute Stressreaktion
F43.1	Posttraumatische Belastungsstörung (PTBS)	6B40	Posttraumatische Belastungsstörung
F43.2	Anpassungsstörung	6B43	Anpassungsstörung
F62.0	Andauernde Persönlichkeitsänderung nach Extrembelastung	6B41	Komplexe PTBS
		6B44	Reaktive Bindungsstörung
		6B45	Störung der sozialen Bindung mit enthemmtem Verhalten
F43.8	Sonstige Reaktionen auf schwere Belastung	6B6Y	Sonstige näher bezeichnete Störungen, die spezifisch Stress-assoziiert sind
F43.9	Reaktion auf schwere Belastung, nicht näher bezeichnet	6B4Z	Störungen, die spezifisch Stress-assoziiert sind, nicht näher bezeichnet

5.2 Die akute Belastungsreaktion – Wenn die Psyche situativ überfordert ist

5.2.1 Einleitung: Was ist eine akute Belastungsreaktion bzw. Stressreaktion?

Die akute Belastungsreaktion tritt meist unmittelbar nach einer extremen Erfahrung auf und klingt im Gegensatz zur PTBS rasch wieder ab.

5.2 Die akute Belastungsreaktion – Wenn die Psyche situativ überfordert ist

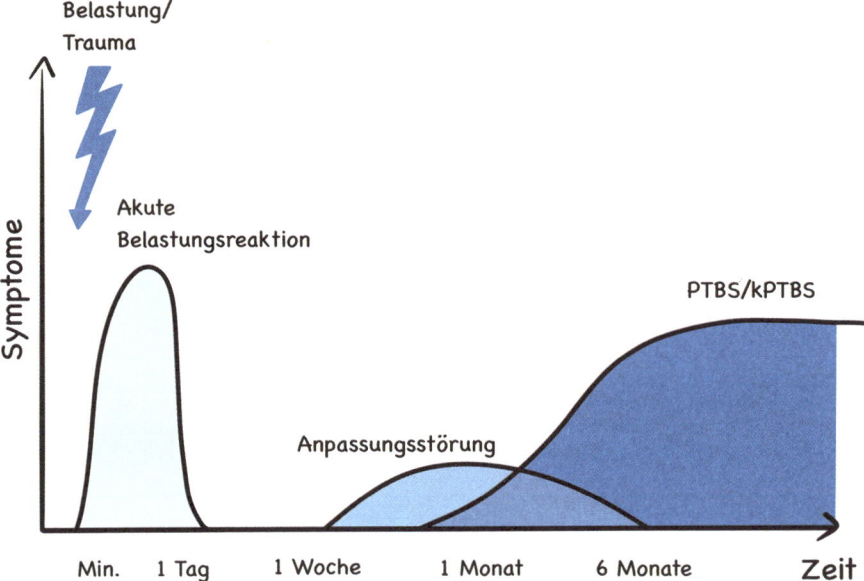

Abb. 5.1: Zeitlicher Verlauf der Reaktionen auf akute Belastungen und Traumata
(k)PTBS = (Komplexe) Posttraumatische Belastungsstörung

> **Gut zu wissen**
>
> Das Auftreten einer akuten Belastungsreaktion ist *kein* Prädiktor für die spätere Entwicklung einer PTBS.

Im Folgenden sind mögliche Reaktionen auf ein extrem bedrohliches Ereignis aufgeführt, die in Ausprägung und zeitlichem Verlauf wechselhaft auftreten können:

- *Gesteigerte oder geminderte Affekte:* Angst, Trauer, Wut, Verzweiflung, Ohnmacht oder emotionale Taubheit
- *Dissoziative Symptome:* Verminderte Reizverarbeitung, Benommenheit, Verwirrung, Ich-Störung (Depersonalisation, Derealisation). Es kann eine teilweise oder vollständige Amnesie für das Ereignis vorliegen, auch stuporähnliche Zustände sind möglich.
- *Vegetative Symptome:* Hyperarousal, Tachykardie, Schwitzen, Erröten, panische Angst
- *Verhalten:* Rückzug oder gesteigerte Aktivität

5.2.2 Klassifikation: Wie werden akute Belastungsreaktionen klassifiziert?

Tab. 5.2: Diagnosekriterien der akuten Belastungsreaktion nach ICD-10 und ICD-11

Diagnosekriterium	ICD-10	ICD-11
Stressorkriterium	Erleben einer außergewöhnlichen Belastungssituation ...	
	... die bei fast jedem tiefe Verzweiflung hervorrufen würde	
Symptomatik	Gemischte und wechselnde Symptome	
	Initial:	• Benommenheit
		• Verwirrung
	• Art von »Betäubung« (peritraumatische Dissoziation)	• Affekte
		– Angst
		– Traurigkeit
	– Bewusstseinseinengung	– Wut
	– Eingeschränkte Aufmerksamkeit	– Verzweiflung
	– Unfähigkeit, Reize zu verarbeiten	• Sozialer Rückzug
		• Stupor
	– Desorientiertheit	• Inaktivität/Überaktivität
		• Vegetative Angstsymptomatik (z. B. Tachykardie, Schwitzen, Erröten)
	Im Verlauf:	
	• Rückzug (bis hin zu dissoziativem Stupor) *oder* Unruhezustand und Überaktivität (wie Fluchtreaktion oder Fugue)	
	• Vegetative Angstsymptomatik (Tachykardie, Schwitzen, Erröten)	
	• Amnesie möglich (vollständig oder teilweise)	
Zeitkriterium	• Akute Reaktion, die innerhalb weniger Stunden bis Tage wieder abklingt	

5.2.3 Ätiologiemodelle: Wie lässt sich die Entstehung von akuten Belastungsreaktionen erklären?

Ätiologisch kann die akute Belastungsreaktion als eine »normale« Überwältigungsreaktion verstanden werden. Es kommt aufgrund einer Reizüberflutung zu einer verzögerten sensorischen, kognitiven und emotionalen Verarbeitung des außergewöhnlich belastenden Erlebnisses.

5.2.4 Therapie: Wie werden akute Belastungsreaktionen behandelt?

Therapeutisch gilt, dass eine Reduktion von Anspannung und Erregung im Zentrum steht. In der akuten Situation ist ein Vorgehen nach dem *BELLA-Schema* der Krisenintervention hilfreich (▶ Tab. 5.3).

Tab. 5.3: Das BELLA-Schema nach Sonneck (2000)

	Was?	Wie?
B	Beziehung aufbauen	Freundlich ansprechen, Kontakt aufnehmen
E	Erfassen der Situation	Was ist das momentan konkret Belastende?
L	Linderung der Symptome	Reizabschirmung, Schutz, Anwesendsein Bewegen, Igelball (Anspannung abführen) Medikamente (nur falls nötig), z. B. Trimipramin 25 mg, Promethazin 20–30 mg, Quetiapin 25–50 mg oder Olanzapin 2,5–5 mg
L	Leute einbeziehen	Soziales Netz aktivieren, hilfreiche Bezugsperson hinzuziehen
A	Ansatz, wie es weitergeht	Psychoedukation, verlässliche Unterstützung gewährleisten

> **Merke**
>
> Im Zentrum stehen die Beruhigung und Reduktion der Erregung, also keine detaillierten Gespräche über das Trauma (»Trauma-Talk«). Benzodiazepine sind durch ihre GABAerge Wirkung kontraindiziert, da sie die kognitive Verarbeitung des Erlebten hemmen und damit die Wahrscheinlichkeit einer PTBS erhöhen. Sie kommen daher nur im Notfall, d. h. bei akuter Suizidalität zum Einsatz.

Bei der *peritraumatischen Dissoziation* bleibt der emotionale Gehalt separiert, d. h. abgespalten von der sonstigen Wahrnehmung. Das klinische Vorgehen entspricht dem bei Dissoziation im Allgemeinen, d. h. direktive Kontaktaufnahme und Hilfe zur Reorientierung im Hier und Jetzt (▶ Kap. 11.1.4).

Ist es möglich, durch frühzeitige Prävention eine PTBS zu vermeiden?

Die beste Prävention einer möglicherweise später auftretenden PTBS besteht aus frühzeitiger Aufklärung über den Umgang mit der Belastung:

- »Die Seele in Watte packen«, d. h. gute soziale Kontakte, Vermeidung zusätzlicher Belastungen

- »Watchful waiting«: Aufklärung auch über mögliche Symptome einer PTBS, Beobachtung und allgemeinmedizinische Verlaufsuntersuchung

Die sogenannten *Debriefing-Techniken* (Nachbesprechungen eines potenziell traumatischen Einsatzes z.B. bei der Feuerwehr oder Rettungskräften) haben sich bei pauschaler Anwendung bislang eher als Risiko denn als hilfreiche Präventionsmaßnahme gegenüber der Entwicklung einer PTBS erwiesen.

Wie ist die Prognose der akuten Belastungsreaktion?

Normalerweise bildet sich die Symptomatik vollständig zurück. Sollte die Symptomatik persistieren, ist das Zeitkriterium der Diagnose (▶ Tab. 5.2) nicht erfüllt, sodass diese überdacht werden sollte.

5.3 Die Posttraumatische Belastungsstörung (PTBS) und die komplexe Posttraumatische Belastungsstörung (kPTBS) – Wenn das Gespenst des Schreckens sich nicht mehr vertreiben lässt

5.3.1 Einleitung: Was sind PTBS und kPTBS?

Die Posttraumatische Belastungsstörung (PTBS) ist häufig ein chronisches Krankheitsbild, das sich nach einem traumatischen Ereignis mit zeitlicher Latenz von mehreren Wochen bis Monaten entwickelt. Die komplexe PTBS (kPTBS) wurde in die ICD-11 neu aufgenommen, ist aber schon länger eine klinisch beschriebene Diagnose, wenn zum Bild einer PTBS noch erhebliche Schwierigkeiten in der Affekt- und der Beziehungsregulation hinzukommen. Aufgrund vieler ähnlicher Charakteristika werden PTBS und kPTBS hier gemeinsam beschrieben.

5.3.2 Relevanz: Warum ist das Thema PTBS und kPTBS wichtig?

Aus dem klinischen Alltag

Die 18-jährige Marlene stellt sich bei ihrer Hausärztin mit Schlaf- und Konzentrationsstörungen sowie Appetitverlust vor. Sie bittet um eine Krankschreibung. Im Gespräch wirkt sie angespannt und misstrauisch, während des Gesprächs wippt sie mit den Beinen. Darauf angesprochen schildert Marlene, dass sie einfach nicht mehr schlafen könne, sie leide unter Unruhe und Anspannung und nächtlichen Albträumen. Sie trinke dann manchmal zwei bis drei Bier oder rauche einen Joint, das helfe ein wenig für den Moment. Erst nach mehrmaligem Nachfragen erzählt sie von einer mehrere Wochen zurückliegenden Party, auf der sie mit einem Jungen aus ihrer Stufe »abgestürzt« sei. Erst habe sie sich in seinen Armen wohl gefühlt, dann sei er ihr gegen ihren Willen sexuell zu nahe gekommen, sie habe sich betrunken nicht dagegen wehren können. Immer wieder tauchten Bilder auf, die sich ganz real anfühlten. Der Geruch von Aftershave löse Panik in ihr aus, sie fühle sich schuldig und wertlos und verlasse kaum noch ihr Zimmer.

Epidemiologie *oder* Wo liegt das Problem?

In der deutschen erwachsenen Allgemeinbevölkerung erkranken jedes Jahr ca. 5 % an einer PTBS. Für die kPTBS besteht aktuell eine Lebenszeitprävalenz von knapp 2 %. Diese Störungen sind stark gebiets- und kontextabhängig: In Krisenregionen oder in sozialen Brennpunkten treten sie häufiger auf. Nicht alle Menschen, die ein Trauma erleben, entwickeln eine Traumafolgestörung: Die Wahrscheinlichkeit, das Ausmaß und die Dauer einer PTBS hängen von der Art des Traumas ab: Sexualisierte Gewalt sowie Kriegserlebnisse tragen mit 50–60 % am häufigsten zur Entwicklung einer PTBS bei. Frauen sind im Verhältnis 2:1 häufiger betroffen als Männer. Einer kPTBS liegen häufig sequenzielle Traumatisierungen durch Bezugspersonen in der Kindheit zugrunde.

5.3.3 Klassifikation: Wie werden PTBS und kPTBS klassifiziert?

Die *PTBS* ist eine Reaktion auf eine (oder mehrere) als extrem bedrohlich erlebte, traumatische Erfahrung(en) und klinisch geprägt von

- Wiedererleben und -erinnern des traumatischen Materials (oder Amnesie hierfür)
- Vermeidung von Situationen, die an das Trauma erinnern bzw. Anspannung hervorrufen
- Erhöhung des psychophysischen Anspannungsniveaus (Hyperarousal)

Für die Diagnosestellung einer PTBS müssen folgende Kriterien erfüllt sein:

1. Vorliegen eines Traumas als kausale Ursache der Symptomatik entsprechend den Definitionskriterien nach ICD-10/-11 (▶ Kap. 5.1.1 »Definition: Was ist ein Trauma?«)
2. PTBS-spezifische Symptomatik: Wiedererleben, Vermeidung und Hyperarousal (▶ Tab. 5.4)

Tab. 5.4: Diagnosekriterien der PTBS nach ICD-10 und ICD-11

Symptomcluster	ICD-10 Posttraumatische Belastungsstörung (F43.1)	ICD-11 Posttraumatische Belastungsstörung (6B40)
Wiedererleben	**Intrusionen** = sich aufdrängende emotionale, akustische, olfaktorische Erinnerungen oder Bilder (werden als Erinnerungen erkannt) **Albträume** **Flash-backs** = plötzliches Gefühl, wieder in der traumatischen Situation zu sein (fühlen sich real an)	• Wiedererleben über alle Sinneskanäle, Verknüpfung mit ausgeprägten Affekten und Körpersensationen möglich
Vermeidung	• Sozialer Rückzug • Quasi-phobische Vermeidung auslösender Stimuli (»Trigger«) • Dissoziation • Allgemeine emotionale Abstumpfung (»Numbing«).	• Vermeidung von Aktivitäten, Situationen oder Personen, die Erinnerungen hervorrufen • Vermeidung von Gedanken und Erinnerungen
Arousal	• Schlafstörungen, erhöhte Reizbarkeit, Konzentrationsstörungen, Hypervigilanz, Schreckhaftigkeit • *Amnesie:* (Teil-)Amnesie für bedeutende Aspekte des traumatischen Ereignisses – hier fehlt dann oft eine Arousal-Symptomatik	• Anhaltende Wahrnehmung einer erhöhten aktuellen Bedrohung in Form von Hypervigilanz und Schreckhaftigkeit
Symptombeginn	• Innerhalb von Wochen bis max. sechs Monaten nach Trauma oder Ende einer Traumaperiode	• Meistens innerhalb von drei Monaten nach dem Trauma (kann aber auch noch Jahre später auftreten)
Weitere Kriterien	• Symptome dürfen nicht bereits vor dem belastenden Ereignis bestanden haben und persistieren für mindestens vier Wochen	• Die Symptomatik besteht für mehrere Wochen und geht mit einer deutlichen Beeinträchtigung in wichtigen Funktionsbereichen einher (persönlichen, sozialen, beruflichen etc.)

CAVE: Das Suizidrisiko ist bei PTBS-Erkrankten im Vergleich zur Allgemeinbevölkerung um den Faktor acht erhöht. Zudem können weitere *dissoziative Symptome* oder *Derealisations- und Depersonalisationserleben* auftreten (▶ Kap. 11.1).

Bei der *komplexen PTBS* (kPTBS) nach ICD-11 kommen zum Bild einer klassischen PTBS noch folgende charakteristische Veränderungen hinzu:

- Tiefgreifende Störungen der Affektregulation
- Persistierende Überzeugungen eigener Minderwertigkeit
- Erhebliche Probleme in der Gestaltung interpersoneller Beziehungen

Häufig finden sich bei Betroffenen einer kPTBS zusätzlich *selbstverletzendes* oder *-gefährdendes Verhalten*, *dissoziative Zustände* und ein *Erleben emotionalen Betäubtseins* mit der *Unfähigkeit, positive Gefühle zu erfahren*. Die erlebten Traumata sind meist extreme und sich wiederholende oder lang andauernde Belastungen, aus denen eine Flucht schwierig oder unmöglich ist (wie Folter, organisierte Gewalt, häusliche Gewalt oder sexualisierte/körperliche Gewalt in der Kindheit).

> **Gut zu wissen**
>
> Die Komorbiditätsrate zwischen der kPTBS und einer emotional-instabilen Persönlichkeitsstörung ist hoch (85–90 %), auch Ätiologie und Klinik zeigen eine hohe Überschneidung. Zur Unterscheidung können folgende Aspekte hilfreich sein:
>
> 1. Stehen emotionales Betäubtsein und/oder Hyperarousal im Vordergrund?
>   → kPTBS
> 2. Besteht ein Beziehungsfokus mit tiefgründiger Angst, verlassen zu werden?
>   → Borderline-PS
> 3. Ist das Selbstkonzept stabil negativ? → kPTBS
> 4. Ist das Selbstkonzept/Identitätserleben instabil? → Borderline-PS

In der ICD-10 gibt es keinen Code für die kPTBS, jedoch den für eine *andauernde Persönlichkeitsstörung nach Extrembelastung* (F62.0), die in ihrer Symptomatik der kPTBS sehr nahe kommt. Allerdings ist die F62.0 nach ICD-10 ätiologisch begrenzt auf spezifische traumatische Ereignisse, die mit unmittelbarer Todesgefahr einhergehen (nach Konzentrationslager, Terror, Folter oder Katastrophen) und die Symptomatik muss seit mindestens zwei Jahren andauern. Fälle von kPTBS z. B. nach anhaltenden Gewalterfahrungen in der Kindheit können hierdurch meist nicht adäquat abgebildet werden.

5.3.4 Diagnostik: Wie werden PTBS und kPTBS diagnostiziert?

Wie sieht die gezielte Diagnostik bei PTBS und kPTBS aus?

Bei traumatisierten Personen lösen Arzt- und Therapeutenkontakte oftmals eine hohe innere Anspannung aus, da entsprechende Gespräche Abwehr und Vermeidung von traumatischer Erinnerung »gefährden« können. Der Aufbau einer vertrauensvollen Beziehung und die Vermittlung einer geschützten Gesprächsatmosphäre hat daher einen hohen Stellenwert. Anamneseerhebung und Diagnostik einer (k)PTBS sollten optimalerweise durch psychotherapeutisches Fachpersonal erfolgen.

Folgende Kategorien sollten in der Anamnese abgefragt werden:

- *Aktuelle Symptomatik inklusive Erhebung des psychopathologischen Befundes:* Aktive Erhebung der Symptomcluster der PTBS sowie von Symptomen einer kPTBS. Klinisch stehen die klassischen PTBS-Symptome bei der kPTBS oft im Hintergrund, diese müssen für eine entsprechende Diagnose aber *zwingend* vorliegen!
- *Traumageschehen:* In einem ersten Gespräch sollte das Traumageschehen kurz und überschriftenartig erfragt werden. Wichtig ist es, zunächst auf eine Schilderung von Details zu verzichten und Betroffene darin zu unterstützen, eine emotionale Distanz zum Traumageschehen zu behalten. Um eine Retraumatisierung zu vermeiden, bedeutet dies unter Umständen, Patient*innen aktiv zu stoppen, frühzeitig in eine intensive Erzählung traumatischer Inhalte zu geraten. Die Patient*innen sollten psychoedukativ über dieses Vorgehen informiert werden.
- *Kontextfaktoren:* Welche Auswirkungen hat die Symptomatik auf verschiedene Lebensbereiche (Berufstätigkeit/Ausbildung, Beziehungen, soziales Umfeld, somatische Gesundheit etc.)? Gibt es Chronifizierungszeichen?
- *Häufige komorbide psychische Störungen:* Depression, Angststörungen, Suizidalität, Substanzmissbrauch, somatoforme Störungen und Persönlichkeitsstörungen
- *Prätraumatischer Status und Ressourcen*

Was sind häufig genutzte psychometrische Instrumente zur Diagnostik bei PTBS und kPTBS?

- Störungsübergreifendende (halb-)strukturierte Interviews:
  - Diagnostisches Interview bei Psychischen Störungen (DIPS)
  - Strukturiertes Klinisches Interview nach DSM-5 (SCID-5-CV)
- Störungsspezifische Selbstbeurteilungsinstrumente:
  - Impact of Event Scale (IES-R)
  - International Trauma Questionnaire (ITQ)
  - Modified PTSD Symptom Scale (MPSS)
  - PTSD Symptom Scale – Self Report (PSS-SR)
  - Screening zur komplexen Posttraumatischen Belastungsstörung (SkPTBS)

Welche gezielte Basisdiagnostik erfolgt bei PTBS und kPTBS?

Häufigste somatische Komorbidität bei PTBS sind Herz-Kreislauf-Erkrankungen. Bezüglich der entsprechenden somatischen Abklärung siehe ▶ Kap. 2.5.4 zur somatischen Basisdiagnostik bei depressiven Störungen.

Wie kann beim Vorliegen einer PTBS der psychopathologische Befund (nach AMDP) für die eingangs skizzierte Patientin »Marlene« lauten?

Aus dem klinischen Alltag

Ausreichend gepflegtes äußeres Erscheinungsbild, altersgemäß gekleidet. Freundlich, aber unsicher im Kontakt, meidet Blickkontakt. Insgesamt jünger wirkend. Berichtet in leiser Sprache mit insgesamt schnellem Sprachfluss. Wach, bewusstseinsklar, zu allen Qualitäten orientiert. Wiedererleben in Form von Flashbacks und Intrusionen; es besteht eine selektive Amnesie für Teile eines traumatischen Ereignisses. Konzentration subjektiv und objektiv leicht reduziert. Formaler Gedankengang geordnet, aber eingeengt auf Traumaerleben. Keine Halluzinationen oder sonstige Sinnestäuschungen. Keine inhaltlichen Denkstörungen. Depersonalisations- und Derealisationserleben, ansonsten keine Ich-Störung. Emetophobie. Panikattacken sowie diffuse Ängstlichkeit. Keine Zwänge. Stimmung mittelschwer gedrückt, leicht reduzierte Schwingungsfähigkeit, leichte Affektlabilität. Gefühl der Erschöpfbarkeit, Interessen gemindert, sozialer Rückzug. Psychomotorik angespannt. Vereinzelt Suizidgedanken und -impulse, glaubhaft von akuter Suizidalität distanziert und absprachefähig. Selbstverletzendes Verhalten (Schlagen mit den Fäusten gegen die Wand). Ein und Durchschlafstörung mit Albträumen. Regelmäßiger Alkohol- (ca. 1–2 Gläser Wein pro Abend) und Cannabiskonsum (1–3x/Woche einen Joint).

Welche wichtigen Differenzialdiagnosen und Komorbiditäten gibt es zu einer PTBS?

- Persönlichkeitsstörungen (insbes. Borderline-PS)
- Depressive Störungen
- Angst- und Panikstörungen
- Dissoziative Störungen
- Essstörungen
- Zwangsstörungen
- Substanzabusus oder -abhängigkeit

5.3.5 Ätiologiemodelle: Wie lässt sich die Entstehung von PTBS und kPTBS erklären?

Die Ursache einer Traumatisierung ist natürlich ein Trauma. Ob es zur Symptombildung einer PTBS oder kPTBS kommt, hängt nicht nur von der Art des Traumas, sondern in hohem Maße auch von individueller Vulnerabilität, Zeitpunkt der Traumatisierung (Kindheit/Jugend vs. Erwachsenenalter) und bio-psychosozialen Faktoren ab.

Risikofaktoren: Welche Faktoren erhöhen die Wahrscheinlichkeit für die Entstehung einer Traumafolgestörung?

Prätraumatische Risikofaktoren:

- *Biologisch:*
  - Weibliches Geschlecht
  - Körperliche Vorerkrankungen und Behinderungen
  - Junges Lebensalter (Kinder und Jugendliche) oder höheres Lebensalter
  - (Epi-)genetische Prädisposition bzgl. des serotonergen und dopaminergen Systems
  - Hypersensitivität des Glucocorticoid-Rezeptors mit einhergehenden peripheren Hypocortisolismus (als biologische Anwort auch chronische Stressbelastung)
- *Psychisch:*
  - Psychische Vulnerabilitätsfaktoren wie belastende Kindheitserlebnisse
  - Psychische Vorerkrankungen
  - Vorangegangene Traumata (sequenzielle Traumatisierung)
- *Sozial:*
  - Niedriger sozioökonomischer- und Bildungsstatus
  - Zugehörigkeit zu einer Minderheit

Peritraumatische Schutz- und Risikofaktoren:

- *Gefühl der Ohnmacht vs. Beeinflussungsmöglichkeiten:* Betroffene, die während eines Traumas ein (sei es noch so geringes) Gefühl der Beeinflussungsmöglichkeit aufrechterhalten können, leiden seltener unter Traumafolgestörungen als Menschen, die sich der Situation hilflos ausgeliefert fühlen.
- *Art des Traumas:* das Risiko der Entstehung einer Traumafolgestörung ist nach interpersonellen Typ-II-Traumata erhöht. Plötzliche Traumata und das Erleben eines hohen Ausmaßes vitaler Bedrohung wirken sich negativ auf den Verlauf aus.
- *Peritraumatische Dissoziation* erhöht das Risiko für eine spätere Traumafolgestörung.

> **Gut zu wissen**
>
> Nach einem Verkehrsunfall entwickeln ca. 1–50% der Betroffenen eine PTBS, wohingegen nach einer Vergewaltigung 50–90% der Betroffenen im Verlauf unter einer PTBS leiden.

Posttraumatische Schutz- und Risikofaktoren:

- *Direkte Traumafolgen:*
  - Körperliche Verletzungen und Schmerzen sind Risikofaktoren für eine Traumafolgestörung

- *Psychische Schutz- und Risikofaktoren:*
  - Schützend wirkt ein Kohärenzsinn: Manche Betroffene können eine Traumatisierung kognitiv sinnhaft in ein größeres Ganzes einbetten.
  - Risikofaktoren sind (zusätzliche) Belastungen und erhöhtes Stresserleben, die Zunahme von psychischen Symptomen und ein entsprechendes Vermeidungsverhalten
- *Soziale Schutz- und Risikofaktoren:*
  - Das Gefühl von Sicherheit im Hier und Jetzt wirkt protektiv, wohingegen anhaltender Kontakt zu Täter*innen oder Schadensverursacher*innen einen Risikofaktor für die Entwicklung einer Traumafolgestörung darstellt.
  - Die Anerkennung als Opfer (sowohl finanziell als auch nichtmateriell) wirkt protektiv, wohingegen langwierige gerichtliche Klärungsprozesse sowie fehlende soziale und institutionelle Anerkennung der Traumatisierung (z. B. durch eine Versicherung) Risikofaktoren für eine Traumafolgestörung darstellen.
  - Fehlende soziale Unterstützung wirkt sich negativ auf den Verlauf aus.

> **Merke**
>
> Ein entscheidender *Schutzfaktor* für den *posttraumatischen Verlauf* ist die *soziale Einbettung* Betroffener in ein supportives Umfeld sowie deren Fähigkeiten und Möglichkeiten, über das Traumageschehen zu kommunizieren (»disclosure«).

Wie erklärt sich die Entstehung von PTBS und kPTBS aus psychodynamischer Perspektive?

Nach dem *psychoökonomischen Traumamodell* können traumatische Erfahrungen die psychische Struktur und ihre Verarbeitungsmöglichkeiten überwältigen (▶ Kap. 1.3.2 und ▶ Kap. 11.1). Psychoökonomisch kommt es durch das überwältigende Erleben von archaischer Angst, Bedrohung, Hilflosigkeit und Ausgeliefertsein zu einer völligen *Überforderung der Ich-Funktionen*.

In der *Posttraumatischen Dissoziation* können die Erlebnisse nicht mehr psychisch verarbeitet werden und verbleiben desintegriert, sozusagen als »Rohmaterial« abgespalten. Es kommt zu dissoziiert abgekapselten »Selbst-Zuständen«, die (ausgelöst durch sogenannte »Trigger«) als *Flashbacks* in Bildern, körperlichen Reaktionen oder Verhalten wiedererlebt werden können.

Nach der Objektbeziehungstheorie können interpersonelle Traumata nicht ohne die Beziehung des Opfers zum Täter verstanden werden:

- *Identifikation mit dem Aggressor:* Sowohl bei Erwachsenen als auch bei Kindern kann es zur Identifikation mit dem Aggressor im Sinne einer Abwehr von Hilflosigkeit und Verzweiflung kommen. Diese zeigt sich z. B. in der transgenerationalen Weitergabe körperlicher Gewalt, in der sich das geprügelte Kind mit dem aggressiven Täter (meist Vater) identifiziert, um die Schläge und die damit ver-

bundenen Ohnmachtsgefühle besser aushalten zu können – und dann selbst gegenüber Schwächeren (z. B. den eigenen Kindern) gewalttätig handelt.
- *Täterintrojektion:* Kinder erleben ihre Abhängigkeit von Bindungspersonen als lebensnotwendig, sie müssen daher (unbewusst) eine innere Repräsentanz des/der Täter*in/der Bindungsperson als »gutes Objekt« um jeden Preis erhalten. Ähnlich kann es sich bei Erwachsenen verhalten, die Opfer von Gewalt werden. Sie erleben in der ohnmächtig-ausgelieferten traumatischen Situation eine Ich-Regression, die Beziehung zum »mächtigen« Täter ähnelt einer Eltern-Kind-Beziehung. Intrapsychisch wird diese absolut ausweglose Situation nur durch die Ausbildung von *Täterintrojekten* ertragen. Dabei werden die bösen, destruktiven Anteile des Täters vom Kind (oder regressiven Erwachsenen) in seinen psychischen Binnenraum geholt. Der/die Betroffene macht sich damit quasi selbst zum Bösen und schuldig am Fühlen und Verhalten des traumatisierenden Täters, um diesen als gutes Objekt erhalten zu können.

Darüber hinaus spielt der Zeitpunkt einer traumatischen Erfahrung für deren intrapsychische Verarbeitung eine entscheidende Rolle. Je früher eine Traumatisierung erfolgt, desto weitreichender sind meist die Auswirkungen im Sinne von strukturellen Beeinträchtigungen. Erwachsene mit ausgereifter psychischer Struktur entwickeln angesichts der erschöpften Integrationsfähigkeit Symptome, können aber meist auf insgesamt stabilere strukturelle Fähigkeiten zurückgreifen. Jedoch kann insbesondere bei psychischer Vulnerabilität auch bei Erwachsenen eine Regression auf frühere Entwicklungsschritte stattfinden. Dann stehen strukturelle Fähigkeiten in traumabezogenen Triggersituationen nur eingeschränkt zur Verfügung, was das Entstehen von Komorbiditäten (Sucht, Selbstschädigung etc.) begünstigt.

Wie erklärt sich die Entstehung von PTBS und kPTBS aus kognitiv-behavioraler Perspektive?

Lerntheoretische Konzepte erklären die Entstehung der Traumafolgestörung u. a. durch dysfunktionale kognitive Versuche, eine *Illusion der Kontrollierbarkeit des Traumageschehens* aufrechtzuerhalten. Um überfordernde Gefühle des völligen Kontrollverlustes zu vermeiden, entwickeln sich bei Betroffenen *Schuldgefühle.* Durch diese (maladaptive) Verantwortungsübernahme bleibt das Gefühl bestehen, man hätte die traumatische Situation beeinflussen können.

Das *Furchtstrukturmodell* beschreibt nachhaltig veränderte Gedächtnisfunktionen als Aufrechterhaltungsfaktoren für die PTBS-Symptomatik: Dabei entsteht im Rahmen der Traumatisierung eine gedächtnisbezogene Kopplung zwischen einem emotional extrem belastenden Stimulus (z. B. Todesangst während eines nächtlichen Überfalls) mit mehreren kognitiven Elementen (z. B. Dunkelheit, unbekannter Mann) und körperlichen Reaktionen (z. B. Schweißausbruch, Herzrasen). Diese Furchtstruktur ist gedächtnisprozessural eingebettet und durch – zum Teil auch nur lose assoziierte Trigger (z. B. unbekannter Mann am Tag im Supermarkt) – als Ganzes aktivierbar: Es kommt durch einzelne Stimuli zur Gesamtaktivierung des

Furchtstrukturgedächtnisses (z. B. Wiedererleben des Überfalls mit Schweißausbruch und Herzrasen i. S. von Flashbacks).

Das *Vermeidungsverhalten* kann in der Lerntheorie durch das Wirken der *operanten Konditionierung* erklärt werden. Durch eine Vermeidung von auslösenden Situationen (z. B. spezieller Ort oder Situation) sinkt die Angstreaktion, was wiederum das Vermeidungsverhalten bestärkt und andere Bewältigungsmechanismen verhindert.

Das *duale Repräsentationsmodell* beschreibt traumatische Erfahrungen in zwei Erinnerungs- und Verarbeitungsmodi: Erlebtes kann zum einen im *Verbally Accesible Memory (VAM)*, das heißt in einem »den Worten zugänglichen Gedächtnis« erinnert und verarbeitet werden. Die im VAM abgespeicherten Erlebnisse sind integriert, d. h. sie sind bewusst zugänglich, können mit anderen biografischen Inhalten verknüpft werden und sind erzählbar. Während eines Traumageschehens ist das emotionale Arousal und die Eindrucksdichte so hoch, dass viele Aspekte nicht bewusst erfasst und memoriert werden. Sie landen im *Situationally Accesible Memory (SAM)*, das durch situative oder körpereigene, sensorische Trigger erreichbar ist und viele detaillierte Informationen zum Traumageschehen enthält, die z. B. in als sehr viel intensiver erlebten Intrusionen zu Tage treten.

Wie erklärt sich die Entstehung von PTBS und kPTBS aus systemischer Perspektive?

Auf *individueller Ebene* verliert das Individuum durch eine Traumatisierung das eigene Kohärenzgefühl. Die Traumatisierung ist das Krankheitsbild der Fragmentierung: Traumatisierte Patient*innen nehmen situationsbedingt oft unterschiedliche Anteile in sich wahr, welche nicht mehr miteinander integriert werden können. Häufig stehen die verletzten und sich wertlos fühlenden Anteile im Vordergrund, welche die Welt als grundsätzlich bedrohlich wahrnehmen. Nach schwerster Traumatisierung kann diese Fragmentierung zur dissoziativen Identitätsstörung führen (▶ Kap. 6.3).

Auch das Verharren einer (neuen) *Identität als Opfer* ist häufig und kann die oben beschriebene Problemtrance verstärken. Insbesondere komplex Traumatisierte begeben sich immer wieder in destruktive Beziehungen, weil ihnen dieses »Muster« vertraut ist und paradoxerweise das Sicherheitsgefühl erhöht.

Aus systemischer Perspektive hat jede Traumatisierung einzelner Familienmitglieder Auswirkungen auf das *gesamte System*. Das soziale Netz ist die wichtigste Ressource von Menschen, die eine Traumatisierung erfahren haben. Gleichzeitig können auch die nächsten Angehörigen vom traumatisierenden Ereignis mit beeinträchtigt sein – entweder im Sinne einer eigenen, direkten Traumatisierung oder durch das Wissen um das Leid des anderen, wenn sie durch ein »Mitleiden« selbst traumatisiert werden. Aus systemischer Perspektive interessant ist das Phänomen der *Schuld des Überlebenden*, ein chronisches Schuldgefühl dafür, dass man selbst verschont wurde, während andere in der gleichen Situation schreckliche Verletzungen oder den Tod erfahren haben. Dieses lässt sich a. e. durch Loyalitätsprozesse erklären, in denen sich Betroffene mit den Opfern durch eigene negative Affekte oder Depressionssymptome solidarisieren.

Häufig gelingt es Familien, auf kreativen Wegen einen gemeinsamen Umgang mit einer Traumatisierung zu finden. Das Trauma bleibt eine schmerzhafte Erinnerung, es kann aber als Teil der Familiengeschichte integriert werden, im gemeinsamen Narrativ gibt es bspw. ein »davor« und ein »danach«. Faktoren, welche die Resilienz positiv beeinflussen, sind:

- *Familiäre Organisationsstrukturen:* flexible Rollenverteilung, Familienkohäsion, Ressourcen (sozial und wirschaftlich), Abwesenheit von Sucht und Gewalt
- *Familiäre Glaubenssysteme:* Anerkennung der Krise als Krise, Lösungs- statt Schuldorientierung, Traumabewältigung wird als Gemeinschaftsaufgabe verstanden
- *Familiäre Kommunikation:* klare Regeln und Strukturen, offene Kommunikation, Kooperationsbereitschaft und Teamgeist

Für Familien, in denen eine entsprechende Integration nicht gelingt, entwickelte Alexander Korittko das Bild des »schockgefrosteten« Mobiles (▶ Abb. 1.5): Mögliche Bewegungen einzelner Teile haben dann keine Auswirkungen mehr auf andere Teile des Mobiles, insgesamt wird die ganze Konstruktion fragil und brüchig. »Eingefrorene Familien« sind an traumaspezifschen Umgangsmustern zu erkennen: Sie stecken in ihrer Kommunikation um das Trauma fest, suchen zum Teil aggressive Auseinandersetzungen mit »Schuldigen« im Außen (z. B. über Gerichtsprozesse), vermeiden wichtige emotionale Aspekte und können schier »dissoziieren«, wenn zu viel belastende Erinnerung den Raum erfüllt (plötzliche Themenwechsel in Gesprächen, abgebrochene Dialoge und Handlungen etc.). Auch hier tritt der Aspekt der Fragmentierung auf, wenn Familienmitglieder sich emotional voneinander isolieren.

Die systemische Betrachtungsweise fokussiert zudem eine *transgenerationale Perspektive* von Traumatisierung: PTBS-erkrankten Eltern fällt es deutlich schwerer, einfühlsame Eltern-Kind-Beziehungen herzustellen, sie sind häufiger überfürsorglich, aufdringlich, abweisend oder aggressiv. Das wiederum kann zu unsicheren Bindungsmustern und vermehrten Verhaltensproblemen der Kinder führen. Dies lässt sich unter anderem durch Einschränkungen der elterlichen Mentalisierungsfähigkeit (▶ Kap. 8.6.1) verstehen.

Eine liebevolle und straffreie Erziehung hingegen fördert die Kreativität und kognitive Kompetenzen der Kinder, welche dadurch auch besser mit Krisen umgehen können. Letztendlich kann – genau wie von transgenerationaler Traumatisierung – auch von *transgenerationaler Resilienz* gesprochen werden.

Wie erklärt sich die Entstehung von PTBS und kPTBS aus neurobiologischer Perspektive?

Neurobiologisch wird die Wirkung eines Traumas mit einer »neuronalen Kurzschlussreaktion« erklärt.

Die Wahrnehmung höchster Erregung wird, ohne über den Thalamus und von kortikalen Strukturen bewertet und verarbeitet zu werden, direkt an die *Amygdala* weitergeleitet. Es erfolgt eine starke *noradrenerg* vermittelte Reaktion, wodurch es zu den bekannten psychovegetativen Erregungssymptomen kommt: Die Katecholamine *inhibieren kortikale und hippokampale Bahnen*, sodass die kognitive Verarbeitung und eine sinnhafte Einordung der Geschehnisse beeinträchtigt ist. Die dabei entstehenden, unverarbeiteten und fragmentiert abgespeicherten Erinnerungen (Traumagedächtnis) können durch spezifische Außenreize (Trigger) leicht wieder aktiviert werden, was jedoch erneut zu einer stressassoziierten Schnellantwort führt, durch die sich das Traumagedächtnis verfestigt. Durch die Hemmung des präfrontalen Kortex kommt es wiederum zu einer verminderten Enthemmung *subcorticaler Bahnen*, z. B. der *Amygdala*.

Im fMRT zeigt sich ein erhöhtes *Aktivierungsniveau der Amygdala* bei PTBS-Erkrankten. Weitere MRT-Studien geben Hinweise auf eine Assoziation zwischen einer PTBS und einem verminderten Volumen des Hippocampus (»hippocampaler Strukturen«) sowie auf eine allgemeine Verminderung neuronaler Bahnen. Insgesamt sind die Befunde in der Bildgebung bei der PTBS auch im Vergleich zu anderen psychischen Erkrankungen besonders ausgeprägt.

Bei früher Traumatisierung kann die hormonelle Stressreaktion (HPA-Achse) durch eine erhöhte Corticotropin-Releasing-Hormon (CRH)-Ausschüttung und eine Modulation der Glucocorticoidrezeptoren dauerhaft verändert sein (▶ Abb. 2.3).

5.3.6 Therapie: Wie werden Traumafolgestörungen, insbesondere PTBS und kPTBS, behandelt?

Für eine leitliniengerechte Behandlung von posttraumatischen Belastungsstörungen ist eine *traumaspezifische Psychotherapie* Mittel der 1. Wahl.

Dabei sollte die Bearbeitung entsprechender Erinnerungen und zugeschriebener Bedeutungen fokussiert werden (in Abgrenzung zu einem allgemeinen psychotherapeutischen Vorgehen, in welchem der Schwerpunkt auf der Bearbeitung von Folgeproblemen wie dysfunktionaler Beziehungsgestaltung oder affektiver Regulationsschwierigkeiten liegt).

Eine therapieschulenübergreifende Behandlungsplanung einer *Traumabehandlung* beinhaltet:

1. *Stabilisierung:*
   Ziel der Stabilisierung ist es, eine emotionale Selbstregulationsfähigkeit wiederherzustellen.
   - Stabilisierungstechniken wie imaginative Verfahren (sicherer Ort, innere Helfer; siehe weiter unten bei »Wichtige traumaspezifische Behandlungsmethoden« unter dem Aufzählungspunkt »Imaginative Verfahren«)
   - Bewältigungsstrategien und Skills, Hilfe zur Selbsthilfe: Umgang mit Intrusionen, Sicherheit und Gefühl der eigenen Kontrolle herstellen
2. *Traumaexposition oder -konfrontation:*
   Wiederholte und über mehrere Stunden verteilte Visualisierung des Traumas (z. B. wie auf einem Bildschirm (= Screentechnik) oder wie auf einer Bühne).

Dabei bleibt es bedeutsam, dass Patient*innen das Gefühl der Kontrolle über die Situation behalten. Die Erinnerungen werden dabei von Wiederholung zu Wiederholung aushalt- und bewältigbarer.

3. *Integration und Neurorientierung:*
In der Phase der Neurorientierung sollen die traumatischen Erlebnisse in die Persönlichkeit und Biografie der Patient*innen integriert werden.
- Vertiefungsarbeit, Entwicklung neuer Perspektiven, Entwicklung einer Trauma-unabhängigen Identität, Reflektion von Rollenübernahmen (z. B. als Opfer), Gewinnung und Nutzung von neuen Spielräumen und Handlungsperspektiven
- Perspektive auf die Zukunft: Beschäftigung mit der eigenen Lebensgestaltung, aber auch mit juristischen Fragestellungen und dem Umgang mit möglichen Tätern (juristische Konsequenzen für Täter)

Die Therapie von Traumafolgestörungen kann sowohl im Gruppen- als auch im Einzelsetting erfolgen. Meist ist ein ambulantes Setting ausreichend, bei schweren Komorbiditäten oder ausgeprägter Symptomatik kann eine stationäre Therapie indiziert sein. Die große Herausforderung besteht in der Balance zwischen Stabilisierung und Exposition.

Zum Vorgehen in der Therapie mit traumatisierten Patient*innen sollten grundsätzlich folgende Punkte beachtet werden:

- Klarheit, Eindeutigkeit: Aufklärung, Kommunikation, Transparenz
- Vermittlung von Sicherheit, Halt, Geduld und Verlässlichkeit
- Entpathologisieren, Psychoedukation über eine »normale« Anpassungsleistung
- Wahrung eines Gefühls der Kontrolle über den Therapieprozess (was wird wann gesagt und erzählt) zur Stärkung der eigenen Bewältigungskompetenzen
- Förderung einer therapeutischen Beziehung auf Augenhöhe

> **Merke**
>
> Das Traumageschehen löst in Betroffenen überwältigende Gefühle von Bedrohung, Kontrollverlust und Ausgeliefertsein aus. Im therapeutischen Setting sollte auf allen Ebenen ein maximaler Kontrast zum Traumageschehen herrschen, d. h. Patient*innen sollten sich möglichst sicher fühlen können.
>
> Bei fortbestehendem Täterkontakt im Außen kann auch im therapeutischen Rahmen im Inneren normalerweise kein ausreichendes Sicherheitsgefühl erreicht werden, um sich intensiv mit den traumatischen Erlebnissen auseinanderzusetzen.

Bei der kPTBS liegt der Fokus stärker auf der Stabilisierungsphase, Affektregulation und Arbeit an den dysfunktionalen Beziehungsmustern als bei der PTBS. Da es sich um komplexere Traumatisierungen handelt, erfolgt die Traumaexposition in kleineren Schritten und verschiedene Traumatisierungen werden getrennt exploriert. Insbesondere bei sehr frühen Traumata oder häufiger Wiederholung ist der Prozess langwierig, emotional sehr belastend und von den Betroffenen deswegen nicht immer gewünscht. Da sich auch mit den entsprechenden Stabilisierungstechniken und einer Verbesserung der interaktionellen Fähigkeiten gute Erfolge erzielen lassen, stellen konfrontative Therapieverfahren keineswegs eine Notwendigkeit dar!

Wichtige *traumaspezifische Behandlungsmethoden* sind:

- Eye Movement Desensitization and Reprocessing (EMDR):
  - *Eye Movement:* Während der Erzählung der traumatischen Erlebnisse und der damit verbunden Affekte, Gedanken und Wahrnehmungen folgen Betroffene horizontalen Fingerbewegungen der Therapeut*innen, bis eine Beruhigung eintritt. Die bilaterale sensorische Stimulation kann nicht nur visuell, sondern ggf. auch akustisch oder über andere Körperwahrnehmungen (z.B. Tippen auf die Handflächen) erfolgen und hat einen parasympathisch tonisierenden Effekt.
  - *Desensibilisierung/Habituierung/Dekonditionierung:* Beruhigung und Wiederholung führen zu einer Gewöhnung und einem Nachlassen des Arousals.
  - *Reprocessing:* Es kommt zu einem langsamen Schließen von mnestischen Lücken zwischen Erinnerungsfragmenten und einem Zusammenfügen einzelner Eindrücke zu einer einheitlichen Erinnerung.
- Narrative Therapietechniken:
  - *Narrative Expositionstherapie (NET):* Sprachliche Aufarbeitungsmethode, mit der die Traumabiografie aufgearbeitet wird, indem emotional-verwirrte und logisch-einordnende Inhalte miteinander in Zusammenhang gebracht werden
  - *Imagery Rescripting and Reprocessing Therapy (IRRT):* Visuelle und verbale Interventionen werden kombiniert, um einen Zugang zu belastenden traumabezogenen Bildern zu gewinnen und emotional zu bewältigen. Dabei wird mit unterschiedlichen »Ich«-Anteilen gearbeitet. Ziel ist es, die verletzten traumatisierten Anteile zu beruhigen und zu trösten und letztendlich eine Versöhnung zwischen den verschiedenen Ich-Anteilen zu erreichen.
- *Prolonged Exposure Therapy (PE):* Bei der PE handelt es sich um eine Form der TF-KVT (Traumafokussierte Kognitive Verhaltenstherapie; siehe nachfolgend in Kap. »Wie werden PTBS und kPTBS in der kognitiven Verhaltenstherapie behandelt?«), die speziell für PTBS entwickelt wurde. Nach psychoedukativen und vorbereitenden Elementen werden mittels imaginativer Expositionstechniken wiederholt traumatische Erinnerungen, Bilder und Gefühle berichtet. Im Rahmen von *in vivo-Expositionen* werden spezifische traumaassoziierte Situationen und Orte aufgesucht. Außerdem wird an der kognitiven Verarbeitung der traumatischen Erinnerungen gearbeitet. Ziel ist es zu lernen, dass die Erinnerungen und assoziierten Erfahrungen im Hier und Jetzt nicht mehr bedrohlich sind.
- Imaginative Verfahren haben sich größtteils aus den psychodynamischen Therapiemethoden entwickelt und finden klinisch breite Anwendung.
  - *Psychodynamische Imaginative Traumatherapie nach Luise Reddemann (PITT):* Imaginative Techniken helfen, schwierige Affekte zu regulieren, sich selbst zu beruhigen und mit sich in eine gute Beziehung zu treten. Beispiele für *Stabilisierungsimaginationen* sind z.B. der *sichere Ort* (Imagination eines schönen und

sicheren Ortes, an dem verletzte innere Anteile gut und sicher versorgt sind) oder *Helferwesen* (Imagination von helfenden Wesen, welche sich um verletzte innere Anteile kümmern können). Beispiele für Expositionsimaginationen sind die *Bildschirmtechnik* (Imaginationsübungen auf einem Bildschirm: Farbe verändern, anhalten, zurückspulen etc.) oder die *Beobachtertechnik* (Beobachtung des Geschehens aus der Ferne und Steuerung der eigenen emotionalen Nähe zu dem Geschehen).
- Es bestehen positive klinische Erfahrungen bzgl. adjuvanter Verfahren wie Ergotherapie, Musiktherapie, Körper- und Bewegungstherapie und Physiotherapie. Diese werden daher häufig in einem traumaspezifischen, multimodalen Behandlungsplan angeboten. Spezifische Wirksamkeitsnachweise fehlen allerdings bislang. Körpertherapeutische Verfahren, wie konzentrative Bewegungstherapie, traumasensibles Yoga oder Somatic Experiencing® können zur Bearbeitung verkörperter Traumaerinnerungen und -folgen (z. B. Schmerzen durch verspannte und verkürzte Beugemuskulatur im Rahmen einer chronischen Schonhaltung) hilfreich sein. Ziel ist es, körperliche Sensationen besser wahrzunehmen und ggf. zu verändern.

Wie werden PTBS und kPTBS in der psychodynamischen Psychotherapie behandelt?

Zunächst liegt der Fokus auf dem Aufbau einer sicheren therapeutischen Beziehung und in der Förderung von Selbstregulationsfähigkeiten. Als *Behandlungssetttting* kann abhängig von der Schwere der Traumafolgestörung eine strukturorientierte tiefenpsychologische Psychotherapie (TP) oder – bei komplexen und schwerwiegenderen Traumatisierungen – eine analytisch modifizierte Therapie gewählt werden. Im analytischen Setting soll die Regression möglichst begrenzt werden, um eine Überwältigung durch traumatische Erinnerungen bei zugleich herabgesetzten kortikalen Verarbeitungsfähigkeiten zu verhindern.

Folgende Punkte sind diesbezüglich hilfreich:

- Setting: Behandlung im Sitzen, Frequenz niedrig, haltgebender Rahmen
- Technikbeispiele:
    - Validierung der subjektiven Erfahrungen von Patient*innen, Ressourcenförderung, Autonomieförderung
    - Klärung, Deutung, ggf. Distanzierung, Konfrontation mit der äußeren Realität
    - Schnelle Bearbeitung negativer Täterübertragungen: Deutung der Funktion der Täterübertragung als Selbstschutz vor Retraumatisierung in der Behandlung
- Inhaltlich liegt der Fokus auf der Bearbeitung
    - der aktuellen psychischen und realen Folgen im Hier und Jetzt
    - des Verstehens und Anerkennens der Symptome und deren Schutzfunktion
    - der Selbstwertproblematik
    - schwieriger Affekte und Abwehrmechanismen (z. B. Scham und Schuldgefühle durch Täterintrojekte; ▶ Kap. 5.3.5)

- selbstschädigender Verarbeitungsmechanismen und maladaptiver Beziehungsmuster
- traumatischer Erinnerungen und deren Wiedererleben unter Berücksichtigung der damit verbundenen Gefühle (Hilflosigkeit, Ohnmacht, Selbstverlust), um eine nachträgliche Integration des Traumaerlebens zu erreichen
- von Themen der Identitätsbildung unabhängig von der traumatischen Erfahrung

Wie werden PTBS und kPTBS in der kognitiven Verhaltenstherapie behandelt?

Die traumafokussierte kognitive Verhaltenstherapie (TF-KVT) erfolgt in drei Schritten:

1. *Vorbereitung:* Grundlage ist auch in der kognitiven Verhaltenstherapie (KVT) eine vertrauensvolle therapeutische Beziehung sowie eine ausführliche Psychoedukation zum Verständnis der Erkrankung und deren Behandlung. Es werden Absprachen miteinander getroffen, um das Vorgehen genau zu besprechen.
2. *Exposition:* Im Zentrum steht anschließend die imaginative und narrative Traumaexposition. Auch Exposition in vivo und kognitive Umstrukturierungstechniken können zum Einsatz kommen. Dabei wird das Anspannungsniveau der Betroffenen geachtet und wiederholt auf einer Skala von 0–100 eingeschätzt, damit rechtzeitig eine beruhigende Reorientierung in der sicheren Gegenwart initiiert werden kann und es nicht zu überwältigenden Erfahrungen kommt.
3. *Habituation und Verarbeitung:* Damit eine Habituation und Verarbeitung des Traumas gefördert wird, werden Audioaufnahmen der Therapiesitzungen erstellt und in den Folgetagen angehört. Es empfiehlt sich, bei der Reexposition mit dem Material beruhigende Techniken, z. B. Spazierengehen, anzuwenden, um eine Überflutung zu verhindern und die kognitive Verarbeitung zu fördern.

Wie werden PTBS und kPTBS in der systemischen Therapie behandelt?

Angesichts der schweren Geschichten, die traumatisierte Patient*innen erlebt haben, ist es für alle einladend, sich von den Problemen fesseln zu lassen und in einer entsprechenden *Problemtrance* zu verharren. Nichtsdestotrotz ist es wichtig, die grundsätzliche menschliche Fähigkeit zum Umgang mit Traumata nicht zu vergessen. Ressourcenaktivierung und Veränderungsinduktion sind also genauso wichtig wie die Anerkennung der Traumatisierung.

Das therapeutische Ziel ist eine Integration der traumatischen Erlebnisse in die eigene Biografie.

Gleichzeitig besteht ein Bewusstsein dafür, dass das Trauma nicht rückgängig gemacht werden kann, sondern bezüglich des Geschehenen häufig intensive Trauerarbeit notwendig ist. Therapeutisch muss im Sinne der allgemeinen therapeutischen Regeln zur Traumabehandlung (s. o.) darauf geachtet werden, im therapeutischen Rahmen eine Retraumatisierung zu vermeiden, welche aus systemischer Sicht als *Selbstähnlichkeit der Muster* verstanden würde.

Gleichzeitig ist es von therapeutischer Seite wichtig, sich nicht von der Schwere der traumatischen Erlebnisse gefangen nehmen zu lassen, sondern immer einen Blick auf mögliche Ressourcen und Veränderungen zu behalten. Zur Betrachtung transgenerationaler Trauma- und Ressourcenweitergabe, aber auch zum (An-)erkennen von Loyalitätsbedürfnissen früherer Generationen gegenüber eignet sich insbesondere die *Genogrammarbeit*. Bezüglich der Arbeit mit inneren Anteilen können verschiedene Arten der Teilearbeit hilfreich sein (z. B. das *innere Team*). Aber auch ein *therapeutisches Splitting*, in dem unterschiedliche Therapeut*innen gegensätzliche Haltungen einnehmen, kann hier gut eingesetzt werden.

Auch bei einer therapeutischen Arbeit mit Systemen folgen nach dem Beziehungsaufbau erst die *Stabilisierung*, dann *Traumaintegration* und *Neubeginn*. Bezogen auf das gesamte System besteht die *Stabilisierung* u. a. durch Psychoedukation, Einordnung der individuellen Symptome und Normalisierung der innerfamiliären Verhaltensmuster. Ressourcen werden z. B. durch ein beziehungsfokussiertes *Reframing* der als problematisch betrachteten Interaktionen mobilisiert (z. B. Schweigsamkeit und Rückzug eines Familienmitglieds als Versuch, andere vor emotionaler Belastung zu schützen). So wird die Auseinandersetzung mit den Auswirkungen der Traumatisierung, aber auch ein neues Kommunikationsverhalten und eine gewisse Familienloyalität gefördert. Für eine *Traumaintegration* hilft es, konkret über das Trauma zu sprechen, um ein gemeinsames »Familiennarrativ« zu entwickeln.

In multifamilientherapeutischen Programmen kann auch mit Eltern gearbeitet werden, durch welche die Kinder aktiver Traumatisierung ausgesetzt sind. Das Ziel ist hier, auf eine positivere Eltern-Kind-Beziehungsgestaltung hinzuarbeiten. Rückmeldungen anderer Betroffener sind dabei – durch weniger starke Scham- oder Versagensgefühle – meist leichter anzunehmen als die von Therapeut*innen. Bei akutem Gefährdungspotenzial innerhalb des Systems sollten »Täter«, »Opfer« und »Dritte« aber unbedingt getrennt voneinander behandelt werden.

> **Merke**
>
> Die Arbeit im Mehrpersonensetting ist kontraindiziert, wenn einzelne Familienmitglieder durch die Gewalt anderer bedroht sind und diese durch die gemeinsame therapeutische Arbeit provoziert oder verstärkt werden könnte (wenn bspw. der gewalttätige Familienvater sich durch die Aussage des Sohnes im Gespräch gedemütigt fühlt und seine Negativgefühle am Abend am Sohn auslässt). Dies ist in der Arbeit mit »Traumafamilien« unbedingt zu berücksichtigen.

Wie werden PTBS und kPTBS medikamentös behandelt?

Bislang zeigten Medikamentenstudien geringe Effektstärken bei der Behandlung einer PTBS und werden v. a. bei schwierigen Verläufen ergänzend zur Psychotherapie eingesetzt. Häufig liegen jedoch psychische Komorbiditäten vor, die dann auch ihrer Indikation entsprechend pharmakotherapeutisch behandelt werden sollten.

Tab. 5.5: Psychopharmaka zur Behandlung bei Traumafolgestörungen

Wirkweise	Präparat	Handels name	Startdosis (mg/Tag)	Zieldosis (mg/Tag)	Maximale Dosis (mg/Tag)
SSRIs	Paroxetin	Paroxat®	10	20	50
	Sertralin	Zoloft®	50	100	200
SSNRI	Venlafaxin	Trevilor®	75	150	375

SSNRI = Selektiver Serotonin- und Noradrenalin-Wiederaufnahmehemmer; SSRI = Selektiver Serotonin-Wiederaufnahmehemmer

Die in ▶ Tab. 5.5 aufgeführten Psychopharmaka sollten vorsichtig eindosiert werden. Oft tritt der gewünschte Effekt erst nach über acht Wochen ein (d. h. später als bei depressiver Symptomatik). Eine Erhaltungsdosis wird für 1–2 Jahre gegeben. Weitere Alternativen (teilweise Off-Label) sind:

- Sedierende Antipsychotika wie Promethazin, Olanzapin oder Quetiapin
- Folgende Medikamente werden im Einzelfall therapeutisch angewendet, finden aber bisher keine Erwähnung in den Leitlinien:
  - Clonidin (α2-Agonist) zur Reduktion eines vegetativen Arousals
  - Prazosin oder Doxazosin (zentral wirksame α1-Antagonisten) zur Verbesserung des Schlafes (bei REM-Schlafstörung) und Verminderung von Albträumen und Flashbacks
  - Naltrexon (Opioidrezeptorantagonist) zur Behandlung dissoziativer Symptome

Auf *Benzodiazepine* sollte auch zur Behandlung der PTBS *möglichst verzichtet* werden, da sie eine neuronale Verarbeitung der Traumaereignisse erschweren und die PTBS-Symptomatik dadurch verfestigen können. Bei *akuter Suizidalität* sind sie trotzdem indiziert (▶ Kap. 11.3.3).

5.4 Anpassungsstörung – Wenn es schwer fällt, sich auf eine neue Situation einzustellen

5.4.1 Einleitung: Was ist eine Anpassungsstörung?

Wenn sich *nach einer belastenden Lebenserfahrung* psychische Symptome entwickeln, ist differenzialdiagnostisch an eine Anpassungsstörung zu denken, wenn

1. die Diagnosekriterien einer PTBS *nicht* (voll) erfüllt sind (z. B. weil die Belastung nicht durch ein Trauma nach ICD-Definition entstanden ist oder weil nicht alle PTBS-Kriterien vorliegen) und
2. die Diagnosekriterien einer Depression oder Angststörung *nicht* (voll) erfüllt sind.

Die Anpassungsstörung ist also eine *Ausschlussdiagnose*, in der sich recht unterschiedliche klinische Bilder sammeln können.

> **Merke**
>
> Für die Diagnose einer Anpassungsstörung muss kein Trauma nach ICD vorliegen.

5.4.2 Relevanz: Warum ist das Thema Anpassungsstörung wichtig?

Epidemiologie *oder* Wo liegt das Problem?

Anpassungsstörungen werden – je nach betrachteter Population – vergleichsweise häufig diagnostiziert. Während in der Allgemeinbevölkerung von einer Punktprävalenz von ca. 0,3 % auszugehen ist (bei älteren Menschen von ca. 2,3 %), besteht unter Patient*innen eine Punktprävalenz von ca. 35 %. Frauen sind etwas häufiger betroffen als Männer. *CAVE:* Fast 20 % der Betroffenen sind akut suizidal!

5.4.3 Klassifikation: Wie werden Anpassungsstörungen klassifiziert?

Die Diagnose wird normalerweise primär klinisch gestellt. Die entsprechenden diagnostischen Kriterien sind in ▶ Tab. 5.6 aufgeführt.

Tab. 5.6: Diagnosekriterien der Anpassungsstörung nach ICD-10 und ICD-11

Diagnosekriterium	ICD-10 Anpassungsstörung (F43.2)	ICD-11 Anpassungsstörung (6B43)
Stressorkriterium	Stressor betrifft: • soziales Netz, z. B. Trauerfall, Trennung • Wegfall sozialer Unterstützung oder Werte, z. B. Flucht, Migration • Entwicklungsschritt oder Krise, z. B. Schule, Geburt, Ruhestand etc.	Stressor(en), psychosozial: z. B. Scheidung, Krankheit oder Behinderung, sozioökonomische Probleme, Konflikte zu Hause oder am Arbeitsplatz

5.4 Anpassungsstörung – Wenn es schwer fällt, sich auf eine neue Situation einzustellen

Tab. 5.6: Diagnosekriterien der Anpassungsstörung nach ICD-10 und ICD-11 – Fortsetzung

Diagnosekriterium	ICD-10 Anpassungsstörung (F43.2)	ICD-11 Anpassungsstörung (6B43)
Symptomatik	• Subjektive Bedrängnis und emotionale Beeinträchtigung • Evtl. depressive Stimmung, Angst, Sorge sowie Mischbilder hieraus • Soziale Funktionen sind eingeschränkt oder gestört • Ggf. Gefühl, mit alltäglichen Gegebenheiten nicht zurechtzukommen	• *Präokkupation* in Bezug auf den Stressor mit übermäßigen Sorgen, ständigem Grübeln • *Fehlanpassung* an den Stressor (= Symptome persistieren) • Erhebliche Beeinträchtigungen in wichtigen Funktionsbereichen (z. B. persönlichen, sozialen oder beruflichen)
Zeitkriterium	• Innerhalb von einem Monat nach Stressorbeginn • Klingt innerhalb von sechs Monaten ab (außer Stressor hält an)	

Falls die Symptome einer anderen psychischen Erkrankung, insbesondere einer depressiven Störung, Angststörung oder PTBS erfüllt sind, sollte selbige diagnostiziert werden.

5.4.4 Ätiologiemodelle: Wie lässt sich die Entstehung einer Anpassungsstörung erklären?

Bei der Ausbildung krankheitswertiger Symptome infolge eines belastenden Lebensereignisses spielen individuelle Vulnerabilitätsfaktoren (z. B. komorbide körperliche oder psychische Erkrankungen, Persönlichkeit, Bildung etc.) eine wichtige Rolle, sodass aktuell von einem unspezifischen Vulnerabilitäts-Stress-Modell ausgegangen wird.

5.4.5 Therapie: Wie werden Anpassungsstörungen behandelt?

Aufgrund eines 12-fach erhöhten Suizidrisikos sollte zunächst Suizidalität erfragt und ggf. entsprechender Schutz gewährleistet werden (▶ Kap. 11.3.3). Medikamentöse Therapien sind nicht zugelassen, können aber in Einzelfällen zur Behandlung der individuellen Symptomatik indiziert sein (z. B. bei Schlafstörungen oder starker innerer Unruhe).

Psychotherapeutisch kann eine Krisenintervention oder eine Kurzzeittherapie angezeigt sein. Da die Symptome häufig innerhalb von sechs Monaten spontan remittieren, kann auch zunächst abgewartet werden. Das Symptombild der Anpassungsstörung ist sehr heterogen, sodass es keine störungsspezifischen Interventionen gibt. Die unterschiedlichen Therapieschulen fokussieren in der Behandlung einer Anpassungsstöung jeweils auf die individuell vorhandene Symptomatik und adressieren diese mit Interventionen, die z. B. auch bei der Behandlung von Angststörungen oder depressiven Störungen angewendet werden.

Bei 10–20 % der Betroffenen persistieren die Symptome über einen Zeitraum von sechs Monaten hinaus, insbesondere wenn der Stressor andauert. In diesen Fällen ist eine erneute diagnostische Abklärung zum Ausschluss einer anderen psychischen Erkrankung sinnvoll, ebenso eine psychotherapeutische Behandlung.

Weiterführende Literatur

AWMF – Arbeitsgemeinschaft der Wissenschaftlichen Medizinischen Fachgesellschaften e. V. (2024, 24. April). *Überarbeitung der S3-Leitlinie 155–001 Posttraumatische Belastungsstörung.* https://www.awmf.org/service/awmf-aktuell/posttraumatische-belastungsstoerung

AWMF – Arbeitsgemeinschaft der Wissenschaftlichen Medizinischen Fachgesellschaften e. V. (2024, 29. April). *Anmeldung für Überarbeitung der S2k-Leitlinie 155–002 Diagnostik und Behandlung von akuten Folgen psychischer Traumatisierung.* https://www.awmf.org/service/awmf-aktuell/diagnostik-und-behandlung-von-akuten-folgen-psychischer-traumatisierung

Barwinski, R. (2020). *Steuerungsprozesse in der Psychodynamischen Traumatherapie* (1. Auflage). Klett-Cotta.

Byrne, G., Sleed, M., Midgley, N., Fearon, P., Mein, C., Bateman, A. & Fonagy, P. (2019). Lighthouse Parenting Programme: Description and pilot evaluation of mentalization-based treatment to address child maltreatment. *Clinical child psychology and psychiatry, 24*(4), 680–693.

Ermann, M. (2020). *Psychotherapie und Psychosomatik: Ein Lehrbuch auf psychoanalytischer Grundlage* (7. Auflage). Kohlhammer.

Hirsch, M. (2011). *Trauma. Analyse der Psyche und Psychotherapie.* Band 1. Psychosozial.

Korittko, A., Pleyer, K. H., Rotthaus, W. & Hüther, G. (2016). *Traumatischer Stress in der Familie: Systemtherapeutische Lösungswege* (5., unveränderte Auflage). Vandenhoeck & Ruprecht.

Maercker, A. (Hrsg.) (2019). *Traumafolgestörungen* (5. Auflage). Springer.

Mooren, T., van Ee, E., Hein, I. & Bala, J. (2022). Combatting intergenerational effects of psychotrauma with multifamily therapy. *Frontiers in psychiatry, 13,* 867305.

Sack, M. (2018). *Schonende Traumatherapie.* Schattauer.

Sonneck, G. (Hrsg.) (2000). Krisenintervention und Suizidverhütung. UTB.

van der Kolk, B. A. (2023). *Verkörperter Schrecken: Traumaspuren in Gehirn, Geist und Körper und wie man sie heilen kann* (T. Kierdorf & H. Höhr, Übers.) (8. Auflage). G. P. Probst.

Wagner, E., Henz, K. & Kilian, H. (2022). *Persönlichkeitsstörungen* (2. Auflage). Störungen systemisch behandeln: Band 6. Carl Auer.

Wöller, W. (2018). *Trauma und Persönlichkeitsstörungen: Ressourceborientierte Psychodynamische Therapie (RPT) traumabedingter Persönlichkeitsstörungen.* Schattauer.

6 Funktionelle Körperbeschwerden: Somatoforme und dissoziative Störungen

6.1 Einleitung: Was sind funktionelle Körperbeschwerden?

Funktionelle Körperbeschwerden sind anhaltende oder häufig wiederkehrende, subjektiv als beeinträchtigend erlebte Körpersymptome, für die auch nach angemessener somatischer Diagnostik keine kausale Organpathologie gefunden werden kann. Der Körper ist also in seiner *Funktion* und nicht in seiner *Struktur* gestört.

Funktionelle Körperbeschwerden können normalerweise einer oder mehrerer der folgenden Symptomgruppen zugeordnet werden:

- Körperbeschwerden in verschiedenen Organsystemen, z.B. Palpitationen, Schwindel, Obstipation, Durchfall, Bewegungs- oder Empfindungsstörungen
- Schmerzen unterschiedlicher Lokalisation
- Beschwerden aus dem Formenkreis von Müdigkeit und chronischer Erschöpfung

Nach ICD-10 gehören zu den funktionellen Körperbeschwerden unter anderem folgende große Diagnosegruppen:

- *Somatoforme Störungen* (F45)
- *Dissoziative Störungen der Bewegung und Empfindung* (F44.4–7), z.B. funktionelle Lähmungen, Krampfanfälle oder Empfindungsstörungen, die auch *Konversionsstörungen* genannt werden.

> **Merke**
>
> Dissoziation bezeichnet die Trennung mentaler Prozesse. Nach ICD-10 und ICD-11 kennzeichnen die dissoziativen oder Konversionsstörungen den teilweisen oder vollständigen Verlust der Integration von Gedächtnis, Identität, Wahrnehmung sowie der bewussten Kontrolle von Körperbewegungen.

Eng verwandt sind die *dissoziativen Störungen* mit *psychokognitiven Symptomen des Gedächtnisses, des Bewusstseins* (F44.1–3) *und der Identität* (F44.7–8), die aber eben keine *Körperbeschwerden* im eigentlichen Sinne sind und somit streng genommen auch nicht zu den funktionellen Körperbeschwerden zählen. Da sie im klinischen Alltag deutlich seltener auftreten als die funktionellen Körperbeschwerden, werden sie in diesem Kapitel nur an wenigen Stellen explizit fokussiert – ansonsten gelten auch für diese Diagnosegruppen die Konzepte der funktionellen Körperbeschwerden.

Die genannten Störungsbilder werden in diesem Kapitel gemeinsam behandelt, da sie – trotz bestehender Unterschiede – wichtige Überlappungen aufweisen.

Obwohl es sich bei funktionellen Beschwerden um ein psychosomatisches Geschehen handelt, sind viele Betroffene von einer rein organischen Ursache überzeugt und wünschen eine körperliche Diagnostik. Es besteht ein *hoher Leidensdruck*, einerseits aufgrund der körperlichen Symptome und andererseits aufgrund der als frustrierend erlebten *Arzt-Patienten-Interaktion:* Anfangs engagieren sich viele Ärzt*innen in einer ausführlichen körperlichen Diagnostik, wobei Betroffene auf eine körperliche Ursache hoffen. Wenn diese nicht gefunden und die körperliche Diagnostik nicht fortgesetzt wird, entsteht bei Betroffenen ein Gefühl von Frustration, Hilflosigkeit und Abgewiesenwerden. Ärzt*innen fühlen sich oft ebenfalls hilflos und enttäuscht, weil ihr Engagement nicht gewürdigt wird. Betroffene suchen dann andere Ärzt*innen auf (»*Ärzte-Hopping*«) und der Teufelskreis beginnt von vorne. Erneute nicht indizierte körperliche Untersuchungen verursachen hohe Kosten, eine Überbelastung des Gesundheitswesens und können (bei invasiven Maßnahmen) Gesundheitsrisiken bergen. Daher ist es in allen medizinischen Bereichen wichtig, bei Diagnostik und Behandlung auf die mit den Körperbeschwerden einhergehenden Veränderungen von Gedanken, Gefühlen und Verhalten zu achten und nicht in einer Diskussion über organische Erklärbarkeit oder Nichterklärbarkeit zu verharren. Hinzu kommt, dass der *sekundäre Krankheitsgewinn* zum Teil erheblich sein kann. Dies erschwert die Behandlung und kann zur Chronifizierung der Beschwerden beitragen.

6.2 Relevanz: Warum ist das Thema funktionelle Körperbeschwerden wichtig?

Aus dem klinischen Alltag

Seit zwei Jahren geht es Ben immer schlechter, obwohl er erst 45 Jahre alt ist. Seitdem sein Vater einen Herzinfarkt nur knapp überlebt hat, bemerkt er bei sich einen unregelmäßigen Herzschlag, wenn er tief einatmet. Überhaupt spürt er sein Herz öfter klopfen als früher. Immer wieder hat er Schmerzen in der Brustgegend. Er ist voller Sorge und hat sich ein Blutdruck- und Sauerstoffsättigungsmessgerät gekauft. Dabei merkt er, dass der Blutdruck leicht erhöht ist (130/80 mmHg). Er war schon bei mehreren Kardiologen, aber bislang konnte niemand seine Symptome erklären. Im Internet steht, es könnte auch ein seltener hormonproduzierender Tumor sein, das soll nächsten Monat abgeklärt werden. Bei der Arbeit als Lehrer in einer Berufsfachschule ist er seit drei Monaten krankgeschrieben, das Handballspielen hat er aufgegeben. Er lebt allein in seiner Wohnung und wenn es ihm sehr schlecht geht, unterstützt ihn seine Mutter.

Susanne stolpert über die Treppenstufe und stürzt. Sie ist verzweifelt, schon wieder kann sie ihr rechtes Bein nicht bewegen, dabei hat sie noch so viel zu erledigen. Vor einem halben Jahr ist es das erste Mal zu der Beinschwäche gekommen, ganz plötzlich, als sie gerade ihre Kinder zur Schule bringen wollte. Sie war bei mehreren Ärzten, um sich untersuchen zu lassen, aber keiner konnte etwas finden. Sie fühlt sich von den Ärzten abgewimmelt und nicht ernst genommen. Nun sagt ihre Hausärztin, die Symptome könnten auch psychisch sein. Aber sie bildet sich das Ganze doch nicht ein! Letztes Jahr ist ihre jüngere Schwester an einer Multiplen Sklerose erkrankt ...

6.2.1 Epidemiologie *oder* Wo liegt das Problem?

Funktionelle Körperbeschwerden sind häufig. Etwa 80 % der Bevölkerung in Industrienationen leiden pro Woche unter mindestens einer körperlichen Beschwerde. Viele Körperbeschwerden lassen sich nicht eindeutig auf eine organische Ursache zurückführen, sondern sind häufig funktioneller Natur. Im hausärztlichen Umfeld stellen sich mindestens 20–35 % der Patient*innen mit somatisch nicht ausreichend erklärbaren Beschwerden vor.

Die *Lebenszeitprävalenz somatoformer Störungen* liegt bei ca. 13 %. Männer und Frauen sind etwa gleich häufig betroffen. Krankheitsbeginn ist meist vor dem 25. Lebensjahr.

Die *Lebenszeitprävalenz dissoziativer Störungen* in der Allgemeinbevölkerung liegt bei etwa 10 %. Frauen sind häufiger betroffen als Männer (Verhältnis 3 : 2). Der Altersgipfel liegt zwischen 17 und 32 Jahren.

Es besteht eine hohe Komorbidität zwischen somatoformen und dissoziativen Störungen. Beide sind stark mit Depressionen und Angsterkrankungen assoziiert und haben ein deutlich erhöhtes Suizidrisiko: Fast die Hälfte der Patient*innen leidet unter passiven Todeswünschen, konkrete Suizidgedanken treten bei ca. einem Drittel der Patient*innen auf. Ca. 15 % der Betroffenen verüben einen Suizidversuch.

Dissoziative Symptome treten außerdem häufig im Zusammenhang mit Persönlichkeitsstörungen und Traumafolgestörungen auf.

6.3 Klassifikation: Wie werden somatoforme und dissoziative Störungen klassifiziert?

Die Diagnosekriterien einer *somatoformen Störung* nach ICD-10 sind:

- Wiederholte Darbietung körperlicher Symptome
- Hartnäckige Forderungen nach medizinischen Untersuchungen trotz wiederholter unauffälliger Ergebnisse und der ärztlichen Versicherung, dass die Symptome nicht körperlich begründet sind
- Evtl. vorhandene somatische Ursachen erklären nicht die Art und das Ausmaß der Symptome, das Leiden und die innerliche Beteiligung.
- Widerstand gegen Versuche, die Möglichkeit einer psychischen Ursache zu diskutieren
- Das bestmögliche Verständnis für die Ursache der Symptome bleibt sowohl für Ärzt*innen als auch Patient*innen häufig frustrierend.

Bei der *somatischen Belastungsstörung* nach ICD-11 treten psychokognitive Aspekte wie Belastung, Hilfegesuch und übermäßige Fokussierung auf die Symptome in den Vordergrund. Körpersymptome, die durch einen anderen Gesundheitszustand (mit-)verursacht werden, jedoch nicht das Ausmaß der Aufmerksamkeit im Verhältnis zur Art und Entwicklung der Symptome erklären, werden mitberücksichtigt.

Die Diagnosekriterien einer *dissoziativen Störung/Konversionsstörung* nach ICD-10 sind:

- Funktionelle neurologische und/oder dissoziative Symptome, einhergehend mit erheblicher psychischer Belastung, subjektivem Leid und Funktionseinschränkungen im sozialen, beruflichen und alltäglichen Leben
- Ausschluss einer die Symptome erklärenden somatischen Pathologie
- Erhebliche psychosoziale Stressoren oder Belastungsfaktoren in zeitlichem Zusammenhang mit der Beschwerdeentstehung im Sinne einer Psychogenie
- Abwesenheit anderer organischer oder psychischer Erkrankungen, wie z.B. Depression, Angsterkrankung, PTBS, Persönlichkeitsstörung, Intoxikation oder Schizophrenie, die zu ähnlichen Symptomen führen können
- Keine Erklärbarkeit durch kultische, religiöse oder spirituelle Praktiken

In der ICD-11 fällt die *Psychogenie*, das heißt die *Entstehung der Symptome durch seelische Belastungen* als Voraussetzung für die Diagnose einer dissoziativen Störung weg. Hingegen werden der Leidensdruck und psychosoziale Einschränkungen hervorgehoben sowie betont, dass die Störungen häufig nicht ganz ausgeprägt sind, sondern auch »partiell« auftreten und eine fluktuierende Ausprägung haben können.

Die Klassifikation von somatoformen und dissoziativen Störungen (▶ Tab. 6.1 und ▶ Tab. 6.2) ändert sich zwischen ICD-10 und ICD-11 erheblich.

6.3 Klassifikation: Wie werden somatoforme und dissoziative Störungen klassifiziert?

Die *somatoformen Störungen* nach ICD-10 (F45.x) werden in der ICD-11 unter 6C20 als *körperliche Belastungsstörung* (*bodily distress disorder*) kodiert. Die Schmerzstörungen werden separat im Kapitel MG3 klassifiziert, die hypochondrische und die körperdysmorphe Störung werden den Zwangsstörungen (6B2) zugeordnet (▶ Tab. 6.1).

Tab. 6.1: Kodierung somatoformer Störungen nach ICD-10 und ICD-11

ICD-10 Somatoforme Störungen (F45)		ICD-11 Körperliche Belastungsstörung (6C20)	
F45.0	Somatisierungsstörung	6C20.0	Leichtgradige körperliche Belastungsstörung
F45.1	Undifferenzierte Somatisierungsstörung	6C20.1	Mittelgradige körperliche Belastungsstörung
		6C20.2	Schwergradige körperliche Belastungsstörung
Hypochondrische Störung			
F45.2	Hypochondrische Störung	6B23	Hypochondrie (siehe Zwangsstörungen)
Funktionelle Syndrome		**Keine Differenzierung in Unterformen**	
F45.3	Somatoforme autonome Funktionsstörung		
F45.30	Herz und Kreislaufsystem		
F45.31	Oberes Verdauungssystem		
F45.32	Unteres Verdauungssystem		
F45.33	Atmungssystem		
F45.34	Urogenitalsystem		
F45.37	Mehrere Organe und Systeme		
F45.38	Sonstige Organe und Systeme		
Somatoforme Schmerzstörung		**MG30 Chronische Schmerzen**	
F45.4	Anhaltende Schmerzstörung	MG30.0	Chronische primäre Schmerzen*
F45.40	Anhaltende somatoforme Schmerzstörung	MG30.01	Chronisches ausgedehntes Schmerzsyndrom*
F45.41	Chronische Schmerzstörung mit somatischen und psychischen Faktoren		
Weitere somatoforme Störungen			
F45.8	Sonstige somatoforme Störungen (z. B. somatoformer Schwindel)		

* Chronische Schmerzen werden in der ICD-11 deutlich anders klassifiziert als in der ICD-10, siehe Exkurs: Chronische Schmerzen in ▶ Kap. 6.3.3.

Die *dissoziativen Störungen* nach ICD-10 (F44) werden in der ICD-11 dem Kapitel 6B6 »dissoziative Störungen« zugeordnet, wobei zwischen *psychokognitiven* und *neurologischen* Symptomen differenziert wird. Das *Depersonalisations- und Derealisationssyndrom*, welches in der ICD-10 unter *anderen neurotischen Störungen* (F48) klassifiziert wird, wird in der ICD-11 den dissoziativen Störungen zugeordnet (▶ Tab. 6.2).

Tab. 6.2: Kodierung dissoziativer Störungen nach ICD-10 und ICD-11

ICD-10 F44 Dissoziative Störungen (Konversionsstörungen)		ICD-11 6B6x Dissoziative Störungen	
Dissoziative Störung mit (funktionellen) neurologischen Symptomen			
F44.4	Bewegungsstörungen	6B60.5	Beeinträchtigungen des Sprechens
		6B60.6	Paresen oder Schwäche
		6B60.7	Gehstörung
		6B60.8	Bewegungsstörung
F44.5	Krampfanfälle	6B60.4	Nichtepileptische Anfälle
F44.6	Sensibilitäts- und Empfindungsstörungen	6B60.0	Sehstörung
		6B60.1	Hörbeeinträchtigung
		6B60.2	Schwindel/Benommenheit
		6B60.3	Andere sensorische Beeinträchtigungen
F44.7	Dissoziative Störungen gemischt	6B60.9	Kognitive Symptome
Dissoziative Störung mit psychokognitiven Symptomen des Gedächtnisses und des Bewusstseins			
F44.0	Dissoziative Amnesie	6B61.1	Dissoziative Amnesie ohne Fugue
F44.1	Dissoziative Fugue	6B61.0	Dissoziative Amnesie mit Fugue
F44.2	Dissoziativer Stupor		
F44.3	Trance- und Besessenheitszustände	6B62	Trance-Störung
		6B63	Besessenheitstrance-Störung
Weitere dissoziative Störungen und dissoziative Störungen der Identität			
F44.7	Dissoziative Störungen gemischt		
F44.8	Sonstige dissoziative Störungen	6B6Y	Andere spezifische und nicht spezifische dissoziative Störungen
F44.80	Ganser-Syndrom		
F44.81	Multiple Persönlichkeitsstörung	6B64	Dissoziative Identitätsstörung
		6B65	Partielle dissoziative Identitätsstörung

Tab. 6.2: Kodierung dissoziativer Störungen nach ICD-10 und ICD-11 – Fortsetzung

ICD-10		ICD-11	
F44 Dissoziative Störungen (Konversionsstörungen)		**6B6x Dissoziative Störungen**	
F44.82	Transitorische dissoziative Störungen (Konversionsstörungen) in Kindheit und Jugend		
F48 Andere neurotische Störungen		**6B6x Dissoziative Störungen**	
F48.0	Neurasthenie		
F48.1	Depersonalisations- und Derealisationssyndrom	6B66	Depersonalisations- oder Derealisationsstörung

6.3.1 Differenzialdiagnostik: Was zeichnet die einzelnen somatoformen Störungen aus?

- *Somatisierungsstörung (ICD-10 F45.0):* Wechselnde körperliche Beschwerden in mindestens zwei Symptomgruppen, die mindestens zwei Jahre anhalten und keine ausreichende somatische Erklärung haben. Oft haben Betroffene bereits zahlreiche medizinische Behandlungseinrichtungen aufgesucht und leiden unter Angst und Depression. Hoher Leidensdruck, große Beeinträchtigung psychosozialer Lebensbereiche, häufig chronischer Verlauf.
- *Undifferenzierte Somatisierungsstörung (ICD-10 F45.1):* Bei nur teilweiser Erfüllung der Kriterien für eine Somatisierungsstörung, d. h. die Beschwerden sind geringer und/oder die Krankheitsdauer ist kürzer als zwei Jahre, jedoch mindestens sechs Monate. Häufiges Krankheitsbild.
- *Hypochondrie (ICD-10 F45.2):* Mit (teils gering ausgeprägten) körperlichen Symptomen einhergehende übermäßige Angst, an einer ernsthaften und fortschreitenden körperlichen Erkrankung zu leiden. Trotz wiederholter unauffälliger Befunde und Beruhigung allenfalls vorübergehende Akzeptanz, gesund zu sein. Kodierung in der ICD-11 unter Zwangsstörungen (ICD-11 6B23).
- *Somatoforme autonome Funktionsstörungen (ICD-10 F45.3):* Körperliche Beschwerden in einem überwiegend vegetativ innervierten Organsystem. Mindestens zwei der folgenden vegetativen Symptome sind vorhanden: Palpitationen, Schweißausbrüche, Mundtrockenheit, Hitzewallungen, Erröten, Druckgefühl im Epigastrium, Kribbeln oder Unruhe im Bauch. Weitere Symptome wie Brustschmerzen, Dyspnoe oder Ermüdbarkeit können vorliegen. ICD-10-Einteilung nach Organsystemen in *somatoforme autonome Funktionsstörung des kardiovaskulären Systems, des oberen Gastrointestinalsystems, des unteren Gastrointestinalsystems, des respiratorischen Systems* und *des Urogenitalsystems*.

Gut zu wissen

Mit dem veralteten Begriff der *Psychosomatosen* werden Erkrankungen bezeichnet, für die es einerseits ein organisches Korrelat mit morphologischen Veränderungen gibt, bei denen aber angenommen wird, dass psychische Faktoren einen wesentlichen Einfluss auf die Entstehung und den Verlauf haben. Diese werden in der ICD-10 unter F54 und in der ICD-11 unter 6E40 als so genannte *Psychologische Faktoren oder Verhaltensfaktoren bei anderenorts klassifizierten Krankheiten* verschlüsselt (in Kombination mit der entsprechenden körperlichen Diagnose). Die psychische Symptomatik ist klinisch relevant, aber so leicht, dass sie keine psychische Diagnose rechtfertigt. Beispiele sind in ▶ Tab. 6.3 aufgeführt.

Tab. 6.3: Beispiele für Psychologische Faktoren oder Verhaltensfaktoren bei anderenorts klassifizierten Krankheiten

Neurologie/HNO	Innere Medizin	Gastroenterologie	Dermatologie
• Migräne • Tinnitus	• Arterielle Hypertonie[7] • Rheumatoide Arthritis[7] • Hyperthyreose[7] • Asthma[7]	• Ulcus pepticum (ventriculi/duodeni)[7] • Chronisch-entzündliche Darmerkrankungen[7]	• Neurodermitis[7] • Dermatitis • Urtikaria • Psoriasis

Für die Geschichte der Psychosomatik sind *die Holy Seven** (die hier mit einer [7] markierten »Heiligen sieben Krankheiten«) von Bedeutung, da Franz Alexander (1950) vermutete, dass sie durch spezifische psychische Konflikte mit jeweils typischen Kennzeichen für einen bestimmten Persönlichkeitstyp bedingt sind. Diese Annahme ist heute veraltet, da andere pathophysiologische Mechanismen bekannt sind, jedoch modulieren psychosoziale Faktoren tatsächlich häufig den Verlauf.

Die funktionellen Syndrome einzelner Organsysteme, die im Kapitel F der ICD-10 als somatoforme autonome Funktionsstörungen klassifiziert werden, finden sich oft als konkrete Krankheitsbilder wie Reizdarmsyndrom, Funktionelle Dyspepsie oder Fibromyalgie auch in den somatischen Kapiteln der ICD-10 wieder, in denen die Diagnosekriterien teilweise sogar abweichen.

6.3.2 Differenzialdiagnostik: Was zeichnet die einzelnen dissoziativen Störungen aus?

- *Dissoziative Bewegungsstörung (ICD-10 F44.1):* Vollständiger oder teilweiser Verlust der willkürlichen Bewegungsfähigkeit eines oder mehrerer Körperglieder mit der Folge von Paresen (Lähmungen), Gangstörungen (inklusive Abasie und Astasie, also der Unfähigkeit, eigenständig zu Gehen und Stehen) und/oder Koordinati-

6.3 Klassifikation: Wie werden somatoforme und dissoziative Störungen klassifiziert?

onsstörungen (Ataxie), Aphonie oder Dysphonie, Globusgefühl oder aber komplexe Bewegungsstörungen wie Zittern, Schütteln und unwillkürliche, z. T. bizarre Bewegungsmuster.
- *Dissoziative Störung mit nichtepileptischen Anfällen (ICD-10 F44.5):* Situativ ausgelöste Krampfanfälle mit vielfältigen klinischen Erscheinungsbildern (aton, rhythmische oder arrhythmische Entäußerungen vor allem in der Rumpfregion, Ohnmachtsanfälle etc.). Im Unterschied zu epileptischen Anfällen fehlen meist ein Sturz, Verletzungen wie Zungenbisse, Urin- oder Stuhlabgang, Bewusstseinsverlust (beim dissoziativen Anfall eher Stupor bis tranceähnliche Zustände), eine postiktale Phase und Amnesie für das Ereignis.
- *Dissoziative Sensibilitäts- und Empfindungsstörungen (ICD-10 F44.6):* Veränderung oder teilweiser bis vollständiger Verlust der Sensibilitäts- und/oder Sinnesempfindungen, wobei die Verteilungsmuster selten Dermatomen oder Innervationsgebieten sensibler Nerven, sondern eher den Vorstellungen von Patient*innen entsprechen. Vollständige Taub- oder Blindheit sind selten.
- *Dissoziative Störungen mit Schwindel und Benommenheit (ICD-10 F45.8 und ICD-11 6B60.2):* Schwank- oder Benommenheitsschwindel von mindestens sechsmonatiger Dauer. Ablenkung und körperliche Bewegung verringern die Beschwerden. Zunahme im Tagesverlauf, evtl. Zunahme in bestimmten Situationen einhergehend mit Vermeidungsverhalten. Häufig nach somatisch bedingten Gleichgewichtsstörungen. Oft mit Angst verbunden. Kein Auftreten von Nystagmus, selten Übelkeit und Erbrechen. Klassifikation in der ICD-10 als Sonstige somatoforme Störungen (F45.8) und in der ICD-11 als dissoziative Störung mit funktionellen neurologischen Symptomen (6B60.2). Phobischer Schwankschwindel wird nach der ICD-11 AB32 (chronische vestibuläre Syndrome) als »Persistent Postural-Perceptual Dizziness« (PPPD) kodiert.

6.3.3 Differenzialdiagnostik: Was zeichnet die einzelnen somatoformen Störungen des Gedächtnisses, der Identität und des Bewusstseins aus?

- *Dissoziative Amnesie (ICD-10 F44.0):* Meist selektiver und unvollständiger Erinnerungsverlust von belastenden Ereignissen oder Informationen, häufig im Rahmen traumatischer Erlebnisse (Verlust, Gewalt, Missbrauch).
- *Dissoziative Fugue* (französisch »Fliehen«) *(ICD-10 44.1):* Plötzliches Verschwinden einer Person für Stunden bis Monate unter Annahme einer anderen Identität, wobei meist emotional bedeutsame Orte aufgesucht werden, das Verhalten für Außenstehende aber unauffällig wirken kann. Meist Amnesie für die betroffene Zeit.
- *Dissoziativer Stupor (ICD-10 F44.2):* Reduktion der willkürlichen Motorik (Sprache, Bewegung). Unwillkürliche Motorik (Muskeltonus, aufrechte Haltung, Augenbewegungen, Atemmuskulatur) bleibt unbeeinträchtigt.
- *Trance und Besessenheitszustände (ICD-10 F44.3):* Zeitweiliger Verlust der eigenen Identität und Einschränkung der vollständigen Wahrnehmung der Umgebung sowie Beeinträchtigung der Selbstkontrolle. Bei Besessenheitszuständen: Gefühl,

fremdbestimmt zu sein. *CAVE:* Diese Zustände werden als belastend erlebt und unterscheiden sich so von willentlich herbeigeführten Trancezuständen religiöser/kultureller Riten.
- *Ganser-Syndrom (ICD-10 F44.80):* Psychogenes Vorbeireden oder Vorbeihandeln mit teils bizarren Fehlhandlungen oder -antworten, sodass Betroffene »verrückt« wirken.
- *Multiple Persönlichkeitsstörung/Dissoziative Identitätsstörung (ICD-10 F44.81):* Diskontinuierliches Erleben des eigenen Selbst. Betroffene zeigen mehrere unterschiedliche Persönlichkeiten mit jeweils eigenem Charakter, Erleben, Verhalten, Erinnerungen, Kognitionen und Affekten, welche phasenweise das Verhalten kontrollieren. Die Persönlichkeiten können nebeneinander existieren und mehr oder weniger miteinander im Kontakt sein.
- *Partielle Dissoziative Identitätsstörung (DIS) (nur in ICD-11 6B65):* Meist ein dominanter Persönlichkeitsanteil, der erhaltene Alltagsfunktionalität besitzt. Dieser Anteil wird durch andere, weniger dominante Persönlichkeitsanteile in unterschiedlichen Qualitäten (im Sinne eindringender Gedanken, Affekte, sensorischer Wahrnehmungen oder unwillkürlicher Bewegungen) gestört.
- *Depersonalisations- und Derealisationssyndrom (ICD-10 F48.1):* Subjektiver Eindruck, als ob sich die Umgebung oder der eigene Körper in der Qualität verändert hat und wie unwirklich, in weiter Ferne oder automatisiert erscheint. Ebenso Verlust von Emotionen, Entfremdungsgefühle und Gefühl der Loslösung vom Körper, wobei Betroffene sich der Unwirklichkeit der Veränderung bewusst sind. Intakte Sinneswahrnehmung, Persönlichkeit und emotionale Ausdrucksfähigkeit.

Exkurs: Chronische Schmerzen

Chronische Schmerzen haben eine Prävalenz von ca. 17%.

Manche Formen werden in der ICD-10 den somatoformen Störungen zugeordnet:

- *Anhaltende somatoforme Schmerzstörung (ICD-10 45.40):* Schmerzen, die organisch nicht erklärbar sind und auf emotionale oder psychosoziale Belastungsfaktoren zurückgeführt werden
- *Chronische Schmerzstörung mit somatischen und psychischen Faktoren (ICD-10 F45.41):* Schmerzen mit organischer Ursache, bei denen psychische Faktoren eine wichtige Rolle für den Schweregrad, die Exazerbation und/oder die Persistenz spielen

In der ICD-11 werden chronische Schmerzen im Kapitel MG30 (also nicht als Psychopathologie) klassifiziert. Es wird zwischen *chronischen primären* und *sekundären Schmerzen* unterschieden. Bei *chronischen sekundären Schmerzen* sind die Ursachen der Schmerzen bekannt. In der Psychosomatischen Medizin sind vor allem die *chronischen primären Schmerzen* relevant. Die Diagnose ist rein deskriptiv, die Ätiologie des Schmerzsyndroms spielt keine Rolle. Es können so-

6.3 Klassifikation: Wie werden somatoforme und dissoziative Störungen klassifiziert?

matische Faktoren vorliegen, müssen aber nicht. Es wird auch nicht vorgeschrieben, dass psychische Faktoren allein oder hauptsächlich die Schmerzen verursachen. Die Schmerzen sind typischerweise in einer oder mehreren anatomischen Regionen lokalisiert und gehen mit erheblichem emotionalem Stress (Angst, Ärger/Frustration oder depressiver Stimmung) oder funktioneller Behinderung (Beeinträchtigung bei Aktivitäten des täglichen Lebens oder reduzierte Teilnahme an sozialen Rollen) einher. Die weitere Klassifizierung ist in ▶ Tab. 6.4 aufgeführt.

Die diagnostischen Kriterien für chronische primäre Schmerzen (ICD-11) sind folgende:

Die Schmerzen

- dauern länger als drei Monate an,
- sind in einer oder mehreren Körperregionen lokalisiert,
- *verursachen* eine deutliche emotionale Belastung,
- beeinträchtigen die Aktivitäten des täglichen Lebens und die soziale Teilhabe,
- sind nicht besser durch eine andere Diagnose erklärbar.

Tab. 6.4: Beschreibung chronischer primärer Schmerzen nach ICD-11

ICD-11 Chronische primäre Schmerzen (MG30.0)	Beispiele
Primäre viszerale Schmerzen	Thorax-, epigastrische, Blasen-, Becken- oder abdominelle Schmerzen
Chronisches ausgedehntes Schmerzsyndrom	Fibromyalgie-Syndrom
Chronische primäre muskuloskelettale Schmerzen	Kreuzschmerzen, Nackenschmerzen, thorakale Schmerzen, Schmerzen der Extremitäten
Chronische primäre Kopfschmerzen oder orofaziale Schmerzen	Orofaziale Schmerzen, temporomandibuläre Schmerzstörungen
Komplexes regionales Schmerzsyndrom	

6.4 Diagnostik: Wie werden somatoforme und dissoziative Störungen diagnostiziert?

Eine frühzeitige Diagnosestellung funktioneller Störungsbilder ist von großer Bedeutung, da sie eine unnötige und potenziell risikoreiche Diagnostik verhindert und eine frühzeitige Therapie ermöglicht.

Funktionelle Körperbeschwerden stellen manchmal eine diagnostische Herausforderung dar: Einerseits sind die Symptome teils schwer zu fassen. Andererseits bringen Betroffene psychosoziale Belastungsfaktoren häufig nicht mit den Körpersymptomen in Zusammenhang oder berichten diese im Anamnesegespräch nicht von selbst. Sie suchen primär Haus- oder Fachärzt*innen und keine Psychiater*innen bzw. Psychosomatiker*innen auf. Dementsprechend fühlen sie sich auch oft nicht ernst genommen, wenn sie zu letzteren überwiesen werden, was die Beziehungsgestaltung erschwert. Alle Berufsgruppen sollten daher möglichst eng zusammenarbeiten, um Patient*innen mit funktionellen Körperbeschwerden erfolgreich zu behandeln: Bereits bei dem geringsten Verdacht auf funktionelle Körperbeschwerden ist eine sogenannte *Simultandiagnostik* auf sowohl somatischer als auch psychosozialer Ebene anzustreben, d.h. von Beginn an sollten sowohl organische als auch psychosoziale Faktoren berücksichtigt werden. Das Abwarten der somatischen Ausschlussdiagnostik trotz Hinweisen auf psychosoziale Belastungsfaktoren ist *kontraindiziert*.

Gut zu wissen

Funktionelle Körperbeschwerden wurden früher als reine Ausschlussdiagnose bei unerklärlichen körperlichen Beschwerden verstanden. Heute gibt es klare Diagnosekriterien (▶ Kap. 6.3):

- Bezüglich *somatoformer Störungen* dürfen sehr wohl positive Untersuchungsbefunde vorliegen, welche aber das *Ausmaß* der Beschwerden nicht ausreichend erklären.
- Für *dissoziative Krankheitsbilder* wird eine somatische Ausschlussdiagnostik gefordert, zum Teil gibt es auch spezifische Hinweise auf eine funktionelle Genese (▶ Kap. 6.4.4).

Neben den aktuellen sollten auch frühere Beschwerden, Inanspruchnahmeverhalten und vorangegangene diagnostische bzw. therapeutische Bemühungen möglichst vollständig erfragt werden. Im Falle von noch nicht oder nur ungenügend durchgeführter Diagnostik sollte diese nach entsprechender Aufklärung systematisch und zeitnah erfolgen. Insbesondere bei bereits erfolgter Primärdiagnostik ohne ausreichend erklärende somatische Befunde sollten Patient*innen vor einer geplanten weiterführenden Diagnostik frühzeitig darauf hingewiesen werden, dass natürlich alle notwendigen Untersuchungen durchgeführt werden, diese jedoch mit einiger

6.4 Diagnostik: Wie werden somatoforme und dissoziative Störungen diagnostiziert?

Wahrscheinlichkeit keine wegweisenden neuen Befunde erbringen werden. Von diagnostischem Interesse sind ferner der Umgang des/der Patient*in mit seinen/ihren Beschwerden sowie sein/ihr subjektives Störungsmodell. Psychische Komorbiditäten und Belastungsfaktoren (auch in der Kindheit) sowie Traumatisierungen sind häufig.

6.4.1 Wie sieht die gezielte Diagnostik bei funktionellen Körperbeschwerden aus?

Anstelle des Versuchs, die Ursache der Symptome als rein organisch oder rein psychisch zu klären, sollte von Anfang an eine »sowohl-als-auch«-Strategie angestrebt werden, da funktionelle Körperbeschwerden komorbid mit somatischen Erkrankungen auftreten können und bei vorschneller Einordnung der Beschwerden als psychogen schwerwiegende organische Erkrankungen übersehen werden können. Folgende Merkmale können hinweisend (aber nicht beweisend!) für das Vorliegen einer funktionellen Genese sein:

- Auffällige Affektausprägung möglich
  - Starke Ausprägung von Affekten *(katastrophisierend)*
  - Sehr verhaltene Affekte *(vernünftig, rationalisierend)*
  - Affekte, die wie abgespalten wirken *(»taub«, affektflach)*
  - Teilnahmslosigkeit gegenüber der schwerwiegenden Beeinträchtigung *(»la belle indifférence«)*, insbesondere bei dissoziativen Symptomen
  - Hartnäckige Überzeugung, die Beschwerden seien rein organisch bedingt
- Hartnäckige Forderung nach (weiterer) nicht indizierter somatischer Diagnostik

Auch die eigenen emotionalen Reaktionen auf Betroffene können diagnostisch hinweisend sein: Häufig reagieren Behandler*innen genervt oder ungeduldig auf Patient*innen mit funktionellen Körperbeschwerden und möchten diese möglichst rasch wieder loswerden. Meist wird dies nicht zuletzt durch eine Angst ausgelöst, die hohen Forderungen der Patient*innen zu enttäuschen und deswegen kritisiert oder abgewertet zu werden. Diese eigenen Affekte früh wahrzunehmen lohnt sich nicht nur diagnostisch, sondern auch zur Stabilisierung der Arzt-Patienten-Beziehung. Wichtig ist hierfür, die eigenen Affekte anzuerkennen, sie anfangs aber nicht gegenüber den Betroffenen auszudrücken. Um diese ärztliche Fähigkeit zu stärken, kann es hilfreich sein, eine eigene wohlwollende, neugierige, nicht wertende Grundhaltung zu erarbeiten.

6.4.2 Was sind häufig genutzte psychometrische Instrumente zur Diagnostik bei somatoformen und dissoziativen Störungen?

- Störungsspezifische Selbstbeurteilungsinstrumente
  - Patient-Health-Questionnaire (PHQ-D) (Selbstbeurteilung)

- Somatic-Symptom-Disorder-Scale (SSD-12)
- Fragebogen zu dissoziativen Symptomen (FDS)

6.4.3 Welche gezielte somatische Basisdiagnostik erfolgt bei somatoformen und dissoziativen Störungen?

Die körperliche Untersuchung erfolgt nach einem »ganz normalen« Vorgehen zur Abklärung der jeweils vorliegenden körperlichen Symptomatik. Während sich bei vielen funktionellen Beschwerden keine wegweisenden somatischen Befunde ergeben, die Symptome also somatisch *nicht* oder *nicht ausreichend* erklärbar sind, können insbesondere dissoziative und Schmerzsyndrome klassische Charakteristika aufweisen.

Die Symptomverteilung und -ausprägung der Beschwerden gleichen eher den Vorstellungen und dem Krankheitsverständnis der Betroffenen als anatomischen Gegebenheiten (z. B. handschuhförmige vs. den Nervenverläufen entsprechende Symptomatik). Zudem besteht häufig eine deutliche situative Variation in der Symptomausprägung und -bewertung. Einschränkungen in der Willkürmotorik sind oft abhängig von Aufmerksamkeit, Ablenkung und Erwartung der Untersuchungskonsequenz (▶ Tab. 6.5).

Tab. 6.5: Beispiele häufiger klinischer Zeichen in der neurologischen Untersuchung bei funktionellen Körperbeschwerden

Symptom	Klinische Zeichen
Funktionelle Beinparese	• Widersprüchliche Befunde: Ausgeprägte Schwäche in der Einzelkraftmessung (z. B. bei Plantarflexion), Ausführung komplexer Bewegungen (z. B. Zehenspitzengang) jedoch möglich • Untersuchende spüren unter der Ferse des »gelähmten« Beines einen Druck nach unten, wenn Patient*innen in Rückenlage das »gesunde« Bein gegen den Widerstand heben *(Hoover-Zeichen)*
Funktionelle Armparese	• Arm sinkt ohne vorherige Pronation im Armhalteversuch ab *(drift without pronation)*
Dissoziativer Tremor	• Ändert sich oder verschwindet, wenn Patient*innen abgelenkt sind, z. B., weil sie mit der anderen Hand eine rhythmische Bewegung nachahmen *(Entrainment-Test)*
Dissoziative Anfälle	• Augen häufig verschlossen (lassen sich nur gegen erhöhten Widerstand öffnen) • Stürze, Verletzungen, Zungenbisse, Stuhl- und Urininkontinenz sind selten • Keine oder eine weniger ausgeprägte postiktale Phase

6.4.4 Wie kann beim Vorliegen funktioneller Körperbeschwerden der psychopathologische Befund (nach AMDP) für die eingangs skizzierten Patient*innen »Ben« und »Susanne« lauten?

Der psychopathologische Befund (PPB) bildet funktionelle Körperbeschwerden, aber auch psychokognitive dissoziative Phänomene und deren Schweregrad nur ungenügend ab. Psychokognitive dissoziative Störungen können unter Störungen des Bewusstseins, der Aufmerksamkeit und des Gedächtnisses beschrieben werden. Derealisations- und Depersonalisationserleben werden unter Ich-Störungen aufgeführt. Funktionelle Körpersymptome können im dritten Teil des PPB unter somatischen Symptomen aufgeführt werden (▶ Kap. 1.1.3).

> **Aus dem klinischen Alltag**
>
> Ben: Der Patient erscheint überpünktlich zum Untersuchungstermin. Er ist ordentlich gekleidet und wirkt nervös. Er berichtet sehr informiert und im schnellen Sprachfluss, ist höflich, aber fordernd im Kontakt. Er ist wach, voll orientiert, das Gedächtnis und die Konzentrationsfähigkeit sind unbeeinträchtigt. Formalgedanklich ist das Denken auf die körperliche Symptomatik eingeengt, leichte Grübelneigung, ansonsten keine formalgedanklichen Störungen. Ausgeprägtes »Checking-Behavior« und Vermeidungsverhalten, ansonsten keine Zwangsgedanken oder -handlungen, kein Hinweis auf wahnhaftes Erleben, Halluzinationen oder Ich-Störungen. Die Affektivität ist gereizt und leicht gedrückt, hypochondrische Ängste. Schwingungsfähigkeit leicht reduziert. Anspannung und leichte psychomotorische Unruhe. Keine Suizidgedanken, -impulse oder -handlungen, auch nicht in der Vorgeschichte. Leichte Einschlafstörungen. Libido intakt, aktive Sexualität wird vermieden. Appetit erhalten, Gewicht konstant. Leistungsminderung sowie fluktuierende Schmerzen im Bereich der Brustgegend, episodische subjektive Atemnot mit Palpitationen.
>
> Susanne: Die Patientin erscheint leicht verspätet zum Untersuchungstermin. Sie ist adäquat gekleidet, ihr Gangbild ist verlangsamt und vorsichtig, das nachziehend bewegte rechte Bein belastet sie vermindert. Sie berichtet mit bestimmter Stimme von ihrer Symptomatik und ist freundlich, aber etwas misstrauisch im Kontakt.
> Sie ist wach, voll orientiert, das Gedächtnis ist unbeeinträchtigt, die Aufmerksamkeit ist leicht gemindert. Das Denken ist auf die körperliche Symptomatik eingeengt, ansonsten bestehen keine formalgedanklichen Störungen. Es bestehen keine Zwangsgedanken oder -handlungen, kein Hinweis auf wahnhaftes Erleben oder Halluzinationen. Bezüglich Ich-Störungen werden auf Nachfrage leichte Derealisations- und Depersonalisationserlebnisse berichtet. Die Affektivität ist insgesamt leicht gedrückt, teils parathym (Lächeln beim Bericht über die schwerwiegenden Beeinträchtigungen). Die Schwingungsfähigkeit ist leicht reduziert. Normaler bis leicht gesteigerter Antrieb. Passive Todeswünsche.

> Von Suizidabsichten ist sie aktuell glaubhaft distanziert. Keine Suizidimpulse und keine Suizidalität in der Vorgeschichte. Keine Einschlafstörungen, häufiges Erwachen in der Nacht durch Albträume mit unspezifischem Inhalt. Libido reduziert. Appetit erhalten, Gewicht konstant. Es besteht eine fluktuierende Schwäche im rechten Bein.

6.4.5 Welche wichtigen Differenzialdiagnosen zu somatoformen und dissoziativen Störungen gibt es?

- *Somatische Erkrankungen des jeweiligen Organsystems*
- *Neurologische Erkrankungen:* entzündliche Erkrankungen, Hirnverletzungen oder Raumforderungen des ZNS, hormonproduzierende Tumore (z. B. Phäochromozytom), Vitamin-B12-Mangel, Bewegungsstörungen (Parkinson), Multiple Sklerose, Epilepsie, Schwindelerkrankungen mit Ursache im ZNS oder HNO-Bereich
- *Psychische Erkrankungen:* psychotische Erkrankungen, Intoxikation, Entzugserscheinungen, Delir, affektive, Angst- und Panikstörungen, PTBS, Persönlichkeitsstörungen

6.5 Ätiologiemodelle: Wie lässt sich die Entstehung von somatoformen und dissoziativen Störungen erklären?

Es gibt bisher kein einheitliches Modell zur Erklärung funktioneller Körperbeschwerden. Bei der multifaktoriellen Genese spielen unter anderem neurobiologische und genetische Faktoren, Persönlichkeitsmerkmale und soziokulturelle Faktoren eine Rolle. Bei funktionellen Körperbeschwerden finden sich häufig körperliche (Vor-)Erkrankungen und Unfälle bei den Betroffenen selbst oder in deren Umfeld sowie eine erhöhte Körperaufmerksamkeit. Häufig, aber nicht immer lassen sich – insbesondere bei dissoziativen Anfällen – (Kindheits-)Traumatisierungen wie sexueller Missbrauch oder emotionale Vernachlässigung und/oder psychosoziale Belastungsfaktoren eruieren. Eine erhöhte Suggestibilität sowie eine lebhafte Fantasie scheinen für dissoziative Phänomene zu prädisponieren.

6.5.1 Wie erklärt sich die Entstehung von somatoformen und dissoziativen Störungen aus psychodynamischer Perspektive?

Schon früh beschrieb Sigmund Freud das Phänomen der funktionellen Körperbeschwerden. Den Konzepten der heutigen somatoformen und dissoziativen Störun-

6.5 Ätiologiemodelle: Entstehung von somatoformen und dissoziativen Störungen

gen kommen seine Begriffe der »Konversionsneurose« und »Aktualneurose« nahe. Während die Konversionsneurose durch den Abwehrmechanismus der Konversion entsteht (s. u. »Konversion«) beschreibt S. Freud unter der Aktualneurose körperliche Abfuhrsymptome angestauter Übererregung (angestauter Libido).

Konfliktorientierte Genese funktioneller Körperbeschwerden:

- *Konversion:* Der Begriff der Konversion (lat. Umsetzung, Umkehrung, Umwandlung) beschreibt einen Abwehrmechanismus: Unerträgliche Konflikte, Affekte und Belastungen (z. B. klassische Trieb-Über-Ich Konflikte, narzisstische Affekte oder Versorgungswünsche) werden durch Abwehrvorgänge wie Verdrängung, Verleugnung und Verschiebung unbewusst und über Körpersymptome – im Sinne einer *somatoformen Symbolisierung* – symbolisch ausgedrückt (*Ausdruckscharakter der Symptomatik*). Die Konversionssymptomatik führt letztendlich zu einer Reduktion der innerpsychischen Spannung, was als *primärer Krankheitsgewinn* verstanden werden kann.
- *Zweiphasige Verdrängung* nach Alexander Mitscherlich (1967): Im ersten Schritt werden belastende Konflikte, Wünsche oder Affekte verdrängt, sodass sich neurotische (also psychische) Symptome bilden. Bei anhaltender Belastung oder Ich-Störung kommt es im zweiten Schritt zu einer weiteren Verdrängung und Verschiebung, sodass sich körperliche Symptome bilden.
- *Affektsomatisierung* nach Otto Fenichel (1945): Affekte werden von physiologischen vegetativen Erscheinungen begleitet, den *Affektkorrelaten* (z. B. Schwitzen und erhöhte Herzfrequenz bei Angst oder Erröten bei Scham etc.). Bei der Affektsomatisierung erleben Betroffene *ausschließlich* die physiologische Körperreaktion als *Affektäquivalente*, während das psychische Affekterleben nicht zugänglich ist. Bei der *Somatisierung als Abwehrvorgang* kommt es durch bedrohliche Konflikte und/oder Belastungsfaktoren zu einer Regression der Affektwahrnehmung hin zu einer Entwicklungsstufe, in der Affekte primär körperlich wahrgenommen werden und *nicht (mehr)* psychisch erlebt und mentalisiert werden können. Das Symptom steht somit für Affekte ohne Symbolgehalt (siehe auch De- und Resomatisierung).
- *Konfliktebene nach OPD:* Sowohl neurotische Konflikte (z. B. Versorgung vs. Autarkie, Individuation vs. Abhängigkeit und Selbstwertkonflikte) als auch Aktualkonflikte oder abgewehrte Konflikt- und Gefühlswahrnehmungen können bedeutsam sein. Symptomauslösend sind häufig Trennungen, Verlusterfahrungen, Neid, Kränkungen und Zurückweisungen.

> **Merke**
>
> - *Affektkorrelat:* Affekt und körperliche Reaktion werden wahrgenommen (z. B. Angst und Herzrasen)
> - *Affektäquivalent:* Lediglich die körperliche Reaktion wird wahrgenommen (z. B. das Herzrasen, aber nicht die Angst)

Strukturorientierte Genese funktioneller Körperbeschwerden:

- *De- und Resomatisierung* nach Max Schur (1955): In der menschlichen Entwicklung differenziert sich die Affektwahrnehmung ausgehend von einem primär körpernahen Erleben zunehmend zu einem psychischen Erleben (*Desomatisierung*). Entwicklungsstörungen durch anhaltende und überfordernde Belastungen (z. B. fehlende emotionale Wärme oder Traumata) können diese Differenzierung hemmen (fehlende Desomatisierung) oder rückgängig machen, sodass negative Affekte als belastende körperliche Symptome in Erscheinung treten (*Resomatisierung*, siehe auch *Affektsomatisierung*).
- *Alexithymie* (»Gefühlsblindheit«) ist ein Konzept, das häufig mit funktionellen Störungen in Verbindung gebracht und insbesondere in Prüfungen gerne abgefragt wird (siehe Exkurs: Alexithymie).
- *Objektbeziehungs-, entwicklungstheoretische und bindungstheoretische Konzepte* (u. a. Wilfred Bion, Donald Winnicott, Peter Fonagy): Im Kontakt mit einfühlsamen und feinfühligen Bezugspersonen kommt es zu einer zunehmenden Differenzierung, Symbolisierung und zuletzt Versprachlichung der primär körpernahen Wahrnehmung von Affekten. Misslingt dieser Prozess zwischen Säugling und Bezugsperson oder kommt es in dieser Entwicklung zu einer schwerwiegenden Störung, kann es nicht nur zu einer Beeinträchtigung der Affektwahrnehmung, sondern auch zu einer Beziehungsstörung kommen. Entsprechend weisen Patient*innen mit funktionellen Körperbeschwerden vermehrt unsichere Bindungsmuster auf.
- *Strukturpathologie nach OPD:* Auf struktureller Ebene stehen häufig Themen der Bindung (Bindungen halten und lösen) und der Emotionsregulation (Affektwahrnehmung, -differenzierung und -regulation) im Vordergrund. Auslösende Faktoren können der Verlust halt- und strukturgebender Beziehungen sein.

Exkurs: Alexithymie

Der Begriff *Alexithymie* stammt aus dem Griechischen und bedeutet wörtlich »Fehlen von Wörtern für Emotionen«. Typischerweise zeichnet sich Alexithymie durch die folgenden Merkmale aus:

- Schwierigkeiten bei der Identifikation der eigenen Emotionen, welche häufig nur als diffuse Anspannung wahrgenommen werden
- Schwierigkeiten beim Ausdrücken von Emotionen
- Ausrichtung der Aufmerksamkeit auf äußere Ereignisse und Fakten
- Einschränkungen von Vorstellungsvermögen, Fantasie und Träumen
- Begrenzte oder fehlende emotionale Resonanz auf Kunst, Musik und Literatur

Alexithymie ist keine psychische Störung im eigentlichen Sinne, sondern eher ein Persönlichkeitsmerkmal. Sie kann jedoch in Verbindung mit verschiedenen psychischen Störungen auftreten, darunter nicht nur funktionelle Körperbeschwerden, sondern auch Depressionen, Autismus-Spektrum-Störungen und

6.5 Ätiologiemodelle: Entstehung von somatoformen und dissoziativen Störungen

> PTBS. Die genaue Ursache von Alexithymie ist nicht vollständig geklärt, es wird jedoch eine bio-psycho-soziale Genese vermutet.

Dissoziative Symptome als Reaktion auf schwere Belastungen und Traumata:

- *Dissoziation* kann als Notfallmechanismus verstanden werden, wenn Erlebnisse für das psychische Gleichgewicht zu bedrohlich werden und eine Integration der Eindrücke nicht mehr möglich ist (▶ Kap. 11.1). Sinneseindrücke, Erinnerungen oder ganze Persönlichkeitsanteile werden dann zum Schutz der Psyche abgespalten und sind nicht mehr (gänzlich) bewusst zugänglich. Diese desintegrierten Inhalte bleiben in einer köpernäheren Form als dissoziative Symptome präsent. Ähnliche (auch weniger bedrohliche) Erlebnisse können dann dissoziative Symptome auslösen, wobei die wiederholte Desintegration von Wahrnehmung, Erinnerung und Identität das Selbstbild Betroffener langfristig beeinträchtigt.

6.5.2 Wie erklärt sich die Entstehung von somatoformen und dissoziativen Störungen aus kognitiv-behavioraler Perspektive?

In der kognitiven Verhaltenstherapie wird eine *multifaktorielle Genese funktioneller Störungen* angenommen (s. o.):

- *Somatisierung als erlerntes Reaktionsmuster, die somatosensorische Amplifikation nach Arthur Barsky:* Im Zentrum kognitiv-behavioraler Modelle steht die Neigung, verstärkt auf Körpersensationen zu fokussieren und diese rasch als bedrohlich zu bewerten. Im Sinne einer *somatosensorischen Amplifikation* (▶ Abb. 6.1) werden alltägliche Körpermissempfindungen oder auch tatsächliche Symptome einer körperlichen Erkrankung besonders beachtet und führen über diese Fokussierung zu einem immer stärkeren Beschwerdeerleben. Diese Wahrnehmungen werden in katastrophisierender Weise interpretiert und von erhöhter Sorgeneigung und Erwartungseffekten hinsichtlich künftig auftretender Beschwerden begleitet. Dadurch kommt es zu einer Aufmerksamkeitsfokussierung und in deren Folge zu einem erhöhten psychophysiologischen Anspannungsniveau, welches wiederum die dysfunktional attribuierte Körperwahrnehmung verstärkt.
- Aufrechterhaltende Faktoren (Verstärker, operante Konditionierung): Durch Vermeidungsverhalten (z. B. von körperlicher Aktivität oder auch durch Dissoziation) oder das Absuchen des Körpers nach Krankheitszeichen (»checking behavior«) wird (kurzfristig) psychisches Leid durch Angstreduktion gelindert, was einer negativen Verstärkung entspricht. Betroffene schränken sich entsprechend immer weiter ein.
Bei Dissoziation können immer kleinere Reize dissoziative Symptome auslösen (*Reizgeneralisierung*). Funktionelle Körperbeschwerden können zu Erleichterungen (z. B. Krankschreibung, Rentenbegehren) und unterstützenden Reaktionen

im Umfeld führen, was die Symptomatik durch einen sekundären Krankheitsgewinn im Sinne einer positiven Verstärkung aufrechterhält.

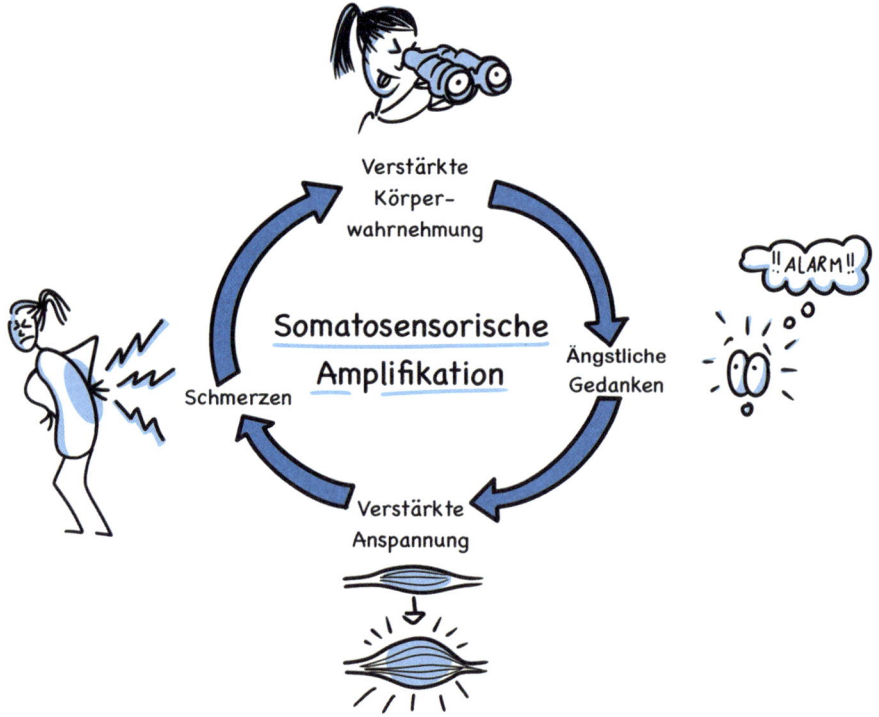

Abb. 6.1: Somatosensorische Amplifikation nach Arthur Barsky

6.5.3 Wie erklärt sich die Entstehung von somatoformen und dissoziativen Störungen aus systemischer Perspektive?

Patient*innen mit funktionellen Erkrankungen stehen in unserer Gesellschaft und in unserem Gesundheitssystem vor besonderen Herausforderungen. Der Körper-Geist-Dualismus und damit die klare Trennung von somatischer und psychischer Ebene ist gerade bei diesen Erkrankungen nicht hilfreich, da die Patient*innen nicht in soziokulturelle Krankheitskonzepte »passen«: Sie präsentieren Symptome, die sie aus physiologischer Sicht nicht haben sollten, und sprechen auf angebotene Behandlungen nicht adäquat an. Das ist für alle Beteiligten unbefriedigend und führt so zu Frust- und Hilflosigkeitserleben bei Patient*innen, Behandler*innen und nicht zuletzt in den betroffenen Familiensystemen – wodurch die Symptomatik wiederum verstärkt werden kann.

Aus systemischer Perspektive können funktionelle Körperbeschwerden als misslingendes Zusammenspiel zwischen Körper, Seele und sozialem Umfeld (im Sinne des klassischen bio-psycho-sozialen Modells) verstanden werden. Die konkreten ätiologischen Hypothesen sind an psychodynamische oder verhaltenstherapeutische Ätiologiemodelle angelehnt, beziehen sich dabei aber nie alleine auf das Individuum, sondern betrachten zwingend auch den Kontext, in dem die Pathologie entsteht oder aufrechterhalten wird. U. a. folgende Punkte sind aus systemischer Sicht relevant:

- *Probleme im sozialen System:* Funktionelle Körperbeschwerden können entstehen, wenn die betroffene Person in einen unlösbaren Konflikt mit dem Umfeld gerät. Beispiel: Ein junger Mann möchte von Zuhause ausziehen, der verwitwete Vater ist jedoch chronisch depressiv, der junge Mann entwickelt eine Beinparese, sodass er nicht »auf eigenen Beinen stehen« kann.
- *Soziale und Lernfaktoren:* Funktionelle Symptome können auch entstehen oder verstärkt werden, wenn diese im Umfeld auftreten. Beispiel: Eine Frau dabei, wenn ihr Kollege auf der Arbeit plötzlich ein Herzinfarkt erleidet, in den Wochen danach entwickelt sie Schmerzen in der Brust und Herzrasen und besucht häufig ihren Hausarzt in der Überzeugung, dass sie auch einen Herzinfarkt haben könnte. Hier überlappen sich also soziale- und Lernfaktoren.
- *»Passivierung«:* Betroffene sind Opfer ihrer Symptome, weshalb sie passiver Hilfe von anderen bedürfen – häufig sowohl von ärztlicher als auch von gesellschaftlicher und familiärer Seite. Das Umfeld kann durch Schonungsverhalten auch zur Aufrechterhaltung der Symptome beitragen (sekundärer Krankheitsgewinn). Soziale Faktoren wie ein aktives Rentenbegehren (oder ein Berentungsprozess, der sich auch gegen den inneren Wunsch des Patienten aus sozialversicherungsrechtlichen Gründen vollzieht) können zusätzlich eine wichtige Rolle in der Entstehung und Aufrechterhaltung der Symptomatik spielen.

6.5.4 Wie erklärt sich die Entstehung von somatoformen und dissoziativen Störungen aus neurobiologischer Perspektive?

Zum einen scheint es eine gewisse genetische Prädisposition zu geben, zum anderen lassen sich die Beschwerden als biologische Antwort auf Stress verstehen:

- *Somatisierung:* Passend zum neuen ICD-11-Begriff »bodily distress disorders« können somatoforme Störungen als überdauernde Stressreaktion gesehen werden. Phylogenetisch angelegte Handlungsimpulse als Reaktion auf Belastungssituationen wie *Kampf* oder *Flucht* sind heute soziokulturell unangemessen und werden daher unterdrückt. Die Stressreaktion wird körperlich abgespeichert und persistiert als Körpersymptom (z. B. chronische Verspannungen).
- *Dissoziation:* Bei (traumatischen) Belastungssituationen wird das endogene Opioidsystem (EOS) sowie serotonerge neuronale Systeme aktiviert. Dadurch wird die Schmerzwahrnehmung reduziert und die Wahrnehmung der Umwelt eingeengt (»Tunnelblick«). Im Gehirn zeigt sich eine Überaktivität im anterioren Cingulum bei gleichzeitiger Hemmung der Amygdala. Die Integration von Wahrnehmungen und Erinnerungen wird so erschwert (*Traumagedächtnis*,

▶ Kap. 5.3.5), was Dissoziation begünstigt. Schlafmangel, Mangelernährung und Exsikkose können für dissoziative Zustände prädisponieren.
- Das neurowissenschaftliche Modell der *prädiktiven Kodierung* besagt, dass das Gehirn ständig Vorhersagen über die Umwelt macht, um sie besser zu verstehen. Diese Vorhersagen werden mit den tatsächlichen Sinneseindrücken verglichen. Abweichungen zwischen Vorhersage und Realität führen zu einer Aktualisierung der neuronalen Repräsentation. Im Kontext funktioneller Störungen wird davon ausgegangen, dass es zu Dysregulationen in diesem prädiktiven Prozess kommt. Es wird angenommen, dass das Gehirn aufgrund von Stress, traumatischen Erfahrungen oder anderen Faktoren falsche Vorhersagen über körperliche Empfindungen macht. Diese fehlerhaften Vorhersagen könnten zu den erlebten funktionellen Störungen führen, ohne dass objektive organische Ursachen vorhanden sind.
- Das *Filtermodell* (▶ Abb. 6.2) postuliert, dass funktionelle Körperbeschwerden aufgrund zweier Prozesse entstehen: Zum einen durch vermehrte Körpersignale aufgrund zahlreicher, zumeist biologischer Faktoren (z. B. unter Belastung chronisch aktivierte Hypothalamus-Hypophysen-Nebennierenrinden-Achse). Zum anderen scheinen die neuronalen Filter durchlässiger (verminderte neuronale Hemmung), sprich, körperliche Sensationen gelangen vermehrt ins Bewusstsein (Attention), wo sie als bedrohlich missinterpretiert werden (Attribution).

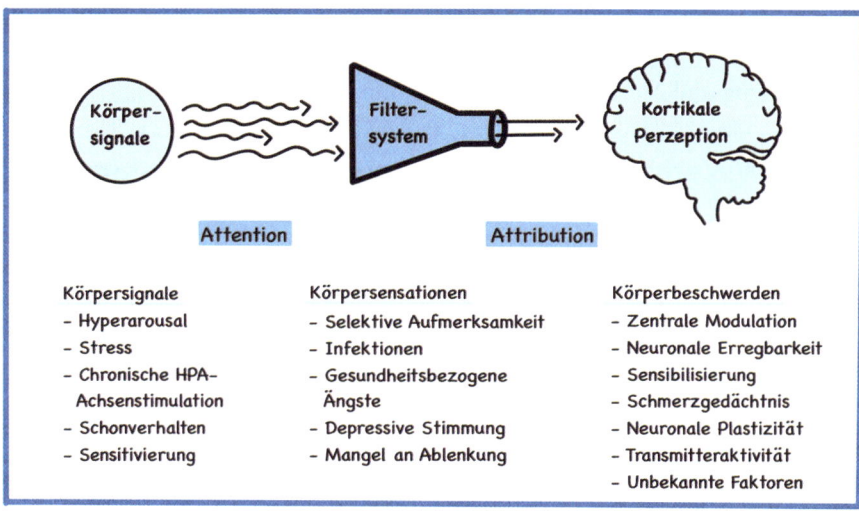

Abb. 6.2: Filtermodell somatoformer Störungen (modifiziert nach Rief & Broadbent, 2007, S. 825); HPA = Hypophysen-Hypothalamus-Achse

6.6 Therapie: Wie werden somatoforme und dissoziative Störungen behandelt?

Da somatoforme und dissoziative Störungen in ihrer Ausprägung, Komorbidität, ihrem Verlauf und ihrer Prognosen sehr unterschiedlich sein können, ist es wichtig, individuell zu prüfen, ob eine hausärztliche, ambulante, (teil-)stationäre und/oder medikamentöse Behandlung indiziert ist. Laut S3-Leitlinie »Funktionelle Körperbeschwerden« ist eine Psychotherapie Mittel der ersten Wahl zur Behandlung somatoformer und dissoziativer Störungen.

Die Therapie beginnt bereits mit der Mitteilung der Diagnose. Dabei sollten auffällige und unauffällige Befunde der somatischen Diagnostik demonstriert, die Störung klar als somatoform oder dissoziativ bezeichnet und ihre Bedeutung erklärt werden. Der Leitsatz lautet: Ernst nehmen – Erkennen – Erfragen – Erklären. Bei leichteren Symptomen reicht oft eine versichernde Rückmeldung und ein entängstigendes Gespräch in der hausärztlichen Praxis (▶ Abb. 6.3).

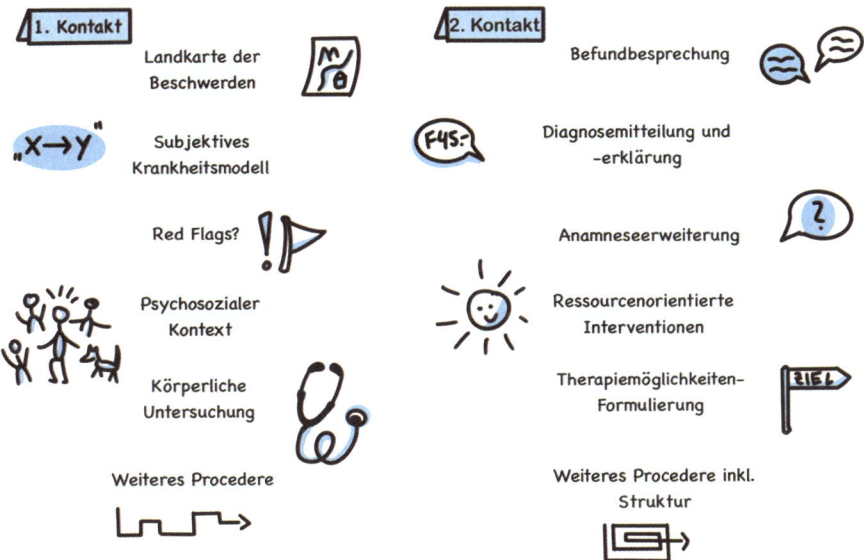

Abb. 6.3: Gestuftes Vorgehen in der Grundversorgung funktioneller Körperbeschwerden

> **Merke**
>
> Gerade bei funktionellen Beschwerden ist eine gute Arzt-Patient*innen-Beziehung ein wichtiger Prognosefaktor für eine erfolgreiche Therapie.

Hilfreich im ärztlichen Kommunikationsverhalten ist die *tangentiale Gesprächsführung,* bei der psychosoziale Belastungsfaktoren indirekt (= tangential) statt konfrontativ erfragt werden. Hier helfen z. B. Metaphern und Redewendungen (»Da schultern Sie aber eine schwere Last.«) oder Vergleiche mit früheren (ggf. auch fiktiven) Patient*innen, bei welchen sich psychosoziale Belastungen als wichtige Behandlungsfoki herausgestellt hatten.

Gut zu wissen

Bei funktionellen Beschwerden spielt die *psychosomatische Grundversorgung* eine zentrale Rolle, möglicherweise sogar stärker als bei anderen psychischen oder psychosomatischen Störungen. Folgende Empfehlungen können im Umgang mit funktionellen Beschwerden hilfreich sein:

- **Problem:** Im Schnitt wird die Diagnose einer somatoformen oder dissoziativen Störung nach 7–10 Jahren gestellt.
  Vorgehen: Um eine Verzögerung der Diagnosestellung zu vermeiden, sollte schon bei erstem Verdacht auf eine funktionelle Genese von Körperbeschwerden eine *Simultandiagnostik* sowohl auf somatischer als auch psychosozialer Ebene durchgeführt werden. *Das Abwarten einer vollumfänglichen somatischen Ausschlussdiagnostik vor Adressierung psychosozialer Aspekte ist bei Hinweisen auf psychosoziale Belastungsfaktoren kontraindiziert.*
- **Problem:** Sätze wie »Sie haben nichts!« beruhigen Betroffene nur kurzzeitig und tragen langfristig zur Chronifizierung bei, da sie sich nicht ernst genommen fühlen und ggf. weiter schonen, anstatt einen aktiven Umgang mit ihren Symptomen zu suchen.
  Vorgehen: Organisch unauffällige Befunde sollten mit der *Erläuterung eines Krankheitsmodells* im Sinne einer Psychoedukation verknüpft werden, damit Patient*innen ein angemessenes subjektives Krankheitsverständnis erarbeiten können. Zudem sollten Patient*innen dabei zu *gestuftem Ausdauertraining* motiviert werden, das sich bei funktionellen Körperbeschwerden als günstig erwiesen hat.
- **Problem:** Häufig treten psychische Komorbiditäten auf (v. a. depressive und Angststörungen), was den Leidensdruck erhöhen und zur Chronifizierung beitragen kann. Außerdem können Körperbeschwerden eine »Eintrittskarte« für (gewünschte) Arztbesuche sein.
  Vorgehen: Psychische Komorbiditäten sollten aktiv erfragt, ernst genommen und entsprechend behandelt werden. Im Umgang mit den Patient*innen ist es hilfreich, regelmäßige »Symptom-unabhängige« Arzttermine zu vereinbaren, damit die Symptome nicht mit einem Arztbesuch »belohnt« werden.

Bei stärkeren Symptomen sind eine gute interdisziplinäre Zusammenarbeit im ambulanten Behandlungssetting und Konsilarbeit im stationären Setting bedeutsam. Hier sollten ausreichend viele Gesprächsmöglichkeiten angeboten werden, um die Therapiemotivation und Introspektionsfähigkeit zu fördern, die Diagnostik zu vervollständigen und den Übergang in eine ambulante oder stationäre Behandlung zu ermöglichen. Die Behandlung erfolgt am besten multiprofessionell unter Ein-

6.6 Therapie: Wie werden somatoforme und dissoziative Störungen behandelt?

bindung anderer Fachbereiche wie Physio- und Ergotherapie, Logopädie, Psychosomatik und ggf. Psychotherapie.

Eine Psychotherapie ist bei erhöhtem Risiko für einen schweren Verlauf funktioneller Körperbeschwerden indiziert, welcher durch so genannte »Yellow flags« angezeigt wird. Je nach Abhängigkeit von Schwere und Komplexität der Symptomatik sowie der krankheitsbedingten Einschränkungen kann eine ambulante oder auch eine multimodale, (teil-)stationäre Therapie indiziert sein. Als »Red flags« werden Warnhinweise bezeichnet, die raschen Handlungsbedarf aufzeigen.

> **Gut zu wissen**
>
> **»Yellow flags« funktioneller Körperbeschwerden**
>
> - Körperliche Symptomatik betrifft mehrere Organsysteme (polysymptomatischer Verlauf)
> - Schwere und anhaltende körperliche Symptomatik
> - Reduzierte Funktionsfähigkeit, z. B. Arbeitsunfähigkeit, Rückzug, Dekonditionierung
> - Dysfunktionale Gedanken und Einstellungen, z. B. deutliche gesundheitsbezogene Ängste
> - Dysfunktionales Gesundheits-/Krankheitsverhalten:
>   - Hohe Inanspruchnahme des Gesundheitssystems, Schonung, Vermeidung
>   - Beharrliches Durchhaltevermögen, beharrliche Arbeits- und Strebsamkeit
>   - Therapieabbrüche, häufige Behandler*innenwechsel
> - Psychische Komorbiditäten, insbesondere depressive Störungen, Angststörungen, Traumafolgestörungen und Suchtverhalten
> - Psychosoziale und/oder berufliche Belastungsfaktoren und/oder wenig soziale Einbindung
> - Iatrogene Somatisierung bzw. Chronifizierung durch Unterstützung von Schonverhalten und unnötiger Diagnostik oder Therapie
> - Behandler*innen-Patient*innen-Beziehung wird von beiden Seiten als »schwierig« erlebt
>
> **»Red flags« funktioneller Körperbeschwerden**
>
> - Selbstgefährdung (z. B. massive Mangelernährung, schwere körperliche Folgeschäden von Schonung wie Kontrakturen) bis hin zu Suizidalität
> - Gefährdung durch Andere, meist durch vorenthaltene oder nicht indizierte Behandlungen (z. B. fehlende Therapien körperlicher Begleiterkrankungen, Mangelsyndrome durch Ausleittherapien, nicht indizierte invasive Therapien wie Operationen)
> - Besonders schwere psychische Erkrankungen (z. B. völliger Rückzug bei Angsterkrankungen oder Depressionen)

- Warnsignale körperlicher Erkrankungen (z. B. Blut im Stuhl bei Magen-Darm-Beschwerden, B-Symptomatik bei Erschöpfung, Probleme mit Stuhlgang oder Wasserlassen bei Rückenschmerzen)

Unbedingt beachtet werden sollte die erhöhte Suizidgefahr bei Patient*innen mit somatoformen und dissoziativen Störungen. Je stärker die Symptomatik insgesamt ausgeprägt ist, desto höher ist auch das Suizidrisiko, insbesondere bei komorbider depressiver Störung.

Das allgemeine (psycho-)therapeutische Vorgehen umfasst folgende Grundpfeiler:

- Aufbau einer tragfähigen Beziehung
  - Wertschätzende, empathische Grundhaltung sowie Fokussierung auf psychosoziale und zugleich körperliche Aspekte (»sowohl-als-auch«)
  - Validierung des Leidens und der damit einhergehenden Beeinträchtigungen im Alltag
  - Tangentiale Gesprächsführung (nicht konfrontativ; siehe ▶ Kap. 6.6 zu Beginn).
- Psychoedukative Elemente mit Vermittlung eines bio-psycho-sozialen Krankheitsmodells
- Ggf. Motivationsaufbau (teils langwierig)
- Life Style: z. B. geregelter Tag-Nacht-Rhythmus (▶ Kap. 2.7.1 zu Life-Style-Faktoren bei Depression)
- Körperliches (Ausdauer-)Training/Abbau von Schonverhalten
- Entspannungsverfahren oder achtsamkeitsbasierte Interventionen
- Psychotherapie
- Körperorientierte Ansätze wie Körperpsychotherapie
- Symptomorientierte medikamentöse Unterstützung zur Beschwerdelinderung
- Regelmäßige ärztliche Kurzkontakte unabhängig von der Ausprägung der Beschwerden und enge Zusammenarbeit zwischen somatischen Ärzt*innen und Psychotherapeut*innen.

6.6.1 Wie werden somatoforme und dissoziative Störungen in der psychodynamischen Psychotherapie behandelt?

Bei leichten Symptomen kann die Aufarbeitung auslösender Belastungsfaktoren bereits ausreichend sein.

Bei komplexerer Symptomatik sollte zur Therapieplanung idealerweise eine Diagnostik nach OPD erfolgen, um entsprechende Behandlungsfoki und den passenden Behandlungsrahmen festzulegen: Häufig bietet sich eine tiefenpsychologisch fundierte Behandlung an. Bei funktionellen Körpersymptomen ist eine aktivstützende, zugewandte und wertschätzende Grundhaltung elementar. Therapeut*innen gehen eher antwortend als fragend oder deutend auf die Patient*innen

6.6 Therapie: Wie werden somatoforme und dissoziative Störungen behandelt?

ein und binden bei Bedarf psychoedukative Elemente ein. Der Fokus liegt auf einer stabilen und somit oft neuen Beziehungserfahrung.

Schwierigkeiten bestehen oft in einer geringen patient*innenseitigen Behandlungsmotivation, enttäuschenden Beziehungserfahrungen in der Vorgeschichte und einem eingeschränkten Krankheitsverständnis. Häufig bestehen unrealistisch hohe Behandlungserwartungen, weshalb es bedeutsam ist, gemeinsam realistische Behandlungsfoki zu formulieren, um (weiteren) Enttäuschungen vorzubeugen. In der Behandlungsplanung sollte nicht vorschnell von einer eindeutigen Konfliktthematik ausgegangen werden, da Konversionsphänomene auf allen Strukturniveaus vorkommen können. Idealerweise werden strukturelle und traumaspezifische Ansätze daher immer mitberücksichtigt (▶ Kap. 5 »Traumata und Traumafolgestörungen«).

Konflikte sind häufig in hohem Maße verdrängt und bedürfen, um die Abwehr zu lockern und Angst zu reduzieren, weniger ein konfrontativ-deutendes als ein vorsichtiges und ressourcenorientiert-stützendes Herangehen. Auf Strukturebene steht die Förderung der Mentalisierungsfähigkeit im Fokus, insbesondere die des Affekt- und Körpererlebens.

Im Verlauf kann es immer wieder zu verstärkten Körpersymptomen kommen, deren Bedeutung immer wieder verstanden werden will, insbesondere da sie häufig der Regulation der Beziehung dienen. Dabei ist es wichtig, dass sich Therapeut*innen immer wieder geduldig und interessiert den Symptomen und damit den Patient*innen zuwenden.

6.6.2 Wie werden somatoforme und dissoziative Störungen in der kognitiven Verhaltenstherapie behandelt?

In der Verhaltenstherapie erfolgt eine symptomorientierte Behandlung. Ziel ist außerdem die Erarbeitung eines fürsorglichen Umgangs mit sich selbst.

In Ergänzung zu den oben beschriebenen allgemeinen Vorgehensweisen folgt die kognitive Verhaltenstherapie folgenden Schritten:

1. Arbeit am *Symptomverständnis:* z. B. mit Symptomtagebüchern, Verhaltensexperimenten, Biofeedbackmethode, Psychoedukation etc.
2. *Entspannungsverfahren:* PMR, Autogenes Training, Aufmerksamkeitslenkung (im Körper) etc.
3. Umgang mit *dysfunktionalen Kognitionen* (z. B. hypochondrischen Ängsten, somatischer Fixierung o. ä.): Identifikation und Bearbeitung dysfunktionaler Vorstellungen, Erleben von körperlichen und psychischen Zusammenhängen und deren Beeinflussbarkeit mit Hilfe von Verhaltensexperimenten, Körpersymptomprovokation (z. B. Provokation von Herzrasen mittels Treppenlaufen), Vorstellungsübungen, um das psychophysiologische Zusammenspiel zu verstehen (z. B. Imagination des Bisses in eine Zitrone, was Speichelfluss auslöst)
4. Umgang mit *dysfunktionalem Verhalten:*

- *Vermeidungsverhalten:* graduelle Steigerung der symptomauslösenden oder verstärkenden Reize, ggf. Angstexposition (▶ Kap. 3.6.3)
- *Checking Behavior:* Verhaltensübungen zum Erforschen des Verhaltens und Treffen von Vereinbarungen (z. B., dass eine bestimmte Zeit lang auf das Checking verzichtet wird), Erarbeitung von alternativen Handlungen (z. B. Achtsamkeitsspaziergang)
- *Ärzte-Hopping:* Treffen von Vereinbarungen (z. B. regelmäßige, symptomunabhängige Kurzkontakte)
- *Rückversicherung:* Ablenkungsstrategien, Erarbeitung alternativer Kognitionen (z. B. »100 %-ige Sicherheit gibt es nicht, ich möchte meine eigene Entscheidung treffen.«

Da in mentalen *dissoziativen Zuständen* keine Lernerfahrungen möglich sind, zielt die Verhaltenstherapie im ersten Schritt darauf ab, diese Zustände schnell zu durchbrechen und längerfristig zu vermeiden (▶ Kap. 11.1). Ggf. sind traumaspezifische Techniken nötig.

6.6.4 Wie werden somatoforme und dissoziative Störungen in der systemischen Therapie behandelt?

Aus systemischer Sicht ist gerade im Umgang mit Patient*innen, die unter somatoformen oder dissoziativen Störungen leiden, eine Beziehungsgestaltung auf Augenhöhe (d. h. ein »Nicht-Expertentum«) besonders wichtig.

Darüber hinaus können folgende Interventionen und Haltungen hilfreich sein:

- Um sich auf ein psychisches Erklärungsmodell der Symptomatik einzulassen, kann für Betroffene ein *Reframing* bzgl. der verstärkten Körperaufmerksamkeit wertvoll sein: »Sie haben eine ausgeprägte Fähigkeit, Ihren Körper sehr sensibel wahrzunehmen.«. Dann ist es oft leichter, auch die Kehrseite der Medaille in den Blick zu nehmen: »Möglicherweise fällt Ihnen das leichter, als Ihre Gefühle zu spüren. Was halten Sie von der Idee, gemeinsam an dieser Fähigkeit zu arbeiten?«
- *Veränderungsneutralität:* Ein möglicher Therapieerfolg hängt nicht primär von der Fähigkeit der Therapeut*innen ab, sondern ist eine Gemeinschaftsleistung des therapeutischen Systems. Diese Haltung schützt vor der sonst häufig erlebten Beziehungsdynamik von Idealisierung und Enttäuschung.
- *Ausnahmen und Ressourcen:* Fragen nach Ausnahmen – wann ist das Symptom (wenigstens etwas) besser? Wenn dies nie der Fall ist, ist die Frage angebracht, wie der/die Betroffene das schon so lange aushält.
- Affektfokus durch *symbolisierungsorientiertes Arbeiten:* Um eine Erlebnisebene neben dem rein körperlichen Erleben einzuführen, können metaphorische Fragen hilfreich sein: »Wie hat Ihr Körper diesen Moment erlebt?« *oder* »Wenn Ihr Körper mit Ihnen sprechen könnte, was würde er Ihnen alles mitteilen wollen?« Der Körper kann auch als Teil des »inneren Teams« oder des Familiensystems in Skulpturen aufgestellt werden.

- In *Paar- und Familiengesprächen* können krankheitsaufrechterhaltende Muster (z. B. sekundärer Krankheitsgewinn) bearbeitet und die Rolle des Symptoms im sozialen System verstanden werden.

6.6.5 Wie werden somatoforme und dissoziative Störungen medikamentös behandelt?

Die psychopharmakologische Behandlung ist in der Primärversorgung weit verbreitet. Häufig kommen selektive Serotonin- oder Serotonin- und Noradrenalin-Wiederaufnahmehemmer (SSRIs, SSNRIs), trizyklische Antidepressiva, pflanzliche Präparate wie Johanniskraut, atypische Substanzen wie Opipramol oder niedrig dosierte Neuroleptika zum Einsatz. Die Evidenz für psychopharmakologische Therapieansätze bei somatoformen und dissoziativen Störungen ist jedoch eher gering. Daher sollten Patient*innenerwartungen an eine Medikation aktiv relativiert werden. Insbesondere bei nicht psychopharmakologischer Behandlung (z. B. Beta-Blocker bei funktionellen Herzbeschwerden) ist der Hinweis wichtig, dass es sich um einen zeitlich begrenzten Versuch der medikamentösen Linderung handelt und nicht um die kausale Behandlung einer befürchteten Grunderkrankung.

Folgende Behandlungsansätze gelten heute als obsolet:

- Langfristige alleinige Pharmakotherapie ohne psychotherapeutische Begleitung
- Opioidanalgetika bei somatoformer Schmerzsymptomatik
- Benzodiazepine außerhalb von klar erkennbaren Krisensituationen (z. B. akute Suizidalität)
- Benzodiazepine bei dissoziativen Störungen, da sie dissoziative Phänomene verstärken können
- Niedrig dosierte Neuroleptika bei somatoformen Störungen

Die Verschreibung von Psychopharmaka sollte mit Zurückhaltung und vorwiegend bei psychischer Komorbidität (z. B. Schlaf-, Angst-, depressive Störungen oder Schmerzen) erfolgen. Je nach Schweregrad kann dann eine medikamentöse Behandlung entsprechend der Grunderkrankung erwogen werden. Da viele Betroffene sehr empfindlich auf Medikamente reagieren, empfehlen sich gut verträgliche Präparate (z. B. SSRIs, SSNRIs oder NaSSAs), die in niedriger Dosierung langsam eingeschlichen werden können (▶ Kap. 13).

Pregabalin, Gabapentin und Z-Substanzen sollten mit sehr großer Zurückhaltung nur bei schmerzdominanten Syndromen unter Beachtung der zahlreichen Risiken und Nebenwirkungen verschrieben werden.

Folgende Behandlungsansätze sollten nur in Ausnahmesituationen angewendet werden:

- Niedrig dosierte atypische Neuroleptika bei hartnäckigen und anderweitig nicht zu beherrschenden komorbiden Schlafstörungen (z. B. Quetiapin 25 mg zur

Nacht) oder bei ausgeprägter formalgedanklicher Einengung auf Krankheitsängste (z. B. Olanzapin 2,5 mg)
- Behandlungsversuch mit Naltrexon bei schweren dissoziativen Symptomen

6.7 Prognose

Es gibt nur wenige verlässliche Daten zum Spontanverlauf von funktionellen Körperbeschwerden. Aktuell wird davon ausgegangen, dass sich die Beschwerden bei 50–75 % der Betroffenen bessern, wobei dies teilweise jahrzehntelange Verläufe betrifft. Unbehandelt tritt bei 10–30 % der Betroffenen eine Verschlechterung auf.

Weiterführende Literatur

AWMF – Arbeitsgemeinschaft der Wissenschaftlichen Medizinischen Fachgesellschaften e. V. (2024, 29. April). *Überarbeitung der S3-Leitlinie 051–001 Funktionelle Körperbeschwerden.* https://www.awmf.org/service/awmf-aktuell/funktionelle-koerperbeschwerden

Arbeitskreis PISO (2012). *Praxis der psychodynamischen Psychotherapie: Band 2. Somatoforme Störungen: Psychodynamisch-interpersonelle Therapie (PISO).* Hogrefe.

Eder, L. (2018). Psychosomatik. In Sydow, K. von & Borst, U. (Hrsg.), *Systemische Therapie in der Praxis.* (1. Auflage, S. 508–515). Beltz.

Henningsen, P., Zipfel, S., Sattel, H. & Creed, F. (2018). Management of Functional Somatic Syndromes and Bodily Distress. *Psychotherapy and psychosomatics*, 87(1), 12–31.

Kleinstäuber, M. Thomas, P., Witthöft, M. Hiller, W. (Hrsg.) (2017). Kognitive Verhaltenstherapie bei medizinisch unerklärten Körperbeschwerden und somatoformen Störungen. Springer.

Lahmann, C., Allwang, C. & Dinkel, A. (2016). Diagnostik somatoformer Störungen. *PSYCH up2date*, 10(05), 375–386.

Martin, A., Härter, M., Henningsen, P., Hiller, W., Kröner-Herwig, B. & Rief, W. (2013). *Evidenzbasierte Leitlinie zur Psychotherapie somatoformer Störungen und assoziierter Syndrome. Evidenzbasierte Leitlinien Psychotherapie: Bd. 4.* Hogrefe.

Martin, A., Rauh, E., Fichter, M. & Rief, W. (2007). A one-session treatment for patients suffering from medically unexplained symptoms in primary care: a randomized clinical trial. *Psychosomatics*, 48(4), 294–303.

Roenneberg, C., Sattel, H., Schaefert, R., Henningsen, P. & Hausteiner-Wiehle, C. (2019). Functional Somatic Symptoms. *Deutsches Arzteblatt international*, 116(33–34), 553–560.

Sauer, N., & Eich, W. (2007). Somatoform and Functional Disorders. *Dtsch Arztebl*, 104(1–2), 45–53.

Sattel, H., Schaefert, R., Häuser, W., Herrmann, M., Ronel, J., Henningsen, P. & Hausteiner-Wiehle, C. (2014). Umgang mit Patienten mit nicht-spezifischen, funktionellen und somatoformen Körperbeschwerden. *Deutsche medizinische Wochenschrift (1946)*, 139(12), 602–607.

Waller, E. & Scheidt, C. E. (2006). Somatoform disorders as disorders of affect regulation: a development perspective. *International review of psychiatry (Abingdon, England)*, 18(1), 13–24.

7 Essstörungen und Adipositas

7.1 Einleitung: Was sind Essstörungen?

Essen ist lebensnotwendig für unseren Organismus, daher müssen wir uns täglich mit dem Thema der Nahrungsaufnahme beschäftigen. Durch die Nahrungsaufnahme werden Belohnungshormone ausgeschüttet – je hochkalorischer die Nahrung, desto mehr – um zu verhindern, dass wir aufgrund anderer Tätigkeiten (z. B. Prüfungsvorbereitung) das Essen vergessen. Bei der Verwertung der Nährstoffe bestehen deutliche interindividuelle Unterschiede.

Der Body Mass Index (BMI) ist ein aus Körpergröße und Körpergewicht abgeleiteter Indexwert zur Gewichtsklassifikation (▶ Tab. 7.1). Er wird in der Praxis verwendet, um die Ausprägung eines Über- oder Untergewichts zu erfassen. Die Berechnung erfolgt nach folgender Formel:

$$BMI\ [kg/m^2] = \frac{Körpergewicht\ [kg]}{(Körpergröße\ [m])^2}$$

Tab. 7.1: Klassifikation des Körpergewichts Erwachsener nach WHO (1999, 2000)

Gewichtsklassifikation	BMI (kg/m²)
Extremes Untergewicht	< 15,0
Hochgradiges Untergewicht	15,0–15,9
Mittelgradiges Untergewicht	16,0–16,9
Leichtgradiges Untergewicht	17,0–18,4
Normalgewicht	18,5–24,9
Übergewicht	25,0–29,9
Adipositas Grad I	30,0–34,9
Adipositas Grad II	35,0–39,9
Adipositas Grad III	> 40,0

Bei Kindern und Jugendlichen wird der BMI im Verhältnis zum Alter betrachtet. Von einer Anorexia nervosa spricht man bei einem BMI unter der 10. Altersperzentile, was einem Körpergewicht von weniger als 85 % des zu erwartenden Gewichts entspricht (bzw. einem BMI < 17,5 kg/m² bei Erwachsenen).

> **Gut zu wissen**
>
> Der BMI ist ein einfaches Maß zur groben Einschätzung des Körperfettanteils. Er kann je nach Körperzusammensetzung unpräzise sein. So können z. B. sehr muskulöse Menschen einen hohen BMI bei geringem Körperfettanteil haben. Entsprechend können auch Menschen mit normalem BMI unter einem so genannten *relativen Energiemangel* leiden. Andersherum können Menschen mit wenig Muskelmasse einen normalen BMI aufweisen, obwohl der Körperfettanteil im Verhältnis zu hoch ist. Darum wird der BMI in der Praxis durch weitere Parameter wie Bioimpedanzanalyse (BIA), Taille-Hüft-Quotient und Hautfaltenmessung ergänzt.

Aktuell besteht in der westlichen Welt ein Überangebot an Nahrung und vor allem an hochkalorischen Lebensmitteln, was durch unser biologisch mitbestimmtes Belohnungssystem zu vermehrtem Übergewicht in der Bevölkerung führt.

Auf biologischer Ebene besagt die so genannte *Set-Point-Theorie*, dass der Körper ein bestimmtes Gewicht oder einen »Set-Point« hat, den er aufrechterhalten möchte. Dieser wird durch biologische Faktoren wie Stoffwechselraten, Hormonregulation und genetische Veranlagung beeinflusst. Versuche, das Gewicht unter diesen Set-Point zu drücken, führen zu physiologischen Anpassungen, die das Gewicht wieder erhöhen. Hierdurch kann zum Teil der berühmte Jojo-Effekt nach Diäten erklärt werden.

Psychosozial sind Körperbild und Ernährung stark durch den soziokulturellen Kontext mitgeprägt. Der gesellschaftliche Druck, gesund zu leben und zu essen, nimmt seit dem 20. Jahrhundert zu. Dies hat zugleich zu einem körperlichen Idealbild geführt, das im äußeren Erscheinungsbild immer schlanker und muskulöser geworden ist (»Barbie und Ken«). Ein solches Idealbild wirkt einerseits der Entwicklung von Übergewicht entgegen, erhöht andererseits aber auch das Risiko für Essstörungen. Dieser Trend zeigt sich im Vergleich verschiedener Länder und Kulturen: In sich wirtschaftlich entwickelnden Ländern sind Essstörungen seltener als in Industrienationen, werden mit steigendem Nahrungsangebot aber auch dort häufiger.

In diesem Kapitel wird auf folgende Essstörungen näher eingegangen:

1. Anorexia nervosa → charakterisiert durch willentlich herbeigeführtes Untergewicht
2. Bulimia nervosa → charakterisiert durch wiederholte Essattacken und gegenregulatorische Maßnahmen (z. B. Erbrechen)
3. Binge-Eating-Störung → charakterisiert durch wiederholte Essattacken *ohne* gegenregulatorische Maßnahmen

7.2 Relevanz: Warum ist das Thema Essstörungen wichtig?

Aus dem klinischen Alltag

Annette kann sich noch gut an die Zeit erinnern, in der sie regelmäßig ins Fitnessstudio ging. Andere bewunderten sie für ihren schlanken Körper und ihre Disziplin beim Training. Damals hat sie sich stark gefühlt, konnte sogar ihr Hungergefühl kontrollieren und die Nahrungsmenge immer weiter reduzieren. Sie selbst bestimmte, was und wie viel sie aß – und was nicht. Niemand konnte ihr etwas anhaben. Lange hatte sie nicht das Gefühl, krank zu sein. Da hatten eher die anderen ein Problem damit, dass sie ihnen überlegen war. Trotzdem: So richtig glücklich hat sie sich damals nicht gefühlt. Gefühlt hat sie eigentlich gar nicht mehr viel …

Dann kam der erste Essanfall. Und heute ist das Gefühl, die Dinge unter Kontrolle zu haben, selten geworden. Sie fühlt sich ihren Essanfällen ausgeliefert und hat deutlich an Gewicht zugenommen. Aber irgendwie geben ihr die immer gleichen Abläufe auch Sicherheit: Nach der Arbeit Süßigkeiten und Chips einkaufen – nach Hause gehen – Zimmertüre abschließen – essen, bis ihr schlecht ist – sich mehrmals übergeben, bis alles raus ist – danach verzweifelt einschlafen. Das geht fast jeden Abend so. Anders ist es nur, wenn sie sich mit Freundinnen verabredet. Aber die haben schließlich auch nicht immer Zeit. Morgens hat sie gar keinen Hunger und tagsüber isst sie sehr gesund und kalorienarm. Sie wäre so gerne wieder so schlank wie früher.

7.2.1 Epidemiologie *oder* Wo liegt das Problem?

Es wird geschätzt, dass die Lebenszeitprävalenz von *Anorexia nervosa etwa 1 %, für Bulimie 1,5 % und für Binge-Eating-Störungen 2 %* beträgt. Es wird jedoch eine deutlich höhere Dunkelziffer vermutet, da viele Menschen mit Essstörungen aufgrund von Scham oder krankheitsbedingter Ambivalenz keine professionelle Hilfe suchen oder keine korrekte Diagnose erhalten. Dies gilt insbesondere für männliche Essstörungspatienten, da Anorexia und Bulimia nervosa als klassische Frauenkrankheiten gelten. Essstörungen treten bei Frauen deutlich häufiger als bei Männern auf: Bei der Anorexia nervosa liegt das Verhältnis bei ca. 10 : 1, bei der Bulimia nervosa bei ca. 5 : 1 und bei der Binge-Eating-Störung bei ca. 3 : 2. Eine Erkrankung mit Anorexia nervosa beginnt häufig zwischen dem 14. und 19. Lebensjahr. Die Erkrankungshäufigkeit bei präpubertären Mädchen und Jungs nimmt aktuell zu, was wissenschaftlich noch nicht erklärt werden kann.

Ein Drittel der Patient*innen mit Bulimia nervosa leidet zu Beginn unter einer anorektischen Symptomatik. Die Erkrankung beginnt meist später als die Anorexia nervosa, oft im Alter zwischen 16 und 19 Jahren. Ca. 65 % der an einer Binge-Eating-Störung Erkrankten leiden unter einer Adipositas, andersherum lässt sich bei etwa

20–30 % der Patient*innen mit Adipositas eine Binge-Eating-Störung diagnostizieren.

Das *Mortalitätsrisiko ist bei Anorexia nervosa* im Vergleich zur Allgemeinbevölkerung fünf- bis sechsfach erhöht; Todesursachen sind die Folgen der Mangelernährung und Suizid. Die Anorexia nervosa ist damit die tödlichste Erkrankung im Bereich der psychischen Störungen. Im Vergleich dazu ist das Mortalitätsrisiko bei Bulimia nervosa und Binge-Eating-Störung geringer, aber dennoch im Vergleich zur Allgemeinbevölkerung erhöht.

7.3 Klassifikation: Wie werden Essstörungen klassifiziert?

Unter dem Überbegriff der »Essstörungen« sammeln sich unterschiedliche Krankheitsbilder, die als Gemeinsamkeit eine überwertige und kritische Auseinandersetzung mit Figur oder Gewicht beinhalten und mit verändertem Essverhalten, z. B. restriktivem Essverhalten, Essanfällen o. Ä., einhergehen. Meist ist das Selbstwertgefühl deutlich beeinträchtigt. Eine Übersicht über die Einteilung der Essstörungen nach ICD-10 und ICD-11 findet sich in ▶ Tab. 7.2.

Tab. 7.2: Kodierung von Essstörungen nach ICD-10 und ICD-11

ICD-10 Essstörungen (F50)		ICD-11 Essstörungen (8B8x)	
F50.0	Anorexia nervosa	6B80	Anorexia nervosa
F50.00	restriktiv	6B80.0	mit signifikant erniedrigtem Körpergewicht
F50.01	aktiv	6B80.1	mit kritisch erniedrigtem Körpergewicht
		6B80.2	in Remission mit normalem Körpergewicht
F50.1	Atypische Anorexia nervosa		
F50.2	Bulimia nervosa	6B81	Bulimia nervosa
F50.3	Atypische Bulimia nervosa		
F50.4	Essattacken bei anderen psychischen Störungen		
F50.5	Erbrechen bei anderen psychischen Störungen	6B05	Ruminations- und Regurgitationsstörung
F50.8	Sonstige Essstörungen (inkl. Binge-Eating-Störung, Night-Eating-Syndrom, Pica im Erwachsenenalter)	6B82	Binge-Eating-Störung
		6B83	Vermeidend-restriktive Ernährungsstörung
		6B84	Pica

Im Folgenden werden die einzelnen Krankheitsbilder kurz beschrieben.

7.3.1 Anorexia nervosa – Wenn man sich trotz Untergewicht »fett« fühlt

Die Anorexia nervosa ist durch eine signifikante Gewichtsabnahme, eine intensive Furcht vor Gewichtszunahme, eine gestörte Wahrnehmung des eigenen Körpergewichts oder der Figur (Körperbildstörung) sowie eine enge Kopplung des Selbstwerterlebens an diese Merkmale gekennzeichnet. Häufig ist die Störung verbunden mit fehlender Anerkennung der Schwere des Gewichtsverlusts oder des Gefahrenpotenzials.

Welche auffälligen Verhaltensweisen können sich bei Anorexia nervosa zeigen?

- Eingeengtes Denken auf die Themen Essen, Kalorien, Sport etc.
- Verwenden von Appetitzüglern wie Schilddrüsenpräparate, Diuretika und Abführmittel, bei Diabetes mellitus ggf. »Insulinpurging«
- Aufstellen von Kategorien subjektiv verbotener und erlaubter Lebensmittel (selektive Nahrungsauswahl)
- Kalorienzählen
- Exzessive und/oder zwanghafte körperliche Aktivität
- Ritualisierte Abläufe beim Essvorgang, z. B. extremes Würzen, Zerteilen der Nahrung in kleine Stücke, langes Kauen, langsames Essen etc.
- Veränderung der Mahlzeitenstruktur, z. B. Beschränkung auf eine Mahlzeit pro Tag
- Vermeiden der Nahrungsaufnahme in sozialen Situationen
- Ritualisiertes, häufiges Wiegen
- Störungen der Körperwahrnehmungen (Hunger- und Sättigungsgefühl)
- Häufige Komorbiditäten: depressive Störungen, Angststörungen (soziale Phobie), Zwangsstörungen

> **Gut zu wissen**
>
> Der Begriff »Anorexie« bezeichnet Mangel an Appetit oder Appetitlosigkeit. Ende des 19. Jahrhunderts wurde der Zustand erstmals als eigenständige Erkrankung beschrieben und als »Anorexie hystérique« bezeichnet (Sir William Gull und Ernest Charles Lasègue). Zu dieser Zeit dominierte die Vorstellung einer organischen Erklärung der Krankheit. In den 1970er Jahren wurden erstmals psychische Besonderheiten bei Anorexiepatient*innen erfasst (Hilde Bruch).

Nach welchen Kriterien (ICD-10 und ICD-11) wird die Diagnose einer Anorexia nervosa gestellt?

Die diagnostischen Kriterien einer Anorexia nervosa werden in ▶ Tab. 7.3 aufgeführt.

Tab. 7.3: Diagnosekriterien der Anorexia nervosa nach ICD-10 und ICD-11

ICD-10 Anorexia nervosa (F50)	ICD-11 Anorexia nervosa (6B80)
1. Signifikant niedriges Gewicht	
BMI ≤ 17,5 kg/m² (bei Kindern fehlende Gewichtszunahme) *oder* Gewicht ≥ 15 % unter dem erwarteten Gewicht	BMI < 18,5 kg/m² (bei Kindern < 5. Altersperzentile oder ausbleibende Gewichtszunahme) *oder* schneller Gewichtsverlust > 20 % des Körpergewichts innerhalb von fünf Monaten
	Gewichts-Untergruppen: • Signifikant niedrig (6B80.0): BMI 18,5 bis 14,0 kg/m² • Gefährlich niedrig (6B80.1): BMI < 14,0 kg/m²
2. Maßnahmen zur Gewichtsreduktion/Verhindern der Wiederherstellung von Normalgewicht	
• Vermeidung hochkalorischer Speisen • Selbstinduziertes Erbrechen oder Abführen • Übertriebene körperliche Aktivität • Gebrauch von Appetitzüglern und/oder Diuretika	Verringerung der Energiezufuhr durch: • Fasten und Wahl von Nahrung mit wenigen Kalorien • Exzessiv langsames Essen kleiner Nahrungsmengen • Verstecken und Ausspucken der Nahrung oder »Purging« (selbstinduziertes Erbrechen, Gebrauch von Laxanzien, Diuretika, Einläufen, bei Diabetikern Vernachlässigung des Insulins)
	Steigerung des Energieverbrauchs durch: • Exzessive Bewegung • Kälteexposition • Gebrauch von Medikamenten (z. B. Stimulanzien)
3. Subjektive Wahrnehmung	
• Körperbildstörung (d.h. Körper wird als (zu) dick wahrgenommen) • Angst vor Gewichtszunahme • Festlegen einer niedrigen Gewichtsschwelle	• Körperbildstörung (d.h. Körper wird als (zu) dick wahrgenommen) • Angst vor Gewichtszunahme • Mittelpunkt der Selbsteinschätzung der Person sind Körpergewicht und Figur

Tab. 7.3: Diagnosekriterien der Anorexia nervosa nach ICD-10 und ICD-11 – Fortsetzung

ICD-10 Anorexia nervosa (F50)	ICD-11 Anorexia nervosa (6B80)
4. Endokrine Störungen • Störung der Hypothalamus-Hypophysen-Gonaden-Achse • Veränderungen von Schilddrüsenhormonen • Störungen der Insulinsekretion • Wachstumshormon- und Kortisolspiegel erniedrigt	
5. Entwicklungsverzögerung (vor Pubertät) • Primäre Amenorrhoe • Wachstumsverzögerung	
Unterformen der Anorexia nervosa	
Restriktiver Typ (ICD-10 F50.00; ICD-11 6B80.x0)	
Anorexie durch restriktives Essverhalten allein oder in Kombination mit erhöhtem Energieverbrauch (z. B. durch exzessive körperliche Betätigung), aber keine Essanfälle oder Purging-Verhalten	
Aktiver (Binge-Purge-)Typ (ICD-10 F50.01; ICD-11 6B80.x1)	
Maßnahmen zur Gewichtsreduktion: selbstinduziertes Erbrechen und Gebrauch von Laxanzien, Diuretika, Insulinverzicht	Restriktives Essverhalten mit Binge-Eating- oder Purging-Verhalten: 1. Essanfälle und Purging-Verhalten 2. Nur Essanfälle ohne Purging-Verhalten
Sonderformen der Anorexia nervosa	
Atypische Anorexia nervosa (F50.1): Einige, aber nicht alle Kriterien der Anorexia nervosa sind erfüllt	Anorexia nervosa in Remission mit normalem Körpergewicht (6B80.2): Zeitraum der Erholung bei Normalgewicht, bis eine dauerhafte Genesung erreicht ist (z. B. Gewichtsstabilität für ein Jahr)

> **Gut zu wissen**
>
> Das englische Wort »binge« bedeutet »Sauf- oder Fressgelage«. Der Begriff »purging« bezeichnet »Reinigung« oder »Entschlackung«.

7.3.2 Bulimia nervosa – Wenn der Teufelskreis aus Essen und Erbrechen nie endet

Die *Bulimia nervosa* ist durch *wiederkehrende Essattacken und große Angst vor Gewichtszunahme* gekennzeichnet. Dabei kann die Menge der verzehrten Nahrungsmenge subjektiv oder objektiv groß sein (subjektiv: normal übliche Menge, aber von

Betroffenen als große Menge empfunden; objektiv: größere Menge als üblicherweise als normal angesehen – zum Teil werden von Betroffenen bis zu 3.000–4.500 kcal/Essanfall berichtet).

Die Betroffenen haben das Gefühl, während der Essattacken die Kontrolle über die gegessenen Nahrungsmittel (Art und Menge) zu verlieren. Nach den Essattacken ergreifen sie Gegenmaßnahmen, um eine Gewichtszunahme zu vermeiden: beispielsweise selbstinduziertes Erbrechen, Fastenperioden, exzessiven Sport und/oder den Missbrauch von Laxanzien. Die Symptomatik ist häufig mit starken Ekel- und Schamgefühlen verbunden. Patient*innen mit Bulimia nervosa leiden häufig unter deutlichen Gewichtsschwankungen und sind in der Regel insgesamt normal- bis leicht übergewichtig.

Welche auffälligen Verhaltensweisen können sich bei Bulimia nervosa zeigen?

- Eingeengtes Denken auf die Themen Essen, Figur, Kalorien, Sport etc.
- Rituale während der Essattacken oder beim Erbrechen
- Soziale Schwierigkeiten durch Zeitaufwand und Verheimlichung der bulimischen Rituale
- Hohe Kosten für Lebensmittel und daher finanzielle Schwierigkeiten
- Körperunzufriedenheit und enge Kopplung des Selbstwerterlebens an Gewicht und Figur
- In ca. 1/3 der Fälle Beginn mit einer Anorexia nervosa
- Impulsive Verhaltensweisen
- Häufig komorbide Störungen: Angsterkrankungen, affektive Störungen, PTBS, Borderline-Persönlichkeitsstörungen, Suchterkrankungen, selbstverletzendes Verhalten, Suizidversuche

Gut zu wissen

Der ursprünglich aus dem Griechischen stammende Begriff »Bulimie« bedeutet »Ochsenhunger«. Aufgrund der Überschneidung der Symptomatik von Anorexie und Bulimie wurde die Diagnose lange kontrovers diskutiert. Seit Ende des 20. Jahrhunderts fand die Bulimie als eigenständige Störung Einzug in die Diagnosesysteme.

Nach welchen Kriterien (ICD-10 und ICD-11) wird die Diagnose einer Bulimia nervosa gestellt?

Die diagnostischen Kriterien einer Bulimia nervosa werden in ▶ Tab. 7.4 aufgeführt.

7.3 Klassifikation: Wie werden Essstörungen klassifiziert?

Tab. 7.4: Diagnosekriterien der Bulimia nervosa nach ICD-10 und ICD-11

ICD-10 **Bulimia nervosa (F50.2)**	ICD-11 **Bulimia nervosa (6B81)**
1. Essanfälle	

• Essattacken: In kurzer Zeit werden sehr große Mengen an Nahrung konsumiert
• Beschäftigung mit dem Thema Essen, Gier nach Nahrungsmitteln
	• Häufige Essattacken (z. B. mind. 1x/ Woche über mind. einen Monat)
	• Binge-Eating-Episode: Zeitraum, in dem die betroffene Person
	  – subjektiv die Kontrolle über das Essen verliert,
	  – deutlich mehr/anders isst als gewöhnlich,
	  – sich nicht in der Lage fühlt oder aufgegeben hat, die Art oder Menge der verzehrten Lebensmittel zu kontrollieren
	• Zusätzliches Merkmal: die verzehrte Menge kann objektiv oder subjektiv zu groß sein – zentral ist die Erfahrung von Kontrollverlust

2. Kompensatorische Verhaltensweisen	
Verschiedene gegensteuernde Maßnahmen: • Selbstinduziertes Erbrechen • Zeitweiliges Hungern • Gebrauch von Appetitzüglern, Schilddrüsenpräparaten oder Diuretika • Vernachlässigung einer Insulinbehandlung	Wiederholte unangemessene entgegensteuernde Maßnahmen (z. B. einmal/Woche innerhalb eines Monats) • Selbstinduziertes Erbrechen • Fasten oder Gebrauch von Diuretika • Laxanzien, Einläufe • Vernachlässigung einer Insulinbehandlung • Exzessive körperliche Aktivität
3. Psychopathologische Auffälligkeiten	
• Furcht vor Fettleibigkeit • Subjektiv scharf definierte Gewichtsschwelle, die weit unter prämorbidem oder Normalgewicht liegt	• Bericht von exzessiver Beschäftigung mit Körperform oder Gewicht (häufiges Wiegen, Überprüfen der Körperform vor dem Spiegel, Kalorienkontrolle etc.) oder Meideverhalten (Verzicht auf Spiegel, weite Kleidung, Weigerung, Gewicht zu kennen)
4. Sonstiges	
Häufig Episode einer Anorexia nervosa in der Vorgeschichte (voll ausgeprägt oder verdeckte Form mit mäßigem Gewichtsverlust und/oder Amenorrhoe)	Ausgeprägter Leidensdruck in Bezug auf das Essverhalten und unangemessenes kompensatorisches Verhalten *oder* erhebliche Beeinträchtigung in wichtigen Funktionsbereichen (z. B. persönlich, familiär, sozial, schulisch, beruflich)
Zusätzliche Merkmale	
Die diagnostischen Kriterien der Anorexia nervosa sind nicht erfüllt.	

7.3.3 Binge-Eating-Störung – Wenn die Essattacke nicht aufhört

Bei der Binge-Eating-Störung werden große Mengen an Nahrung in kurzer Zeit verzehrt und/oder die Betroffenen verlieren die Kontrolle über das Essverhalten. Gegenregulierende Maßnahmen werden nicht angewendet.

Welche auffälligen Verhaltensweisen können sich bei der Binge-Eating-Störung zeigen?

- Nahrungsaufnahme, ohne hungrig zu sein und bis zu einem unangenehmen Völlegefühl
- Nicht immer lassen sich Beginn und Ende eines Essanfalls klar abgrenzen (stundenlanges Essen möglich)
- Scham-, Schuld- und Ekelgefühle, Verzweiflung und schlechtes Selbstbild nach der Essattacke
- Verheimlichung: Aus Scham über konsumierte Mengen an Lebensmitteln essen Betroffene meist allein.

Aus Scham begeben sich die Patient*innen häufig nicht in Behandlung. Viel häufiger erfolgt die Vorstellung aufgrund des Übergewichts. Die Binge-Eating-Störung wird nach ICD-10 unter »sonstige Essstörungen« (F50.8) kodiert. 2013 wurde sie als eigenständige Diagnose ins DSM-5 aufgenommen, 2022 in die ICD-11 (siehe Kasten).

> **Gut zu wissen**
>
> In der ICD-10 gibt es eine sehr große Gruppe der »sonstigen Essstörungen« (F50.8), in welcher neben der Binge-Eating-Störung verschiedene Erkrankungen wie das Night-Eating-Syndrom (ausgeprägtes spätabendliches und nächtliches Essen, zum Teil können Betroffene ohne Essen nicht (wieder) einschlafen), psychogener Appetitverlust und nichtorganische Pica (Essen von Papier, Sand usw.) klassifiziert werden.

> **Diagnosekriterien der Binge-Eating-Störung (6B82) nach ICD-11**
>
> A. **Wiederkehrende Essanfälle**
>   - mit Kontrollverlust (über Menge und Art der Nahrung, über Beendigung des Essens)
>   - mit Verzehr einer ungewöhnlich großen Nahrungsmenge innerhalb eines definierten Zeitraums
>
> A. **Deutliches Leiden** wegen der Essanfälle
> B. **Häufigkeit** der Essanfälle: mind. 1x/Woche über drei Monate hinweg

> C. **Keine** wiederholten **kompensatorischen Verhaltensweisen** (Erbrechen, Abführmittel etc.), keine Diagnose einer Bulimia oder Anorexia nervosa
> D. Mit den Essanfällen sind häufig **weitere Charakteristika** verbunden, die für die Diagnosestellung aber nicht zwingend vorliegen müssen:
>   1. Schnelleres Essen als normal
>   2. Essen bis zu einem unangenehmen Völlegefühl
>   3. Essen, ohne hungrig zu sein
>   4. Alleine essen (aus Scham)
>   5. Negative Emotionen nach dem Essen

Wie hängen die Binge-Eating-Störung und Adipositas zusammen?

Ca. 2/3 der Binge-Eating-Störung-Patient*innen leiden unter einer Adipositas, wobei noch unklar ist, ob die Adipositas aus der erhöhten Kalorienaufnahme resultiert oder vielleicht umgekehrt mit zur Entstehung der Binge-Eating-Störung beiträgt. Andersherum leidet ca. 1/4 der adipösen Patient*innen unter einer Binge-Eating-Störung, welche somit einen wichtigen Risikofaktor darstellt. Hintergrundinformationen zum Thema Adipositas finden sich im Exkurs: Übergewicht und Adipositas in ▶ Kap. 7.7.

7.4 Diagnostik: Wie werden Essstörungen diagnostiziert?

7.4.1 Wie sieht die gezielte Diagnostik bei Essstörungen aus?

Die wichtigste diagnostische Grundlage ist – wie bei allen psychischen Erkrankungen – eine ausführliche Anamnese. Fragen zum Essverhalten sollten dabei möglichst detailliert gestellt werden, da die Betroffenen krankheitsbedingt und aus Schamgefühl bei allgemein formulierten Fragen dazu neigen, nicht alles mitzuteilen oder z. B. kleine Mengen an Nahrung »viel und ausreichend« zu nennen.

> **Gut zu wissen**
>
> Mögliche Screeningfragen zur Diagnostik von Essstörungen:
>
> - Was haben Sie heute schon gegessen? Wie viele Mahlzeiten essen Sie pro Tag? Wie sehen diese Mahlzeiten aus?

- Wie viel haben Sie vor der Erkrankung gewogen? Was war Ihr höchstes und niedrigstes Körpergewicht? Wie war der Gewichtsverlauf über die letzten zwei Jahre?
- Gibt es Lebensmittel, die Sie sich selbst verbieten?
- Wie viel Sport treiben Sie? Treiben Sie auch Sport, wenn es Ihnen körperlich nicht gut geht?
- Was ist Ihr persönliches Idealgewicht? Haben Sie eine innere Gewichtsgrenze, die Sie auf keinen Fall überschreiten wollen?
- Haben Sie Essattacken, bei denen Sie die Kontrolle über Ihre Nahrungsaufnahme verlieren? Wie häufig kommen diese vor und wie viel und was essen Sie dann?
- Erbrechen Sie manchmal/regelmäßig nach Mahlzeiten? … oder ergreifen Sie noch andere Maßnahmen, um Ihr Gewicht zu regulieren?

7.4.2 Was sind häufig genutzte psychometrische Instrumente zur Diagnostik bei Essstörungen?

- Störungsübergreifende (halb-)strukturierte Interviews:
    - Diagnostisches Interview bei Psychischen Störungen (DIPS)
    - Internationale Diagnose-Checklisten (IDCL)
    - Strukturiertes Klinisches Interview nach DSM-5 (SCID-5-CV)
- Essstörungsspezifische Fremdbeurteilung:
    - Eating Disorder Examination (EDE)
    - Strukturiertes Inventar für Anorektische und Bulimische Essstörungen zur Expertenbeurteilung (SIAB-EX): erfragt auch assoziierte Symptome wie Ängste und Sozialverhalten
- Essstörungsspezifische Selbstbeurteilungsinstrumente:
    - Eating Disorder Examination-Questionnaire (EDE-Q)
    - Eating Disorder Inventory (EDI, EDI-2)
    - Strukturiertes Inventar für Anorektische und Bulimische Essstörungen zur Selbsteinschätzung (SIAB-S)

7.4.3 Welche somatische Basisdiagnostik erfolgt bei Essstörungen?

Aufgrund der körperlichen Folgeerscheinungen (▶ Abb. 7.1, ▶ Abb. 7.2 und ▶ Abb. 7.3) und zur Abklärung möglicher Differenzialdiagnosen ist eine ausführliche somatische Diagnostik wichtig.

7.4 Diagnostik: Wie werden Essstörungen diagnostiziert?

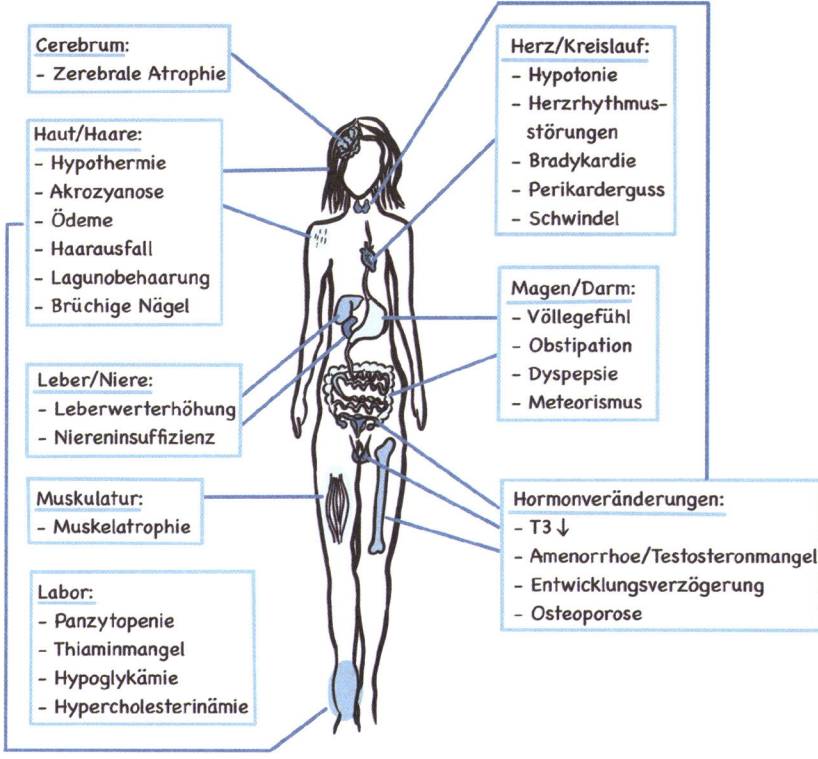

Abb. 7.1: Körperliche Folgen von Untergewicht/Mangelernährung

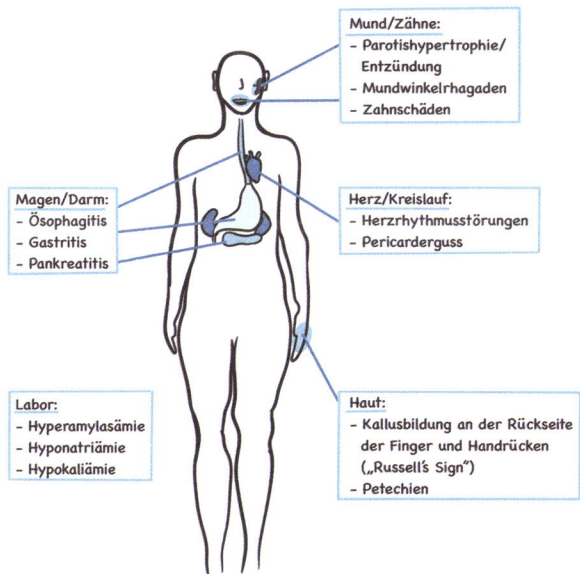

Abb. 7.2: Körperliche Folgen von Ess-Brech-Anfällen

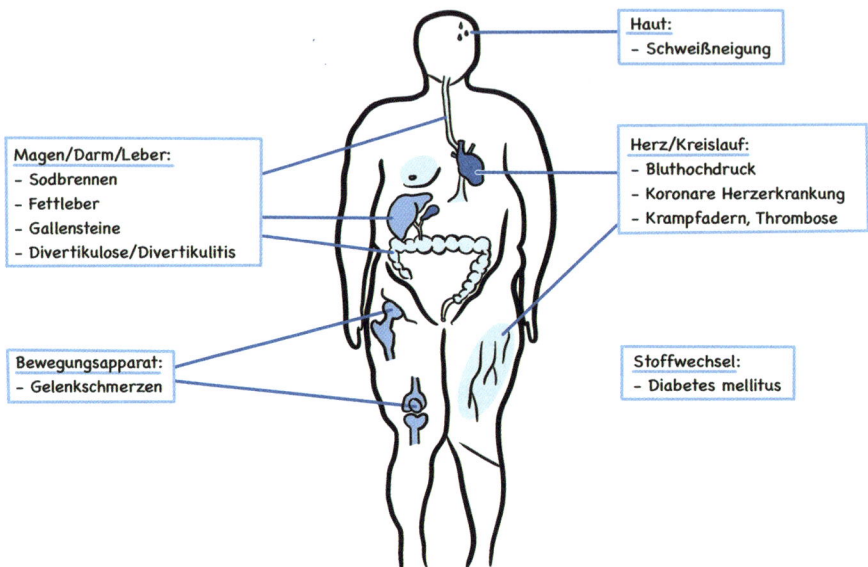

Abb. 7.3: Körperliche Folgen von Übergewicht

So gilt es, *somatische Erkrankungen* als Ursache für Untergewicht/Erbrechen auszuschließen, z. B. Tumor- oder endokrine, gastroenterologische sowie infektiöse Erkrankungen. Selten ergibt sich bei somatischen Störungsbildern ein ähnliches zeitliches Verhaltensmuster von Essverhalten und Erbrechen wie bei einer typischen Essstörung.

> **Merke**
>
> **In der Praxis häufige somatische Folgeerscheinungen und ihre Behandlung:**
>
> - **Hypokaliämie:** Häufiges Erbrechen, aber auch der Abusus von Diuretika und Laxantien führen zu erheblichen Verlusten an Kalium und Chlorid. Folge können bedrohliche Herzrhythmusstörungen sein. Zur Diagnostik sind regelmäßige EKG-Kontrollen indiziert. Hypokaliämie erfordert eine Kaliumsubstitution, wobei neben Kalium auch der Chloridmangel durch Kaliumchlorid ausgeglichen werden sollte.
> - **Hyponatriämie:** Selbstinduziertes Erbrechen und der Gebrauch von Abführmitteln können zu einer *hypovolämen Hyponatriämie* führen, während Polydipsie (zur Unterdrückung des Hungergefühls) eine *hypervoläme Hyponatriämie* auslösen kann. Veränderte Natriumwerte sollten über die Normalisierung der Wasserzufuhr reguliert, missbräuchlich eingenommene Diuretika natürlich idealerweise abgesetzt werden.

- **fT3-Syndrom:** Bei Anorexia nervosa bestehen regelmäßig, bei Bulimia nervosa in Einzelfällen verminderte Konzentrationen von Trijodothyronin (»low-T3-Syndrom«) bei normalen TSH-Werten. Es besteht die Empfehlung, routinemäßig TSH zu bestimmen, um nicht direkt mit einer Essstörung in Beziehung stehende Schilddrüsenerkrankungen auszuschließen (z. B. Hashimoto-Thyreoiditis). Eine routinemäßige Bestimmung von T3 wird nicht empfohlen, da diese keine diagnostischen oder therapeutischen Konsequenzen hätte: Auch bei isoliert erniedrigten T3-Werten werden keine Schilddrüsenhormone substituiert, da sich die Werte mit Gewichtszunahme stabilisieren.
- **Osteoporosegefahr:** Die Durchführung einer Knochendichtemessung ist bei Patient*innen mit einem mehr als zweijährigen Verlauf, bei Knochenschmerzen und/oder Spontanfrakturen indiziert. Neben einer Normalisierung des Essverhaltens kann eine ergänzende Substitution von Kalzium und Vitamin D unterstützend wirken, insbesondere in der frühen Phase der Gewichtsrestitution. Eine regelmäßige Östrogen-Gestagen-Applikation sollte über 15-jährigen Patientinnen angeboten werden, die an einer chronifizierten Form der Anorexia nervosa mit mangelnder Gewichtsrehabilitation leiden und seit mehr als einem Jahr nicht (mehr) menstruieren oder bei jenen Anorexia nervosa-Patientinnen, bei denen auch nach Gewichtsrestitution die Regelblutung noch ausbleibt.

7.4.4 Wie kann beim Vorliegen einer Bulimia nervosa der psychopathologische Befund (nach AMDP) für die eingangs skizzierte Patientin »Annette« lauten?

Aus dem klinischen Alltag

Normalgewichtige 28-jährige Patientin in gepflegtem Erscheinungsbild. Wach, zu allen Qualitäten orientiert. Mnestische Funktionen unauffällig. Formalgedanklich geordnet. Denken inhaltlich eingeengt auf die Themen Nahrungsmittelaufnahme, Kalorien und Körpergewicht. Kein Anhalt für Wahrnehmungsstörungen oder Ich-Störung. Gewichtsphobie. Keine Zwangssymptomatik. Herabgestimmt, Gefühl der inneren Leere, affektiv vermindert schwingungsfähig. Vermindertes Selbstwertgefühl. Kein Nikotin-, Drogen- oder Alkoholabusus. Gelegentlicher Laxanzienabusus. Keine selbstverletzenden Verhaltensweisen. Von akuter Suizidalität sicher und glaubhaft distanziert. Ein- und Durchschlafstörungen. Restriktives und selektives Essverhalten tagsüber, abendliche Ess-Brech-Anfälle (aktuell ca. 5x/Woche). Schuld- und Schamgefühle aufgrund der Essattacken.

7.4.5 Welche wichtigen Differenzialdiagnosen zu Essstörungen gibt es?

▶ Tab. 7.5 zeigt eine Auswahl möglicher Differenzialdiagnosen.

Tab. 7.5: Auswahl wichtiger psychischer Differenzialdiagnosen bei Appetitverlust, Untergewicht und zwanghaftem Essverhalten

Differenzialdiagnose	Charakteristikum
Angststörung	U. a. Panikattacken oder »frei flottierende« Angst in vielen Situationen sowie ständige Sorgen
Depression	»Depressive Esshemmung«; zusätzlich gedrückte Stimmung, Antriebsminderung, Freud- und Interessenverlust
Somatoforme autonome Funktionsstörung des oberen/unteren Gastrointestinaltraktes	Vermeidung von Nahrungsaufnahme aus Angst vor Symptomen; zusätzlich körperliche Symptome und/oder Schmerzen gepaart mit der Überzeugung, sie seien Anzeichen einer schwerwiegenden Erkrankung und der Forderung nach (weiterer) somatischer Diagnostik
Zwangsstörung	Zwanghaftes Verhalten oder Denken geht über Bezug auf Mahlzeiten, Essen, Körper und Gewicht hinaus

7.5 Ätiologiemodelle: Wie lässt sich die Entstehung von Essstörungen erklären?

Essstörungen werden als multifaktoriell bedingte Erkrankungen verstanden. ▶ Abb. 7.4 gibt einen Überblick über die im Folgenden beschriebenen Einflussfaktoren auf die Entstehung von Essstörungen, die natürlich im Einzelfall nicht immer alle gleichzeitig vorliegen.

Die folgenden Faktoren sind häufig mit Essstörungen assoziiert, müssen aber nicht unbedingt zur Entstehung der Erkrankung führen:

- Säuglings- und Kleinkindalter: unsichere Bindungsmuster, Fütterstörungen
- Persönlichkeitsmerkmale: ängstlich-vermeidender, zwanghafter Persönlichkeitsstil, Affektlabilität, vermindertes Selbstwertgefühl, Leistungsorientierung
- Entwicklungspsychologie: Veränderungen während der Pubertät mit vielfältigen Entwicklungsaufgaben sowie hormonellen und körperlichen Veränderungen
- Westliche Sozialisierung
- Schlankheitsideal und gezügeltes Essverhalten

7.5 Ätiologiemodelle: Wie lässt sich die Entstehung von Essstörungen erklären?

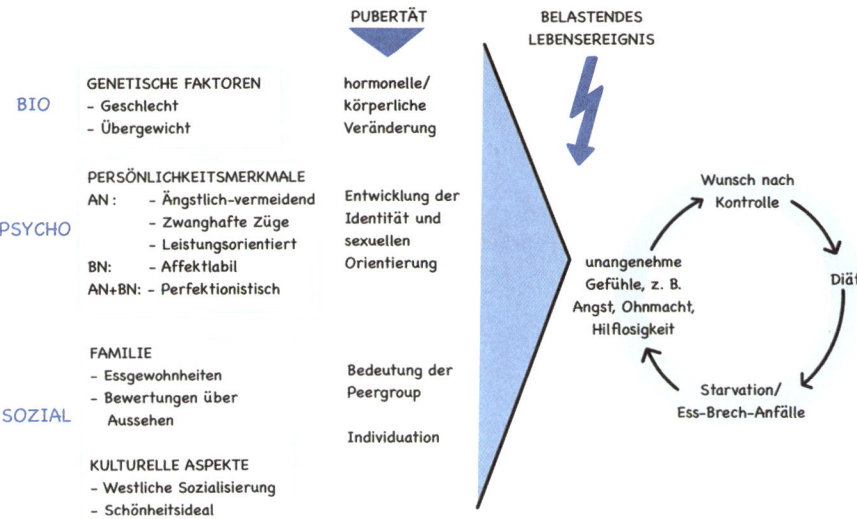

Abb. 7.4: Ätiologiemodell für die Entstehung von Essstörungen
AN = Anorexia nervosa; BN = Bulimia nervosa

> **Gut zu wissen**
>
> Die Auswirkungen von gezügeltem Essverhalten auf gesunde Probanden wurde 1944 im Minnesota Starvation Experiment beschrieben: In der Studie mit 36 freiwilligen Probanden, die eine 24-wöchige Phase des Hungerns durchliefen und 25 % ihres Körpergewichts verloren, wurden die Auswirkungen von extremer Mangelernährung untersucht. Das Ergebnis zeigte, dass diese Probanden ähnliche körperliche und psychische Symptome entwickelten wie essgestörte Patient*innen (z. B. motorische Unruhe, gedankliche Einengung auf Nahrung und Rezepte etc.).

7.5.1 Wie erklärt sich die Entstehung von Essstörungen aus psychodynamischer Perspektive?

Es wird angenommen, dass das gestörte Essverhalten unbewusste Funktionen hat, wie z. B. innerseelische Spannungen zu vermindern und Einfluss auf zwischenmenschliche Beziehungen zu nehmen. Trotz einiger Ähnlichkeiten und Überschneidungen zwischen den Krankheitsbildern werden bezüglich der zugrundeliegenden Psychodynamik Unterschiede zwischen der Anorexia nervosa, Bulimia nervosa und der Binge-Eating-Störung angenommen. Es muss zwischen prädisponierenden (z. B. Genetik, Bindungserfahrungen), auslösenden (z. B. erste längere Abwesenheit von der Familie) und aufrechterhaltenden Faktoren (Folgen der Mangelernährung, Reaktionen anderer) unterschieden werden.

Die *Anorexia nervosa* kann als Ausdruck einer konflikthaften Selbstfindung um das Spannungsfeld zwischen Individuation und einem Gefühl der Angewiesenheit auf andere/die primären Bindungspersonen im Rahmen einer krisenhaften Pubertätsentwicklung verstanden werden:

- *Ablehnung der weiblichen Entwicklung:* Aversion gegen erwachsene weibliche Sexualität und einen weiblichen Körper; die Furcht vor Gewichtszunahme steht symbolisch für die Angst, erwachsen zu werden.
- *Kontrolle über den eigenen Körper:* Bedürfnis, die Kontrolle über den eigenen Körper, die Reifung und sexuelle Bedürfnisse zu behalten. Unangenehme Gefühle wie Ohnmacht, Angst und Unsicherheit werden mit Hilfe der Kontrolle über den Körper abgewehrt. Autonomie, Selbstbestimmung und ein Gefühl von Macht werden zunächst vermeintlich wiederhergestellt.
- *Emotionale Betäubung bei Problemen im Umgang mit v. a. negativen Affekten (Ärger, Scham, Einsamkeit):* Eingeschränkte Gefühlswahrnehmung durch Untergewicht
- *Familiendynamik:* In der anorektischen Symptomatik drückt sich einerseits aus, dass Patient*innen sich bedürftig und überfordert fühlen (Auslösen von Sorge bei anderen/den Eltern), andererseits der Wunsch nach Abgrenzung und Autonomie besteht (»Ich brauche niemanden und auch nichts zu essen.«). Es kommt zu hohen Belastungen im Familiensystem. Dabei kann die Symptomatik auch auf Probleme in der Familie hinweisen (Paarkonflikte der Eltern u. a.) und diese in den Hintergrund treten lassen.
- *Versuch zu Verschwinden (bei unsicherem Identitätserleben und asketischem Ideal):* Die Patient*innen haben oft das Gefühl, keinen Raum in dieser Welt einnehmen zu dürfen. Analog dazu kann kein Körpergewicht niedrig genug sein.

Das Ersterkrankungsalter bei *Bulimia nervosa* liegt etwas höher als bei der Anorexia nervosa. Häufig lassen sich Bindungskonflikte finden:

- *Persönlichkeitsmerkmale, Selbstwertproblematik:* Häufig Selbstunsicherheit, Minderwertigkeitsgefühle, Verletzlichkeit und Kränkbarkeit bei hohem Selbst-Ideal. Neigung, den Erwartungen anderer zu entsprechen, um Bestätigung und Zuwendung zu erhalten.
- *Umgang mit Bedürfnissen und Affekten:* Betroffene sind häufig im Umgang mit negativen Affekten (Scham, Ärger, Wunsch nach Abgrenzung) überfordert und unterdrücken/regulieren diese durch Ess-Brech-Anfälle.
- *Essanfälle als Bedürfnis-Befriedigung:* Bedürfnisse, die auf zwischenmenschlicher Ebene nicht ausgedrückt oder vor sich selbst verleugnet werden, werden auf konkreter Ebene durch Essen reguliert.
- *Selbsttrost und Selbstschädigung:* Essanfälle können als Selbsttrost dienen. Anschließende Schuld- und Schamgefühle, quälende Selbstvorwürfe und Selbsthass führen oft zu selbstschädigendem Verhalten in Form von Erbrechen.

Bei der *Binge-Eating-Störung* dienen Essanfälle der Affektregulation bei unterschiedlichen zugrundeliegenden Konflikten und strukturellen Einschränkungen. Eine mögliche Dynamik ist die folgende:

7.5 Ätiologiemodelle: Wie lässt sich die Entstehung von Essstörungen erklären?

1. *Familiärer Beziehungsstil:* Familiär dominieren orale Beziehungsstile, bei denen Zuwendung mit Fütterung gleichgesetzt wird. Überbehütung während der Kindheit kann später zu Bequemlichkeit und Unselbstständigkeit führen.
2. *Unrealistische Einschätzungen:* Erwachsene haben häufig keine realistische Einschätzung der eigenen Fähigkeiten entwickelt, Anforderungen erscheinen wie Zumutungen. Sie unterschätzen den Kraftaufwand, der zum Erreichen von Zielen und Aufrechterhalten von sozialen Beziehungen notwendig ist.
3. *Versorgungswünsche:* Gleichzeitig bestehen häufig unrealistische Versorgungserwartungen an andere; Nicht-Erfüllung kann in Kränkungsgefühlen und Rückzug resultieren.
4. *Selbsttröstung:* Essen dient dann als Ersatz für nicht erhaltene Liebe und Bestätigung.

7.5.2 Wie erklärt sich die Entstehung von Essstörungen aus kognitiv-behavioraler Perspektive?

Das multifaktorielle Ätiologiemodell der Verhaltenstherapie beinhaltet ebenfalls prädisponierende, auslösende und aufrechterhaltende Faktoren:

- *Prädisponierende Faktoren:* Neben den eingangs aufgeführten genetischen, neurobiologischen, entwicklungspsychologischen und soziokulturellen Aspekten spielen Lernprozesse eine wichtige Rolle. Eine vom physiologischen Hunger- und Sättigungsgefühl unabhängige Nahrungsaufnahme kann dazu führen, dass Hunger und Sättigung nicht mehr wahrgenommen werden. Insbesondere bei Patient*innen mit Binge-Symptomatik kann die Neigung zu übermäßigem Essen mit dem Effekt einer passageren Spannungsminderung lerntheoretisch durch Konditionierung erklärt werden.
- *Auslösende Faktoren:* Belastende Lebensereignisse (Auslandsaufenthalte, Konflikte, Prüfungssituationen etc.), die nicht mehr funktional bewältigt werden können

Die *aufrechterhaltenden Faktoren* sind vielfältig. Wichtige Beispiele sind:

- *Restriktives Essverhalten bei Anorexia und Bulimia nervosa:*
  – Kontrolle über Essen wird zum Maß für generelle Selbstkontrolle (zentrale dysfunktionale Annahme) und stabilisiert so den fragilen Selbstwert.
  – Positive Reaktionen der Umwelt (z. B. Komplimente wegen der Gewichtsabnahme im Anfangsstadium einer Anorexie) stabilisieren ebenfalls den Selbstwert und verstärken somit das Verhalten.
- *Binge-Symptomatik:*
  – Selbstberuhigung und Entspannung durch Essen
- *Purge-Symptomatik:*
  – Spannungsregulation (ähnlich dem selbstverletzenden Verhalten, insbesondere bei Patient*innen mit komorbider Borderline-Persönlichkeitsstörung)
  – Regulation von Angst vor Gewichtszunahme
  – Regulation von Selbsthass und Ekelgefühlen

7.5.3 Wie erklärt sich die Entstehung von Essstörungen aus systemischer Perspektive?

Familiäre *Essgewohnheiten und Einstellungen* bezüglich Aussehen, Körper und Gewicht beeinflussen die Wahrscheinlichkeit der Entstehung, den Schweregrad und die Chronifizierung von Essstörungen. Dabei wird kontrovers diskutiert, inwieweit sie Auslöser oder Folge der Erkrankung sind.

Welche typischen Muster sind in Familien mit einem an Anorexia nervosa erkrankten Mitglied zu finden?

- Auffälligkeiten in der Beziehungsgestaltung:
  - *Schwierigkeiten in der Nähe-Distanz-Regulation* mit Verstrickungen und Grenzüberschreitungen
  - *Überakzentuierter Zusammenhalt:* Selbstaufopferung, Schuldgefühle beim Durchsetzen individueller Interessen, Trennungen sind angstbesetzt
  - *Überfürsorglichkeit:* Schutz und Fürsorge, Einschränkung der Autonomie
- Auffälligkeiten im Konfliktverhalten:
  - *Konfliktvermeidung:* Strenge Normvorstellungen, die hohe Konfliktvermeidungsenergie beanspruchen, hohes Harmoniebedürfnis
  - *Umleitung des Konflikts:* Das Hungern der Betroffenen stellt Beziehungsregulator eines elterlichen Konflikts dar (Triangulation, Koalition, komplette Konfliktumleitung durch »in Sorge geeinte Eltern«)
- Wertvorstellungen:
  - *Leistungsorientierung:* Generationsübergreifende Ideologie von Askese und Leistungsorientierung bei fehlender innerfamiliärer Wertschätzung der tatsächlich erbrachten Leistung
  - *Normorientierung und Rigidität:* Neu auftretende Aufgaben werden mit bekannten Lösungsstrategien (z. B. Leistungsbereitschaft) beantwortet, obwohl die Entwicklung alternativer Lösungswege notwendig wäre

Welche typischen Muster sind in Familien mit einem an Bulimia nervosa erkrankten Mitglied zu finden?

Da die Erkrankung multifaktoriell bedingt ist, ist es schwierig, typische Muster zu beschreiben. Eine Bulimia nervosa führt aber, solange sie nicht verheimlicht wird, zu einer Familiendynamik, in der die Interaktionen zunehmend durch die Erkrankung bestimmt werden. Eine Hypothese der systemischen Perspektive ist, dass sich Familien einerseits durch Neigung zu Impulsivität und heftig ausgetragenen Konflikten sowie andererseits durch hohe Leistungsorientierung und Abhängigkeit von äußerer Bestätigung auszeichnen. In dieser doppelten Wirklichkeit finden wesentliche, schambehaftete Aspekte des familiären Lebens kaum Raum und emotionale Bedürfnisse bleiben unerfüllt. Eine mögliche Hypothese ist, dass Ess-Brech-Anfälle dieses familiäre Muster fortsetzen: Sie können unangenehme Spannungen durch Handlungen und Substanzmissbrauch beseitigen, vermeintliche Makel verbergen und eigene Bedürfnisse befriedigen, ohne dahinterstehende Konflikte zu lösen.

Welche typischen Muster sind in Familien mit einem an einer *Binge-Eating-Störung* erkrankten Mitglied zu finden?

Übergewicht bzw. Binge-Eating kann in der Familie verschiedene Dynamiken und Bedeutungen haben. Hier sind einige wichtige Punkte:

- *Vermeidung adäquater Frustrationen:* Eltern versuchen oft, ihre Kinder vor jeglichen Mangel- oder Frustrationssituationen zu bewahren. Dies kann dazu führen, dass Essen als Trostmittel eingesetzt wird, um Ärger zu dämpfen.
- *Signal der Loyalität:* Essgewohnheiten können ein Signal der Zugehörigkeit und Loyalität zu anderen Familienmitgliedern sein. In Konfliktsituationen kann sich ein Kind durch das eigene Gewicht oder Essverhalten loyal zu einem übergewichtigen Elternteil gegen das andere Elternteil positionieren.
- *Autonomie:* Ein übergewichtiges Kind kann durch sein Essverhalten Autonomie demonstrieren und sich gegen externe Kontrolle wehren.

7.5.4 Wie erklärt sich die Entstehung von Essstörungen aus (neuro-)biologischer Perspektive?

Prädisponierende Faktoren:

- Weibliches Geschlecht
- Genetische Faktoren

Neurobiologische Veränderungen als Folge der Essstörung:

- Anorexia nervosa: hormonelle Veränderungen der Hypothalamus-Hypophysen-Gonaden-Achse sowie Transmitterveränderungen (erhöhte serotonerge Aktivität, Beteiligung des Katecholaminsystems)
- Binge-Symptomatik: Veränderungen in dopaminergen und opioiden Neurotransmitter-Netzwerken, die mit Essanfällen assoziiert sind

Aus dem Wunsch nach Gewichtsreduktion kann ein restriktives Essverhalten resultieren, das die Entstehung von Ess-Anfällen (und ggf. kompensatorischem Verhalten) fördert. Diese können wiederum zu weiteren Gewichtsveränderungen führen.

7.6 Therapie: Wie werden Essstörungen behandelt?

Bei allen Essstörungen stellt die Psychotherapie das Mittel der ersten Wahl dar und ist in ihren Effektstärken der Psychopharmakotherapie überlegen. Bei der Anorexia nervosa zeigen die spezialisierten Verfahren (fokale psychodynamische Therapie, kognitive Verhaltenstherapie u. a.) eine vergleichbare Wirksamkeit. Bei der Bulimia nervosa und Binge-Eating-Störung gibt es die meisten Wirksamkeitsstudien zu kognitiver Verhaltenstherapie, wobei vermutlich auch andere, spezifisch auf die Erkrankung ausgerichtete Verfahren wirksam sind. Bei Kinder- und Jugendlichen sind familientherapeutische Interventionen zu empfehlen.

Eine wichtige Rolle in der *Früherkennung* kommt Haus- und Fachärzt*innen sowie Beratungsstellen zu. Hier gilt es zunächst zu entscheiden, welches Therapiesetting angemessen ist (Selbsthilfe, ambulant, tagesklinisch, stationär):

- Allgemeine Indikationskriterien für ein multimodales Behandlungssetting: Schwere Ausprägung der Symptomatik, komplexere psychische Komorbidität, erschwerende psychosoziale Faktoren, unzureichende Wirksamkeit einer ambulanten Psychotherapie
- Eine multimodale (teil-)stationäre Anorexiebehandlung kann aufgrund der Chronifizierungsgefahr auch ohne vorherige ambulante Therapie indiziert sein, z. B. bei unzureichender Gewichtszunahme über drei Monate, geringer Krankheitseinsicht und mangelnder ambulanter Therapiemotivation.
- Eine ambulante oder teilstationäre Anorexiebehandlung (▶ Kap. 1.6.2) kann bei ausreichender Therapiemotivation und einem BMI ≥ 15 kg/m² erfolgen.

> **Merke**
>
> Aufgrund der potenziellen vitalen Bedrohung bei der Anorexia nervosa steht die Abwendung akuter Lebensgefahr an erster Stelle! Grundlegend für einen langfristigen Therapieerfolg ist der Aufbau einer Behandlungsmotivation.

Bei akuter Bedrohung durch das Untergewicht mit einem *BMI von < 13 kg/m²* ist eine Behandlung auf einer internistisch-psychosomatischen Station bzw. in einem hochspezialisierten Setting indiziert. Hierbei ist allerdings zu beachten, dass es für die körperliche Gefährdung keine absolute Grenze des BMI gibt, da hier Faktoren wie Geschwindigkeit der Gewichtsabnahme, prämorbide körperliche Konstitution, körperliche Komorbidität u. a. eine Rolle spielen. *Bei fehlender Behandlungsmotivation trotz vitaler Bedrohung* muss eine Behandlung gegen den Willen des/r Patient*in und eine Zwangsernährung (über Magensonde, ggf. parenteral) in Erwägung gezogen werden. Hierbei gilt:

- Zwangsmaßnahmen sollten immer in einem Gesamtbehandlungskontext stehen und mit dem Ziel einer eigenständigen Nahrungsaufnahme erfolgen.

- Zwangsbehandlung nach dem Betreuungsrecht (§ 1896 und § 1906 des Bürgerlichen Gesetzbuches, BGB) kann dann angewendet werden, wenn
  1. die betroffene Person einwilligungsunfähig ist, d. h. Art und Bedeutung der geplanten Behandlung nicht versteht bzw. Nutzen und Risiken nicht gegeneinander abwägen kann (dies ist bei Patient*innen mit extremem Untergewicht häufig der Fall),
  2. sie zuvor ausreichend darüber aufgeklärt wurde, dass eine Behandlung notwendig ist (Dokumentation!),
  3. die Zwangsbehandlung notwendig ist, um den Tod oder einen erheblichen gesundheitlichen Schaden abzuwenden,
  4. dafür keine andere zumutbare Maßnahme zur Verfügung steht und
  5. der zu erwartende Nutzen der Zwangsbehandlung die zu erwartenden Beeinträchtigungen deutlich überwiegt.

Zuvor wird über das Betreuungsgericht eine betreuende Person bestellt. Dies können Familienangehörige, aber auch professionelle Betreuer*innen sein. Aufgrund der zum Teil schwierigen familiären Dynamiken, welche häufig von elterlicher Seite durch Schuldthemen verkompliziert werden, sollte eine elterliche Betreuung gut überlegt sein.

Patient*innen mit Anorexia nervosa haben häufig wenig Krankheitseinsicht, da sie sich im Rahmen der Anorexie besonders stark und wenig hilfsbedürftig fühlen. Aber auch Patient*innen der anderen Essstörungen stehen der Therapie ihrer Erkrankung insbesondere initial oft ambivalent gegenüber, da die positiven Effekte der emotionalen Stabilisierung durch die Essstörung kurzfristig überwiegen. Das Etablieren einer Behandlungsmotivation ist also wichtig für einen langfristigen Therapieerfolg. Hilfreich ist in dieser Phase folgende Sicht auf die Erkrankung: Durch ein Verständnis der Erkrankung als Lösungsversuch für Herausforderungen (wenn auch dysfunktional) wird deutlich, dass die Betroffenen durch eine erfolgreiche Behandlung auch etwas zu verlieren haben. Erst wenn die Problembereiche klarer geworden sind und erste Lösungshypothesen entwickelt werden können, sinkt die Angst vor Veränderung.

Bei allen Essstörungen ist außerdem *die Etablierung einer regelmäßigen Mahlzeitenstruktur essenziell.* Vor allem Zwischenmahlzeiten sind wichtig, um Heißhunger und Essattacken zu verhindern.

Folgende Therapiebausteine werden störungsübergreifend angewandt:

- Einüben regelmäßiger Mahlzeiten
- Einüben angemessenen Essverhaltens (angemessenes Würzen, angemessene Dauer von z. B. 30 Minuten, normale Trinkmenge etc.)
- Selbstmonitoring und Reflexion des Essverhaltens durch den Einsatz von Essprotokollen und Esstagebüchern

Zusätzliche Therapiebausteine im stationären Kontext:

- Essbegleitung und Nachtruhe unter Anleitung des Pflegepersonals
- Angeleitetes gemeinsames Einkaufen, Kochen und Essen in der Gruppe
- Genusstraining
- Ernährungsberatung

Anorexia nervosa: Primäres Behandlungsziel ist die Gewichtssteigerung. Eine kontrollierte Gewichtszunahme mit gemeinsamer schriftlicher Therapievereinbarung (= »Anorexie-Vertrag«) findet aufgrund der eindeutigen Wirksamkeitsevidenz als ursprünglich verhaltenstherapeutische Methode mittlerweile in allen Therapieschulen Anwendung. Als Ziel sollte ein BMI von mindestens 18,5 kg/m² vereinbart werden. Die Gewichtszunahme wird mit Hilfe eines Stufenplans durch Verstärkerzugewinn (z. B. verlängerte Ausgangszeiten, Teilnahme an zusätzlichen Therapien, Sporterlaubnis o. ä.) oder Verstärkerwegfall (z. B. Tablettkontrolle nach dem Essen) erzielt.

Anorexie-Verträge sehen normalerweise folgendes Vorgehen vor:

- Zielvereinbarung einer Gewichtszunahme:
  - ambulant: 300 bis 500 g pro Woche
  - stationär: 500 bis 1.000 g pro Woche
- Wiegen ein bis zwei Mal wöchentlich
- Bei stationärer Therapie können bei anhaltenden Schwierigkeiten, an Gewicht zuzunehmen, auch Intervallbehandlungen oder vorübergehende Entlassungen vereinbart werden.

Merke

Das *Refeeding-Syndrom* ist eine potenziell lebensbedrohliche Komplikation, die bei schneller Gewichtszunahme bei stark untergewichtigen Patient*innen auftreten kann (insbesondere bei kohlenhydratreicher Kost). Die schnelle Umstellung des Stoffwechsels führt zu:

- einem rapiden Anstieg des Insulinspiegels
- einer intrazellulären Verschiebung von Elektrolyten wie Kalium, Magnesium und Phosphat, wodurch eine schwere Hypophosphatämie auftreten kann

Folgen können lebensbedrohliche Komplikationen wie Herzrhythmusstörungen oder Krampfanfälle sein. Um dem Risiko eines Refeeding-Syndroms vorzubeugen, ist es wichtig, die Wiederernährung langsam (max. 500–1.000 g Gewichtszunahme/Woche) und unter regelmäßigen Labor-, EKG-, Blutdruck- und Pulskontrollen zu gestalten. Ggf. sollte eine frühzeitige Phosphat-Substitution erfolgen.

Bulimia nervosa: Der Fokus in der Behandlung der Bulimia nervosa liegt auf einer Normalisierung des Essverhaltens bei konstantem Gewicht. Insbesondere sollte keine Gewichtsabnahme erfolgen. Da die meisten Patient*innen allerdings ein niedrigeres Zielgewicht ansteuern, wird hierdurch bereits das oft bedeutsame therapeutische Thema einer Behandlungsambivalenz angeregt.

Binge-Eating-Störung: In der Behandlung geht es darum, Auslöser, situative Zusammenhänge mit der inneren Befindlichkeit, die Aufgabe von Emotionsregulation und Folgen von Essanfällen herauszuarbeiten und die Impulskontrolle zu stärken.

7.6.1 Welche Behandlungsverfahren können bei Essstörungen zum Einsatz kommen?

Die meisten Behandlungsansätze berücksichtigen heute alle Bereiche:

- *Verhaltensprobleme* (z. B. fehlende Mahlzeitenstruktur, Essrituale, selektive Nahrungsauswahl) und kognitive Fehlannahmen der Patient*innen
- *Psychodynamische Aspekte* (Selbstwert- und Körpererleben, Entwicklung der Geschlechtsidentität, Umgang mit Affekten, Regulation von Nähe und Distanz in Beziehungen, zwanghaft-perfektionistische Persönlichkeitszüge)
- *Familie bzw. wichtige Beziehungen*
- *Körperliche Folgen*

Über die verschiedenen Psychotherapieverfahren hinweg ist ein für Essstörungen spezifischer Ansatz in Kombination mit einem Fokus auf Gewichtsnormalisierung der wesentliche Wirkfaktor.

Insbesondere in der Arbeit mit an *Anorexia nervosa* Erkrankten sind gute Absprachen der Helfer- und Behandler*innen wichtig, um *Spaltungsdynamiken im Team* entgegenzuwirken: Einerseits können Betroffene Mitleid (durch Todesnähe und Hilfsbedürftigkeit), andererseits auch Ablehnung (z. B. durch fehlende Krankheitseinsicht) hervorrufen. Es kann sinnvoll sein, dass ein Mitglied des Therapeut*innenteams als »Kontrollinstanz« über den Gewichtsverlauf, therapiegefährdendes Verhalten und Einhaltung des Behandlungsvertrags fungiert, während ein anderes Teammitglied quasi als »Therapieinstanz« für die Arbeit an psychotherapeutischen Themen zur Verfügung steht.

Wirksamkeitsnachweise für die Behandlung der Anorexia nervosa liegen vor für eine essstörungsspezifische kognitive Verhaltenstherapie (CBT-E), die fokale psychodynamische Therapie (FTP), das Maudsley Model of Anorexia Nervosa Treatment for Adults (MANTRA) sowie das Specialist Supportive Clinical Management (SSCM). Keines der Verfahren ist dem anderen überlegen. Bei Kindern und Jugendlichen dominieren Studien zu familienbasierten Ansätzen (insbesondere die Maudsley-Method), bei Erwachsenen ein Vorgehen im Einzelsetting. Bei der *Bulimia nervosa* und der *Binge-Eating-Störung* waren neben den o. g. Standardverfahren Gruppentherapien und geleitetes Selbstmanagement (strukturell evaluierte Selbsthilfeprogramme) wirksam.

7.6.2 Wie werden Essstörungen in der psychodynamischen Psychotherapie behandelt?

In der fokalen psychodynamischen Psychotherapie wird nach OPD (▶ Kap. 1.3.3) ein Therapiefokus gebildet, der u. a. das Verständnis der Bedeutung der Essstörung für konflikthafte Interaktionen und eine Stabilisierung des Selbstwertgefühls umfasst. Aktuelle Erfahrungen werden mit früheren Beziehungsepisoden verknüpft, z. B. im Verständnis der entstehenden Übertragungs-Gegenübertragungsdynamik. Ziel ist es, *Anorexiepatient*innen* mehr Nähe in der Beziehungsgestaltung zu ermöglichen und ihre Affektwahrnehmung und -toleranz sowie ihren Affektausdruck zu stärken.

Bulimiepatient*innen zeigen häufig *Impulskontrollstörungen* und *Ich-strukturelle Defizite*. In der Therapie werden Verleugnungen und Widersprüche sowie intrapsychische und interpersonelle Konfliktkonstellationen thematisiert. Ziel ist es, diffus wahrgenommene Gefühle in bewusstseinsnähere Empfindungen zu übersetzen und sich konflikthaft widersprechende oder strukturell dissoziierte Ich-Anteile (z. B. Leistungsansprüche, Gier und Scham) zu integrieren.

7.6.3 Wie werden Essstörungen in der kognitiven Verhaltenstherapie behandelt?

Zunächst erfolgt eine Psychoedukation, bei der Patient*innen über ihre Erkrankung, die Bedeutung einer ausgewogenen Ernährung und den Umgang mit Stress aufgeklärt werden. Anschließend wird ein Störungsmodell erarbeitet, das die individuellen auslösenden und aufrechterhaltenden Bedingungen der Erkrankung berücksichtigt. Bei allen Essstörungen können mithilfe von Briefen an die Erkrankung unterschiedliche innere Anteile und ambivalente Wünsche bearbeitet werden. Bei der Arbeit an dysfunktionalen Denkmustern kommen Techniken wie kognitive Umstrukturierung, Realitätsprüfung und Exposition zum Einsatz. Schließlich wird an den Grundüberzeugungen gearbeitet, zum Beispiel dem Glauben, dass der Selbstwert von der äußeren Erscheinung abhängt. Durch die Identifizierung und Überprüfung dieser Annahmen können flexiblere Überzeugungen entwickelt werden.

7.6.4 Wie werden Essstörungen in der systemischen Therapie behandelt?

Familientherapeutische Interventionen gliedern sich in drei Phasen:

1. Gewichtszunahme: Therapeut*innen essen z. B. mit Patient*innen und deren Familien, um ein hilfreiches Klima zu fördern.
2. Rückgabe der Verantwortung für die Gewichtszunahme an die Betroffenen
3. Bearbeitung zugrundeliegender Themen wie Identität oder Autonomie

Systemische Interventionen zielen auf das Herausfordern der familiären Dynamiken (s.o.) ab. Auf allen Ebenen sollten die um die Ernährung zentrierten Beziehungskonflikte verdeutlicht und alternative Lösungen gesucht werden.

Einige Beispielfragen:

- Wem zuliebe hungert die Tochter? Wie wirkt sich das Fasten/Erbrechen auf den Familienzusammenhalt aus?
- Welche Abweichungen von der Gleichheitsideologie sind erlaubt? Wem in der Familie ist Normalität am wichtigsten? Wie viel Egoismus ist erlaubt?
- Was könnten die Eltern tun, um ihre Tochter/ihren Sohn noch mehr zum Hungerstreik/Erbrechen zu motivieren?
- Angenommen, Ihre Tochter/Ihr Sohn würde sich ein Leben erlauben, das für sie »nicht mehr zum Kotzen« wäre, was wäre dann anders?

Im Einzelsetting hat sich grundsätzlich die *Teilearbeit* bewährt, da sich häufig ein kooperierender (Anpassung) und ein opponierender Anteil (Autonomie) findet, welcher – trotz der Sorge um kritische klinische Verläufe – gewertschätzt werden sollte, um Veränderung zu ermöglichen: »Welche wichtige Aufgabe übernimmt der Anteil, welcher an der Anorexie festhält?« und »Was könnten Sie tun, um den Anteil zu stärken, der genesen möchte?«.

7.6.5 Wie werden Essstörungen medikamentös behandelt?

Es gibt kein speziell zugelassenes Medikament zur *Anorexiebehandlung*. Die dysphorische bis depressive Stimmung verbessert sich oft mit einer Gewichtszunahme. Kontrovers diskutiert wird der Einsatz von Olanzapin zur Förderung der anfänglichen Gewichtszunahme bei stark eingeengtem Denken und gestörtem Körperbild. Die Substitution von Elektrolyten oder Vitaminen kann bei starkem Untergewicht notwendig werden.

Für die *Bulimiebehandlung* ist *Fluoxetin* ist als einziges Präparat in Deutschland zugelassen. Die Einnahme reduziert Heißhungerattacken und Erbrechen. Die Dosierung ist üblicherweise höher als bei affektiven Störungen (60 mg/Tag). Vorteil von Fluoxetin ist die lange Halbwertszeit, so dass bei Erbrechen weniger starke Schwankungen des Plasmaspiegels auftreten.

Für die *Binge-Eating-Störung* gibt es in Deutschland kein zugelassenes Medikament. Falls keine Psychotherapie zur Verfügung steht, können SSRIs oder SSNRIs ausprobiert werden. Das Rückfallrisiko nach Absetzen ist jedoch hoch.

7.7 Prognose: Welchen Verlauf nehmen Essstörungen?

Wie ist die Prognose der Anorexia nervosa?

- Mittlere Dauer bis zur Heilung: durchschnittlich sechs Jahre, jedoch kaum Daten zu unbehandelten Fällen
- Bei Behandlung: 50 % Heilung, 30 % Teilremission, 20 % chronischer Verlauf
- Prognostisch günstig: jüngeres Alter bei Erkrankungsbeginn, rascher Behandlungsbeginn, kurze Erkrankungsdauer
- Prognostisch ungünstig: späteres Erkrankungsalter, lange Krankheitsdauer, starkes Untergewicht (BMI < 13 kg/m²), bulimische Symptomatik

Wie ist die Prognose der Bulimia nervosa?

- Unbehandelt oft chronisch fluktuierender Verlauf
- Bei Behandlung: ca. 65 % Remission, 35 % chronifizierte oder fluktuierende Symptomatik
- Prognostisch ungünstig: psychische Komorbiditäten, ausgeprägte Impulsivität

Wie ist die Prognose der Binge-Eating-Störung?

- Es liegen kaum Daten zum Verlauf der Erkrankung vor, da sie erst seit Kurzem als eigenständige Diagnose existiert
- Bei Behandlung: Remission von ca. 65 %

Aufgrund einer hohen Rückfallswahrscheinlichkeit sollte nach einer stationären Behandlung unbedingt eine ambulante Weiterbehandlung erfolgen, um eine begonnene oder erreichte Gewichts- bzw. Verhaltensrehabilitation fortzusetzen oder zu erhalten.

> **Exkurs: Übergewicht und Adipositas**
>
> Nicht alle Binge-Eating-Patient*innen sind übergewichtig und viele übergewichtige Menschen haben keine explizite Essstörung. In der ICD wird die Adipositas den endokrinen, Ernährungs- und Stoffwechselerkrankungen zugerechnet (ICD-10: E66; ICD-11: 5B81). Trotzdem gibt es zwischen den Patient*innengruppen eine relevante Überschneidungsmenge und Übergewicht stellt für Betroffene meist einen deutlichen psychischen Belastungsfaktor dar, weshalb es auch im psychosomatischen Kontext von Bedeutung ist.

1. Definition

Diagnose und Schweregrad nach WHO leiten sich vom BMI (▶ Tab. 7.1) ab: Übergewicht besteht nach WHO ab einem BMI von 25 kg/m², Adipositas ab einem BMI von 30 kg/m². Die Fettverteilung kann dabei eher abdominal (= stammbetont) oder gluteofemoral (= hüftbetont) sein. Da abdominelles Fettgewebe ein anderes endokrines Profil aufweist als Unterhautfettgewbe (welches beim gluteofemoralen Verteilungsmuster dominiert), gilt der Bauchumfang als guter Prädiktor für das kardiovaskuläre Risiko.

2. Epidemiologie

In Deutschland sind etwa 43 % der Frauen und 62 % der Männer übergewichtig, 15 % der Frauen und 18 % der Männer leiden unter einer Adipositas. Durch den Umbau von Muskel- in Fettmasse steigt das Risiko für Übergewicht im Lebensverlauf an.

3. Risikofaktoren

- Genetische Faktoren
- (Ess-)Verhalten: Vermehrte Kalorienaufnahme, Alkoholkonsum, Bewegungs- und Schlafmangel
- Niedriger sozioökonomischer Status
- Somatische Erkrankungen: z. B. Hypothyreose, Morbus Cushing, Polyzystisches Ovar-Syndrom, Tumorerkrankungen
- Psychopharmaka (▶ Kap. 13 »Psychopharmakotherapie«), Diabetesmedikamente, Kortison, Beta-Blocker

4. Psychopathologische Zusammenhänge

- Übergewicht führt in unserer Gesellschaft zu Stigmatisierung und geht häufig mit einem reduzierten Selbstwert und Schamgefühlen einher.
- Dadurch wird sozialer Rückzug gefördert, welcher psychopathologische Entwicklungen verstärken kann.
- Häufig sind verzweifelte Diätversuche die Folge, welche aber meist nur kurzfristig zu einer Gewichtsabnahme, mittelfristig jedoch über den Jojo-Effekt zu einer Gewichtszunahme führen.
- Übergewicht erhöht das Risiko, an einer Depression zu erkranken, andersherum kann auch eine Depression (durch ggf. gesteigerten Appetit oder Psychopharmaka) zu Übergewicht führen.

5. Therapie

- Ein multimodales Vorgehen ist sinnvoll:
  - Störungsspezifische Psychotherapie
    (Verhaltenstherapie hat die beste Evidenz, aber auch psychodynamisch-psychoanalytische Therapien und systemische Therapie haben sich als hilfreich erwiesen)
  - Analyse des Essverhaltens (ggf. zusätzliche ökothrophologische Anbindung sinnvoll)
  - Verbesserung der Emotionswahrnehmung und -regulation
  - Erhöhung der Stresstoleranz (z. B. durch Entspannungstechniken)
- Medikamentöse Therapie ab einem BMI von 35 kg/m²
  - Lipasehemmer: Tetrahydrolipin (Orlistat®)
  - GLP-1-Rezeptor-Agonisten (seit 2023 zugelassen): Semaglutid (Wegovy®)/Liraglutid (Sexenda®)
  - Kombinierter GLP-1- und GIP-Rezeptor-Agonist: Tirzepatid (Mounjaro®)
- Ab einem BMI von 40 kg/m² wird eine bariatrische Operation empfohlen (ab 35 kg/m² bei schweren Komorbiditäten).

Weiterführende Literatur

AWMF – Arbeitsgemeinschaft der Wissenschaftlichen Medizinischen Fachgesellschaften e. V. (2024, 24. April). *Überarbeitung der S3-Leitlinie 051–026 Diagnostik und Therapie der Essstörungen.*

Becker, S., Beisel, S. & Benninghoven, D. (2010). Lindauer Psychotherapie-Module. Psychotherapie der Essstörungen: Krankheitsmodelle und Therapiepraxis (M. Cierpka & G. Reich, Hrsg.). Thieme.

Friederich, H.-C., Herzog, W., Wild, B., Zipfel, S. & Schauenburg, H. (2014). Anorexia nervosa: Fokale psychodynamische Psychotherapie. Praxis der psychodynamischen Psychotherapie – analytische und tiefenpsychologisch fundierte Psychotherapie: Bd. 5. Hogrefe.

Herpertz, S. (2022). Handbuch Essstörungen und Adipositas (3. Auflage) Springer.

Jacobi, C. & Thiel, A. (2016). Anorexia und Bulimia nervosa: Ein kognitiv-verhaltenstherapeutisches Behandlungsprogramm; mit E-Book inside und Arbeitsmaterial (4., vollständig überarbeitete Aufl.). Beltz.

Legenbauer, T. & Vocks, S. (2014). Manual der kognitiven Verhaltenstherapie bei Anorexie und Bulimie (2. Auflage). Springer Berlin Heidelberg.

Lock, J. & Le Grange, D. (2015). Treatment manual for anorexia nervosa: A family-based approach (2nd ed.). The Guilford Press.

Schmidt, U., Treasure, J. & Alexander, J. (2016). Die Bulimie besiegen: Ein Selbsthilfe-Programm (C. Thiels, Übers.) (9. Auflage). Beltz.

Zeeck, A. (2023). Psychodynamisch orientierte (teil-)stationäre Behandlung von Essstörungen. PDP – Psychodynamische Psychotherapie, 22(1), 15–26.

Zeeck, A. & Euler, S. (2023). Mentalisieren bei Essstörungen. Mentalisieren in Klinik und Praxis: 8. Band. Klett-Cotta.

8 Persönlichkeitsstörungen

8.1 Einleitung: Was sind Persönlichkeitsstörungen?

Persönlichkeit meint die grundsätzliche und wiederkehrende Art, wie ein Mensch sich selbst, seine Mitmenschen, seine Umgebung und verschiedene Situationen wahrnimmt, interpretiert und darauf reagiert. Die Entwicklung der Persönlichkeit wird von biologischen, psychosozialen und Umweltfaktoren beeinflusst und stellt nach heutiger Auffassung einen lebenslangen Prozess dar.

Persönlichkeitsstörungen sind stabile, starre und stark von der soziokulturellen Norm abweichende Erlebens- und Verhaltensmuster, mit denen Betroffene auf sich selbst, Mitmenschen, die Umgebung und Situationen reagieren. Es sind Beziehungs- und Interaktionsstörungen, die für die betroffene Person bzw. oft vor allem deren Umfeld mit einem erheblichen Leidensdruck einhergehen.

> **Gut zu wissen**
>
> **Dimensionen des Big-Five-Modells der Persönlichkeitseigenschaften**
>
> 1. *Offenheit für neue Erfahrungen:* Experimentierfreudigkeit, Lernen aus Erfahrungen, Kreativität *versus* Vorsicht und Vorziehen des Bekannten
> 2. *Gewissenhaftigkeit:* perfektionistisch-gründliches *versus* nachlässiges Vorgehen
> 3. *Extraversion:* Kontaktfreudigkeit *versus* Zurückhaltung
> 4. *Soziale Verträglichkeit:* Mitgefühl und Friedfertigkeit *versus* Selbstbezogenheit und Aggressivität
> 5. *Neurotizismus:* Anspannung, Verletzlichkeit, emotionale Labilität *versus* Entspanntheit, Selbstsicherheit und emotionale Stabilität

8.2 Relevanz: Warum ist das Thema Persönlichkeitsstörungen wichtig?

Aus dem klinischen Alltag

Stefanie (28) spürt, wie ihre Welt zusammenbricht. Ihre Mitbewohnerin hat gerade im Streit erklärt, dass sie eine »Pause« brauche und zwei Wochen zu ihrem Freund ziehen werde. Das ist das Gegenteil von dem, was Stefanie wollte, als sie ihrer Mitbewohnerin vorwarf, zu wenig Zeit in der WG zu verbringen. Mit den letzten Mitbewohnerinnen war das ähnlich: Entweder die anderen ließen sie im Stich, oder sie selbst musste ausziehen, weil sie es nicht mehr aushielt …

Stefanie fühlt erst Panik und dann eine große Leere, als ihre Mitbewohnerin die Tür hinter sich zuzieht. Ohne nachzudenken nimmt sie das Küchenmesser aus dem Messerblock und schneidet sich in den linken Unterarm. Die Anspannung wird weniger.

8.2.1 Epidemiologie *oder* Wo liegt das Problem?

Persönlichkeitsstörungen sind in Deutschland häufig und zugleich häufig unterdiagnostiziert. So liegt die *Punktprävalenz bei 8–12 %, im stationären psychiatrischen bzw. psychosomatischen Kontext bei bis zu 40 %*. Insgesamt sind *Frauen und Männer gleich häufig* betroffen. Es werden zehn spezifische Persönlichkeitsstörungen unterschieden, die nach ICD-10 und DSM-5 wie in ▶ Tab. 8.1 gezeigt kodiert werden.

Tab. 8.1: Kodierung von Persönlichkeitsstörungen nach ICD-10, Cluster nach DSM-5 (Zimmermann, 2024) und Prävalenz

ICD-10 Spezifische Persönlichkeitsstörungen (PS) (F60)		DSM-5 Cluster	Prävalenz
F60.0	Paranoide PS	A: Sonderbar-exzentrisch	2 %
F60.1	Schizoide PS		2,2 %
F60.2	Dissoziale PS	B: Dramatisch-emotional	2,8 %
F60.3	Emotional instabile PS		1,5 %
F60.30	Impulsiver Typ		
F60.31	Borderline-Typ		
F60.4	Histrionische PS		0,4 %
F60.5	Anankastische (zwanghafte) PS	C: Ängstlich-vermeidend	3,2 %
F60.6	Ängstlich-vermeidende PS		2,3 %
F60.7	Abhängige (asthenische) PS		0,4 %
F60.8	Sonstige, inkl. narzisstische PS	je nach PS (narzisstisch = B)	1,6 %

Zum Cluster A gehört auch die schizotype Störung, die in der ICD-10 unter F21 kodiert wird. Unter F61 werden kombinierte Persönlichkeitsstörungen kodiert, unter F62 weitere andauernde Persönlichkeitsänderungen, die nicht Folge einer Schädigung oder Krankheit des Gehirns sind. Hierzu gehören die »Andauernde Persönlichkeitsänderung nach Extrembelastung« (F62.0) sowie die »Andauernde Persönlichkeitsänderung bei chronischem Schmerzsyndrom« (F62.80).

8.3 Klassifikation: Wie werden Persönlichkeitsstörungen klassifiziert?

Nach *ICD-10* werden Persönlichkeitsstörungen *kategorial* in acht typische Symptomkonstellationen unterteilt. Da in der Praxis häufig die Kriterien mehrerer Persönlichkeitsstörungen zugleich erfüllt sind (z. B. ängstlich-vermeidende, abhängige und zwanghafte Persönlichkeitsstörung) und sich die Diagnosen im Laufe des Lebens ändern können, wurde in der ICD-11 ein *dimensionales Modell* mit definierter Mindestdauer entwickelt.

Nach *ICD-11* zeigt sich eine Persönlichkeitsstörung in unangepassten Mustern von Denken, Fühlen und Handeln. Die *Funktionsbeeinträchtigungen* beziehen sich auf das *Selbst*, z. B. instabiles Erleben der eigenen Identität, des Selbstwerts oder Einschränkungen in der Emotions- und Selbstregulation, sowie auf die *Beziehungsgestaltung*, z. B. Probleme bzgl. Nähe und Distanz, Empathie oder Konfliktfähigkeit. Die *Funktionsbeeinträchtigungen* können als *leicht, mittel oder schwer* quantifiziert werden. *Qualitativ* können – in Anlehnung an das Big-Five-Persönlichkeitsmodell (s. o.) – *auffällige Muster* beschrieben werden (s. u.).

Für die Diagnosestellung müssen in der ICD-10 und ICD-11 die in ▶ Tab. 8.2 aufgeführten *allgemeinen Kriterien der Persönlichkeitsstörung* erfüllt sein.

Tab. 8.2: Allgemeine Kriterien der Persönlichkeitsstörung nach ICD-10 und ICD-11

ICD-10 Persönlichkeitsstörung (F60)	ICD-11 Persönlichkeitsstörung (6D10)
Allgemeine Diagnosekriterien Die charakteristischen und dauerhaften inneren Erfahrungs- und Verhaltensmuster der Betroffenen weichen deutlich von kulturell erwarteten und akzeptierten »Normen« ab. Diese Abweichung äußert sich in mehr als einem der folgenden Bereiche: • **Kognition:** Wahrnehmung und Interpretation von Dingen, Menschen und Ereignissen; Einstellungen und Vorstellungen von sich und anderen	**Basiskriterium** Andauernde Funktionsbeeinträchtigung in Aspekten des Selbst und der zwischenmenschlichen Beziehungsgestaltung: • Manifestiert sich in unangepassten Mustern von Kognitionen, Emotionen, Emotionsausdruck und Verhalten • Ist für den Entwicklungsstand der Person unangemessen • Lässt sich nicht primär durch soziokulturelle Faktoren (einschließlich sozialpolitischer Konflikte) erklären

Tab. 8.2: Allgemeine Kriterien der Persönlichkeitsstörung nach ICD-10 und ICD-11 – Fortsetzung

ICD-10 Persönlichkeitsstörung (F60)	ICD-11 Persönlichkeitsstörung (6D10)
• **Affektivität:** Variationsbreite, Intensität und Angemessenheit der emotionalen Ansprechbarkeit und Reaktion • **Impulskontrolle** und Bedürfnisbefriedigung • **Zwischenmenschliche Beziehungen** und Art des Umgangs mit ihnen	
Abweichung so ausgeprägt, dass das daraus resultierende Verhalten in vielen persönlichen und sozialen Situationen unflexibel, unangepasst oder auch auf andere Weise unzweckmäßig ist	Auswirkung auf eine Vielzahl von persönlichen und sozialen Situationen
Abweichung bedingt persönlichen Leidensdruck, nachteiligen Einfluss auf die soziale Umwelt oder beides	Erhebliches Leid im persönlichen, familiären, sozialen, Ausbildungs- oder Berufskontext oder anderen Bereichen
Abweichung stabil und von langer Dauer mit Beginn im späten Kindesalter oder der Adoleszenz	Dauer > 2 Jahre
Abweichung nicht durch andere psychische Störungen oder organische Erkrankungen bzw. zerebrale Funktionsstörungen erklärbar	Keine direkte Folge einer Medikation oder Substanz und nicht besser durch eine körperliche oder psychische Diagnose erklärbar

Sofern die allgemeinen Kriterien nach ICD-10 erfüllt sind, müssen für die spezifische Diagnose einer Persönlichkeitsstörung weitere spezifische Kriterien erfüllt sein (▶ Tab. 8.3 bis ▶ Tab. 8.11).

In der ICD-11 wird anschließend zudem der Schweregrad bezüglich der Hauptkriterien *Selbst* und *Beziehungsgestaltung* ermittelt. Optional können zusätzlich qualitative Merkmale der Ausprägung beschrieben werden (siehe Kasten).

Beurteilung der Funktionsbeeinträchtigung (leicht, mittel, schwer) in Bezug auf Selbst und Beziehungsgestaltung nach ICD-11

• **Selbst:** Identität, Selbstwert, Reflexionsfähigkeit, Selbststeuerung
• **Beziehungsgestaltung:** Nähe und Intimität, Empathie, Konfliktfähigkeit

8.3 Klassifikation: Wie werden Persönlichkeitsstörungen klassifiziert?

Einordnung der Ausprägungen der fünf Persönlichkeitsmerkmale nach ICD-11

- **Negative Affektivität (6D11.0):** u. a. emotionale Instabilität, dauerhaft erniedrigtes Selbstwertgefühl, Einschränkungen der Emotionsregulation, Misstrauen etc.
- **Distanziertheit/Bindungslosigkeit (6D11.1):** u. a. Reserviertheit, Unnahbarkeit, Mangel an Sozialkontakten, Vermeiden von Beziehungen und Intimität etc.
- **Dissozialität (6D11.2):** u. a. Empathiemangel, Missachtung von Gefühlen und Rechten anderer, Selbstbezogenheit etc.
- **Enthemmung (6D11.3):** u. a. impulsives Handeln ohne Rücksicht auf mögliche negative Folgen, Rücksichtslosigkeit, Verantwortungslosigkeit, Planlosigkeit etc.
- **Anankasmus (6D11.4):** u. a. Eigensinn, Rigidität, Perfektionismus, hohes Kontrollbedürfnis etc.

8.3.1 Differenzialdiagnostik: Was zeichnet die einzelnen Persönlichkeitsstörungen aus?

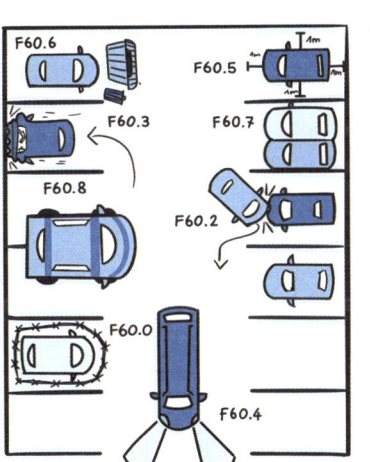

Abb. 8.1: Parkplatz der Persönlichkeitsstörungen nach ICD-10 (modifiziert nach https://i.pinimg.com/originals/5f/72/27/5f7227a7f435127f05b95bbe8df9d636.jpg, Zugriff am 17.06.2024)

Nach ICD-10 gibt es ein kategoriales Modell mit neun verschiedenen Persönlichkeitsstörungen (▶ Abb. 8.1). Nach dem dimensionalen Modell von ICD-11 gibt es leicht-, mittel- und schwergradige Ausprägungen von Persönlichkeitsstörungen, aber eben keine Kategorien mehr. Daher werden in den folgenden Tabellen die klinischen Charakteristika der verschiedenen Persönlichkeitsstörungen nach ICD-10 und eine entsprechende beispielhafte Beschreibung der Ausprägungen der fünf Persönlichkeitsmerkmale bei einer schweren Persönlichkeitsstörung nach ICD-11 gegenübergestellt. Diese sind zum besseren Verständnis in die drei Cluster nach DSM-5 gruppiert und jeweils um eine kurze, schulenübergreifende Zusammenfassung möglicher entwicklungsgeschichtlicher Bedingungsfaktoren ergänzt.

Was charakterisiert die Persönlichkeitsstörungen in Cluster A: Sonderbar-exzentrisch?

Menschen mit Persönlichkeitsstörungen in dem Cluster A »Sonderbar-exzentrisch« begeben sich selten in Psychotherapie. Sie stellen sich – wenn überhaupt – mit Symptomen anderer psychischer Erkrankungen, z. B. Depressivität oder Angst, vor.

Bei *paranoiden Persönlichkeitsstörungen* (▶ Tab. 8.3) gehen schulenübergreifende Modelle davon aus, dass Erniedrigung und körperliche Gewalt primärer Bezugspersonen bei Betroffenen zu ausgeprägten Insuffizienzgefühlen und Scham führen. Tiefes Misstrauen, Isolation und Flucht in Verschwörungstheorien können dann als dysfunktionale Bewältigungsversuche gesehen werden.

Tab. 8.3: Kriterien der paranoiden Persönlichkeitsstörung nach ICD-10 und beispielhafte Beschreibung der entsprechenden Persönlichkeitsmerkmale nach ICD-11 (nach Lieb, 2023)

ICD-10 Kriterien der paranoiden Persönlichkeitsstörung (F60.0)	ICD-11 Beispielhafte Beschreibung der entsprechenden Persönlichkeitsmerkmale
Mindestens vier der folgenden Merkmale: • Übertriebene Empfindlichkeit auf Rückschläge und Zurücksetzungen • Neigung, dauerhaften Groll zu hegen und Verletzungen nicht zu vergeben • Misstrauen und anhaltende Tendenz, neutrale oder freundliche Verhaltensweisen anderer als feindlich zu missdeuten • Streitbarkeit und beharrliches, situationsunangemessenes Bestehen auf eigenen Rechten • Eifersucht und häufiges ungerechtfertigtes Misstrauen bzgl. des Ehe-/Sexualpartners • Selbstbezogenheit in Verbindung mit Überheblichkeit • Häufige Beschäftigung mit unbegründeten Gedanken an Verschwörungen als Erklärungen für Ereignisse in der näheren oder weiteren Umgebung	**Schweregrad:** schwer • **Selbst:** Unfähigkeit zur Regulation aggressiver oder gewalttätiger Impulse; teils massive Angst vor wahrgenommener Bedrohung • **Beziehungsgestaltung:** querulatorisch oder totale Isolation • **Negative Affektivität:** ausgeprägte Wut und Angst; negatives Bild anderer mit Unterstellung böser Absichten und bedrohlicher Handlungen • **Soziale Distanziertheit:** Einsamkeit, soziale Isolation • **Dissozialität:** wenig Empathiefähigkeit • **Enthemmung:** impulsives Handeln bei starken Affekten oder wahrgenommener Bedrohung • **Anankasmus:** unauffällig

Bei der *schizoiden Persönlichkeitsstörung* (▶ Tab. 8.4) sehen schulenübergreifende Modelle die Entstehung durch primäre Bezugspersonen mitbedingt, die die Kontaktsuche und Emotionsausdrucksversuche des Säuglings ignorieren. Als dysfunktionale Bewältigungsstrategie reduziert das Kind seine Affektwahrnehmung und -kommunikation.

Tab. 8.4: Kriterien der schizoiden Persönlichkeitsstörung nach ICD-10 und beispielhafte Beschreibung der entsprechenden Persönlichkeitsmerkmale nach ICD-11 (nach Lieb, 2023)

ICD-10 Kriterien der schizoiden Persönlichkeitsstörung (F60.1)	ICD-11 Beispielhafte Beschreibung der entsprechenden Persönlichkeitsmerkmale
Mindestens vier der folgenden Merkmale: • Freudlosigkeit • Emotionale Kühle, Distanziertheit oder abgeflachter Affekt • Reduzierte Fähigkeit, warme, zärtliche Gefühle oder Ärger auszudrücken • Eindruck von Gleichgültigkeit gegenüber Lob oder Kritik • Altersbezogen geringeres Interesse an sexuellen Erfahrungen mit Anderen • Bevorzugung von Aktivitäten alleine • Übermäßig vertieft in Fantasien, Introvertiertheit • Wünscht und/oder hat keine (max. 1) Freunde oder vertrauensvollen Beziehungen • Ignoranz von sozialen Normen aufgrund mangelhaften Gespürs	**Schweregrad:** schwer • **Selbst:** Depressivität und Suizidalität • **Beziehungsgestaltung:** Isolation, keine Berufstätigkeit • **Negative Affektivität:** wenig Erleben positiver oder negativer Emotionen • **Soziale Distanziertheit:** starke soziale Isolation, Einzelgänger • **Dissozialität:** unauffällig • **Enthemmung:** unauffällig • **Anankasmus:** unauffällig

Was charakterisiert die Persönlichkeitsstörungen in Cluster B: Dramatisch-emotional?

Das Cluster B »Dramatisch-emotional« ist gekennzeichnet durch Impulsivität und starke Wechsel in Beziehungen sowie Schwierigkeiten im Umgang mit Nähe und Distanz.

Bei der dissozialen Persönlichkeitsstörung (▶ Tab. 8.5) *scheinen biologische Faktoren ätiologisch eine große Rolle zu spielen.* Dazu zählen genetisch bedingte Impulsivität und hohe Risikobereitschaft bei geringer Angstneigung, Suchtkrankung der Mutter und Geburtskomplikationen. Weitere Einflussfaktoren sind negative Kindheitserfahrungen, so genannte *adverse childhood events (ACE)*. Bei der Aufrechterhaltung spielt auch das Umfeld (z. B. Drogenkonsum in der Peergroup) eine Rolle.

Tab. 8.5: Kriterien der dissozialen Persönlichkeitsstörung nach ICD-10 und beispielhafte Beschreibung der entsprechenden Persönlichkeitsmerkmale nach ICD-11 (nach Lieb, 2023)

ICD-10 Kriterien der dissozialen Persönlichkeitsstörung (F60.2)	ICD-11 Beispielhafte Beschreibung der entsprechenden Persönlichkeitsmerkmale
Mindestens drei der folgenden Merkmale: • Herzloses Unbeteiligtsein an Gefühlen anderer • Verantwortungslose Haltung und Missachtung sozialer Normen, Regeln und Verpflichtungen • Unfähigkeit zur Aufrechterhaltung dauerhafter Beziehungen, aber Fähigkeit, diese einzugehen • Sehr geringe Frustrationstoleranz und niedrige Schwelle für aggressives (einschließlich gewalttätiges) Verhalten • Fehlendes Schuldbewusstsein oder Unfähigkeit, aus negativer Erfahrung (v. a. Bestrafung) zu lernen • Deutliche Neigung, für das eigene Konfliktverhalten andere zu beschuldigen oder es zu rationalisieren	**Schweregrad:** schwer • **Selbst:** geringe Reflexionsfähigkeit und Selbststeuerung • **Beziehungsgestaltung:** Unfähigkeit, sich an Regeln und Gesetze zu halten; auf eigenen Vorteil bedacht; häufige Konflikte; Haftstrafen • **Negative Affektivität:** ausgeprägte Wut, wenig Angst • **Soziale Distanziertheit:** unauffällig • **Dissozialität:** extreme Selbstbezogenheit, Rücksichtslosigkeit, Aggressivität, Empathielosigkeit • **Enthemmung:** starke Impulsivität, Drang zu rascher Bedürfnisbefriedigung • **Anankasmus:** unauffällig

Die *Borderline-Persönlichkeitsstörung* (▶ Tab. 8.6) ist die einzige spezifische Persönlichkeitsstörungsdiagnose, die aus der ICD-10 in die ICD-11 übernommen wurde und dort »Borderline-Muster« heißt. Grund dafür ist, dass es für diese Störung zahlreiche Modelle zur Ätiologie und empirisch in ihrer Wirksamkeit belegte psychotherapeutische Behandlungen gibt.

Tab. 8.6: Kriterien der emotional instabilen Persönlichkeitsstörung nach ICD-10 und des Borderline-Musters nach ICD-11 (nach Lieb, 2023)

ICD-10 Emotional instabile Persönlichkeitsstörung (F60.3)		ICD-11 Borderline-Muster (6D11.5)
Impulsiver Typ (F60.30)	**Borderline-Typ (F60.31)**	
Mindestens drei der folgenden fünf Kriterien	Mindestens drei Kriterien des impulsiven Typs plus mindestens zwei der folgenden fünf Kriterien	Mindestens fünf der folgenden neun Kriterien
Affektivität: • Deutliche Tendenz zu Streit, v. a. bei Tadel oder Begrenzung impulsiver Handlungen	**Affektivität:** • Anhaltende Gefühle von Leere	**Affektivität:** • Unangemessen heftige Wut oder Schwierigkeiten, diese zu kontrollieren • Affektive Instabilität

Tab. 8.6: Kriterien der emotional instabilen Persönlichkeitsstörung nach ICD-10 und des Borderline-Musters nach ICD-11 (nach Lieb, 2023) – Fortsetzung

ICD-10 Emotional instabile Persönlichkeitsstörung (F60.3)		ICD-11 Borderline-Muster (6D11.5)
Impulsiver Typ (F60.30)	**Borderline-Typ (F60.31)**	
• Neigung zu Wut- und Gewaltausbrüchen mit Unfähigkeit, diese zu kontrollieren • Unbeständige und unberechen-bare Stimmung		• Chronisches Gefühl innerer Leere
Impulsivität: • Deutliche Tendenz, unerwartet und ohne Rücksicht auf Konsequenzen zu handeln • Schwierigkeiten in der Beibehaltung von nicht unmittelbar belohnten Handlungen	**Impulsivität:** • Wiederholte Handlungen mit Selbstbeschädigung oder deren Androhung	**Impulsivität:** • Impulsivität in mindestens zwei potenziell selbstschädigenden Bereichen (z. B. Geldausgeben, Sexualität, Substanzmissbrauch, rücksichtsloses Fahren, Essattacken) • Wiederholte suizidale Handlungen, Suizidandeutungen oder -drohungen oder Selbstverletzungsverhalten
	Kognition: • Störungen und Unsicherheit bzgl. Selbstbild, Zielen und »inneren« (einschließlich sexuellen) Präferenzen	**Kognition:** • Vorübergehende, durch Belastungen ausgelöste paranoide Vorstellungen oder schwere dissoziative Symptome • Identitätsstörungen als ausgeprägte und andauernde Instabilität des Selbstbilds bzw. der Selbstwahrnehmung
	Interpersoneller Bereich: • Übertriebene Bemühungen, Verlassenwerden zu vermeiden • Neigung, sich auf intensive, aber instabile Beziehungen einzulassen, oft mit emotionalen Krisen	**Interpersoneller Bereich:** • Verzweifelts Bemühen, tatsächliches oder vermutetes Verlassenwerden bzw. Alleinsein zu verhindern • Muster von instabilen und intensiven Beziehungen, zwischen Idealisierung und Entwertung

Die *histrionische Persönlichkeitsstörung* (▶ Tab. 8.7) geht auf das lateinische Wort »histrio«, also Schauspieler, zurück. *Psychoanalytisch* wird die Entstehung der histrionischen Persönlichkeitsstörung erklärt durch *wenig Zuwendung vom gleichgeschlechtlichen Elternteil* und dem Versuch des Kindes, mit charmantem Verhalten die *Aufmerksamkeit des gegengeschlechtlichen Elternteils* zu erlangen. Gelingt dies in der Kindheit wiederholt, festigt sich der Mechanismus. *Andere Psychotherapieschulen* sehen in der Entstehung ein *Wechselspiel aus extrovertierter und lebhafter Primärpersönlichkeit und* einem *Erziehungsstil*, der erwünschtes Verhalten teils verstärkt, bei unerwünschtem Verhalten jedoch keine Grenzen setzt.

Tab. 8.7: Kriterien der histrionischen Persönlichkeitsstörung nach ICD-10 und beispielhafte Beschreibung der entsprechenden Persönlichkeitsmerkmale nach ICD-11 (nach Lieb, 2023)

ICD-10 Kriterien der Histrionischen Persönlichkeitsstörung (F60.4)	ICD-11 Beispielhafte Beschreibung der entsprechenden Persönlichkeitsmerkmale
Mindestens vier der folgenden Merkmale:	**Schweregrad:** schwer
• Dramatische Selbstdarstellung, theatralisches Auftreten oder übertriebener Ausdruck von Gefühlen • Suggestibilität, leichte Beeinflussbarkeit durch andere oder äußere Ereignisse • Oberflächliche, labile Affekte • Ständige Suche nach aufregenden Erlebnissen bzw. Aktivitäten, in denen die Betreffenden im Mittelpunkt der Aufmerksamkeit stehen • Unangemessen verführerisch in Erscheinung und Verhalten • Übermäßige Beschäftigung damit, äußerlich attraktiv zu erscheinen	• **Selbst:** heftige Affektausbrüche oder parasuizidale Handlungen bei Nichtbeachtung; Demonstration starker Schmerzen oder Körpersymptome • **Beziehungsgestaltung:** Unfähigkeit, stabile Beziehungen zu führen • **Negative Affektivität:** heftiger Ausdruck von rasch wechselnden Affekten • **Soziale Distanziertheit:** schnelle und übertriebene Herstellung von Nähe unter Missachtung des Nähebedürfnisses des Gegenübers • **Dissozialität:** kaum Empathiefähigkeit, starker Selbstbezug, Egozentrizität • **Enthemmung:** Drang zu sofortiger Bedürfnisbefriedigung, Impulsivität, Verantwortungslosigkeit • **Anankasmus:** unauffällig

Was charakterisiert die Persönlichkeitsstörungen in Cluster C: Ängstlich-vermeidend?

Das Cluster C »Ängstlich-vermeidend« ist gekennzeichnet durch Angst und Furcht. Menschen mit diesen Persönlichkeitsstörungen fühlen sich oft angespannt, besorgt, hilflos und abhängig.

Die *anankastische Persönlichkeitsstörung* (▶ Tab. 8.8) wird psychodynamisch als *Reaktionsbildung* angesehen, bei der Aggressionen oder von der Norm abweichende Wünsche ins Gegenteil verkehrt werden. *Verhaltenstherapeutische Modelle* gehen davon aus, dass sehr strenge und rigide Bezugspersonen alle Verhaltensweisen abstraften, die nicht den Regeln entsprachen.

Tab. 8.8: Kriterien der anankastischen Persönlichkeitsstörung nach ICD-10 und beispielhafte Beschreibung der entsprechenden Persönlichkeitsmerkmale nach ICD-11 (nach Lieb, 2023)

ICD-10 Kriterien der anankastischen Persönlichkeitsstörung (F60.5)	ICD-11 Beispielhafte Beschreibung der entsprechenden Persönlichkeitsmerkmale
Mindestens vier der folgenden Merkmale:	**Schweregrad:** schwer
• Gefühl von starkem Zweifel und übermäßiger Vorsicht • Ständige Beschäftigung mit Details, Regeln, Listen, Ordnung, Plänen • Perfektionismus, der die Fertigstellung von Aufgaben behindert • Übermäßige Gewissenhaftigkeit und Skrupelhaftigkeit • Unverhältnismäßige Leistungsbezogenheit unter Vernachlässigung/Verzicht auf Vergnügungen und Beziehungen • Übertriebene Pedanterie und Befolgung sozialer Normen • Rigidität und Eigensinn • Unbegründetes Bestehen darauf, dass andere sich exakt den eigenen Gewohnheiten unterordnen, oder unbegründete Abneigung dagegen, andere etwas machen zu lassen	• **Selbst:** Teils übermäßige Selbststeuerung; Perfektionismus, der verhindert, Aufgaben zu Ende zu bringen • **Beziehungsgestaltung:** Unfähigkeit zu intimen Beziehungen; Konflikte bzgl. Kontrolle • **Negative Affektivität:** Gefühle (auch positive) machen Angst; negative Erwartungen an andere (z. B. »Die kriegen es sowieso nicht hin.«) • **Soziale Distanziertheit:** Schwierigkeiten bei Empathie und Nähe • **Dissozialität:** unauffällig • **Enthemmung:** keine, stattdessen genaue Planung von Handlungen • **Anankasmus:** perfektionistisch, rigide, starres Regelbefolgen

Die Entstehung einer *ängstlich-vermeidenden Persönlichkeitsstörung* (▶ Tab. 8.9) steht mit genetisch bedingter erhöhter Ängstlichkeit in Zusammenhang. Verhaltenstherapeutische Modelle gehen von negativen Lernerfahrungen aus, z. B. Zurückweisung in sozialen Situationen, die zur Vermeidung sozialer Situationen und somit zu einer eingeschränkten Entwicklung sozialer Fähigkeiten führen.

Tab. 8.9: Kriterien der Ängstlich-Vermeidenden Persönlichkeitsstörung nach ICD-10 und beispielhafte Beschreibung der entsprechenden Persönlichkeitsmerkmale nach ICD-11 (nach Lieb, 2023)

ICD-10 Kriterien der ängstlich-vermeidenden Persönlichkeitsstörung (F60.6)	ICD-11 Beispielhafte Beschreibung der entsprechenden Persönlichkeitsmerkmale
Mindestens vier der folgenden Merkmale:	**Schweregrad:** schwer
• Andauernde und umfassende Gefühle von Anspannung und Besorgtheit • Überzeugung, sozial unbeholfen, unattraktiv oder minderwertig zu sein • Übertriebene Sorge, kritisiert oder abgelehnt zu werden • Persönliche Kontakte nur, wenn Sicherheit besteht, gemocht zu werden	• **Selbst:** geringer Selbstwert • **Beziehungsgestaltung:** sozialer Rückzug, Isolation, Vermeidung von Konflikten, berufliche und private Einschränkungen • **Negative Affektivität:** starke Angst und Scham, negative Erwartungen an sich und andere

Tab. 8.9: Kriterien der Ängstlich-Vermeidenden Persönlichkeitsstörung nach ICD-10 und beispielhafte Beschreibung der entsprechenden Persönlichkeitsmerkmale nach ICD-11 (nach Lieb, 2023) – Fortsetzung

ICD-10 Kriterien der ängstlich-vermeidenden Persönlichkeitsstörung (F60.6)	ICD-11 Beispielhafte Beschreibung der entsprechenden Persönlichkeitsmerkmale
• Eingeschränkter Lebensstil aufgrund Bedürfnis nach körperlicher Sicherheit • Vermeidung beruflicher oder sozialer Aktivitäten mit intensivem zwischenmenschlichem Kontakt aus Furcht vor Kritik oder Ablehnung	• **Soziale Distanziertheit:** Wunsch nach Nähe, aber Vermeidung sozialer Kontakte aus Angst vor Ablehnung • **Dissozialität:** unauffällig • **Enthemmung:** gehemmt (vorsichtig und zurückhaltend)

Bei der *abhängigen Persönlichkeitsstörung* (▶ Tab. 8.10) geht man ätiologisch von *überfürsorglichen oder vernachlässigenden Bezugspersonen* aus, sodass das Kind *keine autonomen Lernerfahrungen* machen und Selbstwirksamkeitserleben entwickeln kann.

Tab. 8.10: Kriterien der abhängigen Persönlichkeitsstörung nach ICD-10 und beispielhafte Beschreibung der entsprechenden Persönlichkeitsmerkmale nach ICD-11 (nach Lieb, 2023)

ICD-10 Kriterien der abhängigen Persönlichkeitsstörung (F60.7)	ICD-11 Beispielhafte Beschreibung der entsprechenden Persönlichkeits-merkmale
Mindestens vier der folgenden Merkmale:	Schweregrad: schwer
• Ermunterung oder Erlaubnis an andere, die meisten wichtigen Entscheidungen zu treffen • Unterordnung eigener Bedürfnisse und unverhältnismäßige Nachgiebigkeit gegenüber Personen • Mangelnde Bereitschaft zur Äußerung selbst angemessener Ansprüche gegenüber anderen • Beim Alleinsein große Angst, nicht für sich sorgen zu können • Große Furcht, verlassen zu werden und auf sich angewiesen zu sein • Eingeschränkte Fähigkeit, Alltagsentscheidungen ohne zahlreiche Ratschläge und Bestätigungen zu treffen	• **Selbst:** Erwartung, allein nicht lebensfähig zu sein, und tatsächliche Unfähigkeit, allein zu überleben • **Beziehungsgestaltung:** oft in gewalttätigen/missbräuchlichen Partnerschaften • **Negative Affektivität:** extreme Verlustängste, Angst vor Verlassenwerden und Alleinsein • **Soziale Distanziertheit:** extremer Wunsch nach Nähe • **Dissozialität:** unauffällig • **Enthemmung:** unauffällig • **Anankasmus:** unauffällig

Schulenübergreifende Ätiologiemodelle gehen davon aus, dass bei der Entwicklung der *narzisstischen Persönlichkeitsstörung* das Verhalten von Bezugspersonen eine wichtige Rolle spielt. Wenn Bezugspersonen die Talente und Leistungen ihres Kindes immer wieder überbewerten und es dabei von der Realität abschirmen, baut das Kind ein unerreichbares inneres Ideal (*Größenselbst*) auf, das es durch Betonung seiner Großartigkeit und Rückzug bei kränkenden Erfahrungen schützen muss. Auch wenn Bezugspersonen das Kind immer wieder entwerten und/oder körperliche Gewalt anwenden, baut das Kind zum Schutz seines Selbstwerts ein überhöhtes inneres Größenselbst auf.

Nach ICD-10 stellt die *narzisstische Persönlichkeitsstörung* keine eigene Entität dar, da sie sich stark mit anderen Persönlichkeitsstörungen, z. B. der Histrionischen und der Dissozialen, überschneidet. Sie wird nach ICD-10 unter sonstige Persönlichkeitsstörungen (F60.8) kodiert. Nach DSM-5 wird sie zu den Cluster-B-Persönlichkeitsstörungen (dramatisch-emotional) gerechnet. Sie stellt ein tiefgreifendes Muster von Großartigkeit (in Fantasie oder Verhalten) gekoppelt mit dem Bedürfnis nach Bewunderung und einem Mangel an Empathie dar. In ▶ Tab. 8.11 werden die Kriterien beispielhaft nach ICD-11 beschrieben.

Tab. 8.11: Beispielhafte Beschreibung narzisstischer Persönlichkeitsmerkmale nach ICD-11 (nach Lieb, 2023)

ICD-11
Beispielhafte Beschreibung von Persönlichkeitsmerkmalen bei narzisstischer Persönlichkeitsstörung
Schweregrad: schwer • **Selbst:** unrealistisches Selbstkonzept; Gefahr starker Suizidalität • **Beziehungsgestaltung:** Unfähigkeit, Beziehungen zu führen, teils gewalttätiges und sadistisches Verhalten in Beziehungen; Gefahr erweiterter Suizide • **Negative Affektivität:** heftiger Ausdruck von Wut, extrem schwankendes Selbstwertgefühl (zwischen Grandiosität und Wertlosigkeit), große Kränkbarkeit • **Soziale Distanziertheit:** unauffällig • **Dissozialität:** fehlende Empathie, extremer Selbstbezug, Egozentrizität • **Enthemmung:** Drang zu sofortiger Bedürfnisbefriedigung, Rücksichtslosigkeit, Verantwortungslosigkeit • **Anankasmus:** unauffällig

8.4 Diagnostik: Wie werden Persönlichkeitsstörungen diagnostiziert?

8.4.1 Wie sieht die gezielte Diagnostik bei Persönlichkeitsstörungen aus?

Die meisten Menschen mit Persönlichkeitsstörungen erleben ihre Persönlichkeit nicht als gestört, sondern als *Ich-synton*. Daher suchen die wenigsten Hilfe wegen der Persönlichkeitsstörung an sich, sondern aufgrund anderer *psychischer Erkrankungen*, z. B. depressive Episoden, Angst- oder Zwangserkrankungen, Suchtkrankungen, somatoforme Störungen, aufgrund wiederkehrender *interaktioneller Probleme* oder der *Rückmeldung anderer*, mit ihnen stimme etwas nicht. Insbesondere die Abgrenzung zur komplexen Posttraumatischen Belastungsstörung (kPTBS) kann schwierig sein.

Daher sollte die Diagnostik bei V. a. Vorliegen einer Persönlichkeitsstörung immer eine gründliche Eigenanamnese beinhalten. *Zusätzlich* sollten überdauernde Muster in Erleben und Verhalten eruiert werden. Hierbei helfen:

- *Fremdanamnese*
- *Längerer Beobachtungs- und Erlebniszeitraum* bzgl. Verhalten und zwischenmenschlicher Interaktion (z. B. im Rahmen einer (teil-)stationären Behandlung)
- Abgrenzung, welche Muster in Erleben und Verhalten einer möglichen *psychischen Komorbidität* (z. B. depressiver Episode) zuzuordnen und damit von kürzerer Dauer sind und welche zeitlich überdauern.

8.4.2 Was sind häufig genutzte psychometrische Instrumente zur Diagnostik bei Persönlichkeitsstörungen?

- Störungsübergreifende (halb-)strukturierte Interviews:
  - Strukturiertes Klinisches Interview nach DSM-5 (SCID-5-CV)
- Störungsspezifische Selbstbeurteilungsinstrumente:
  - Borderline-Persönlichkeitsinventar (BPI)
  - Borderline-Symptom-Liste (BSL-23)
  - Fragebogen zu Gedanken und Gefühlen (FGG)
  - Narzissmusinventar (NI)

8.4.3 Wie kann beim Vorliegen einer Borderline-Persönlichkeitsstörung der psychopathologische Befund (nach AMDP) für die eingangs skizzierte Patientin »Stefanie« lauten?

Aus dem klinischen Alltag

Die Patientin erscheint etwas verspätet zum Untersuchungstermin, berichtet dann angespannt, aber freundlich von ihrer Problematik. Wache, zu allen Qualitäten orientierte 28-jährige Frau. Kein Anhalt für das Vorliegen von formalen oder inhaltlichen Denkstörungen, Wahrnehmungsstörungen oder Ich-Störungen. Gedächtnis und Konzentration leicht herabgesetzt. Verlassenheitsängste in Beziehungen. Stimmung wechselhaft, Freudfähigkeit und Interesse situativ erhalten. Überforderungs- und Schuldgefühle, Selbstwert reduziert, massives Schulderleben. Antrieb wechselhaft, psychomotorische Unruhe. Die Patientin hat passive Todeswünsche. Von suizidalen Handlungen ist sie aktuell glaubhaft distanziert. In der Vorgeschichte gab es mehrmalige Suizidversuche, letztmalig vor acht Monaten. Es bestehen Ein- und Durchschlafschwierigkeiten mit nächtlichen Albträumen. Alkoholkonsum von einer halben Flasche Wein ca. 2–3x/

Woche, Nikotinkonsum von ca. 7–10 Zigaretten/Tag. Selbstverletzendes Verhalten mit Ritzen am Unterarm alle 1–2 Wochen.

8.5 Ätiologiemodelle: Wie lässt sich die Entstehung von Persönlichkeitsstörungen erklären?

Obwohl alle psychotherapeutischen Richtungen eigene Modelle für die Entstehung von Persönlichkeitsstörungen entwickelt haben, gilt schulenübergreifend ein *Vulnerabilitäts-Stress-Modell*. Demnach haben *genetisch-biologische Faktoren* einen Anteil von ca. 30–50 % bei der Ausbildung einer Persönlichkeitsstörung, z. B. wenn neurobiologisch die Impuls- oder Affektregulation beeinträchtigt ist. Zu den *psychosozialen Risikofaktoren* zählen körperliche, emotionale oder sexuelle Gewalterfahrungen, körperliche oder emotionale Vernachlässigung, Verluste etc. Je nachdem, wie protektive und risikoreiche biologische und psychosoziale Faktoren zusammenspielen, kann im Laufe der kindlichen und jugendlichen Entwicklung eine Persönlichkeitsstörung entstehen. Körperlicher oder psychosozialer Stress kann diese im Erwachsenenalter ggf. weiter verstärken. Bei schweren Traumatisierungen kann sich eine Persönlichkeitsstörung im Einzelfall sogar überhaupt erst im Erwachsenenalter ausbilden.

Allgemein können die starren und von der Norm abweichenden Erlebens- und Verhaltensmuster als Versuch verstanden werden, in einem aversiven Umfeld psychisch zu überleben. Im weiteren Verlauf sind sie dann häufig dysfunktional und werden in der Interaktion von anderen sanktioniert.

8.5.1 Wie erklärt sich die Entstehung von Persönlichkeitsstörungen aus psychodynamischer Perspektive?

Ätiologische Modelle der psychodynamischen Psychotherapie gehen von genetischen Faktoren und schwierigen Interaktionen in vulnerablen Entwicklungsphasen von Kindheit und Jugend aus. Sie erklären die unterschiedlichen Arten von Persönlichkeitsstörungen mit dem Zeitpunkt, an dem die kindliche Persönlichkeitsentwicklung gestört wurde. Je früher die Entwicklung gestört wird, desto schwerwiegender die Störung. Zu den sogenannten »frühen« Störungen (Entstehung vor dem 3. Geburtstag) zählen z. B. die Borderline-, narzisstische, histrionische und dissoziale Persönlichkeitsstörung.

Die *Objektbeziehungstheorie* geht davon aus, dass Kinder in ihrer Persönlichkeitsentwicklung auf verlässliche Bezugspersonen (= Objekte) angewiesen sind, die ihnen durch Spiegelung ihrer Affekte und Verhaltensweisen ermöglichen, ein realistisches und flexibles Bild von sich (= *Selbstrepräsentanz*) und anderen (= *Objekt-*

repräsentanz) zu entwickeln. Wenn Bezugspersonen vernachlässigend, strafend oder missbräuchlich sind, sind auch die Objektrepräsentanzen häufig streng, rigide und dysfunktional. Die mangelnden Spiegelungen der Affekte und Verhaltensweisen lassen die Kinder negative oder widersprüchliche Selbstrepräsentanzen aufbauen, was die Entwicklung eines realistischen und in sich konsistenten Selbstbilds beeinträchtigt. *Diese sogenannte Identitätsdiffusion ist laut Otto Kernberg zentrales Merkmal einer Persönlichkeitsstörung.* Die unzureichend entwickelten Selbst- und Objektrepräsentanzen führen zu großen Schwierigkeiten in der zwischenmenschlichen Beziehungsgestaltung, in der Autonomieentwicklung und im Umgang mit Konflikten, woraus wiederkehrende maladaptive Beziehungsmuster resultieren.

Die *Operationalisierte Psychodynamische Diagnostik (OPD-3)* beschreibt Menschen mit Persönlichkeitsstörungen in Bezug auf ihre *psychische Struktur (Achse IV)* oftmals als (mäßig bis) gering integriert (▶ Kap. 1.3.3). Das bedeutet, dass die psychischen Fähigkeiten in Bezug auf Wahrnehmung, Regulation, Kommunikation und Bindung von Selbst und Objekt oder Beziehung unzureichend ausgeprägt sind. Die eingesetzten Abwehrmechanismen sind häufig Mechanismen wie Spaltung, Idealisierung, Entwertung und projektiver Identifikation (▶ Abb. 1.4).

Bei frühen Persönlichkeitsstörungen betont Otto Kernberg die Wichtigkeit des *Abwehrmechanismus der Spaltung* für das psychische Überleben von Kindern vernachlässigender, strafender oder missbräuchlicher Bezugspersonen. Das Kind spaltet z. B. das Bild des missbräuchlichen Vaters vom Bild des guten Vaters ab, was es ihm ermöglicht, trotz Missbrauchs eine für das Kind lebensnotwendige Bindung zu dem Vater einzugehen. Insbesondere bei der Borderline-Persönlichkeitsstörung und der narzisstischen Persönlichkeitsstörung ist dieser Abwehrmechanismus dauerhaft aktiviert und äußert sich in wiederkehrender *Idealisierung und Entwertung von Mitmenschen* – was wiederum zu interaktionellen Problemen führt.

8.5.2 Wie erklärt sich die Entstehung von Persönlichkeitsstörungen aus kognitiv-behavioraler Perspektive?

Im Zusammenspiel aus biologisch-genetischen Faktoren und psychosozialen Erfahrungen bilden Menschen mit Persönlichkeitsstörungen in der Theorie der *Schematherapie nach Jeffrey Young starke dysfunktionale Grundannahmen (Schemata)* aus. Schemata bezeichnen Muster aus Kognitionen, Emotionen, Erinnerungen und Körperempfindungen, die das aktuelle Verhalten zeitstabil und repetitiv in ähnlicher Weise beeinflussen. Schemata bedingen, wie Umwelt und Mitmenschen wahrgenommen und interpretiert werden und wie darauf reagiert wird. Sie induzieren wiederum repetitive Reaktions- und Verhaltensmuster bei Mitmenschen, die diese Schemata dadurch verstärken. So werden Muster verfestigt und korrigierende Erfahrungen immer unwahrscheinlicher. Typische Schemadomänen sind z. B. Verlassenheit, Abhängigkeit, Grandiosität, Unterwerfung, Perfektionismus oder Bestrafung.

Schemata werden im Alltag in verschiedenen Situationen aktiviert. Betroffene reagieren dann oft mit dysfunktionalen Bewältigungsversuchen wie Kampf, Flucht oder Erstarren. Häufig lassen sich *drei Bewältigungsstrategien* erkennen:

- *Schemaüberkompensation:* Versuch, das aktivierte Schema ins Gegenteil zu verkehren, z. B. bei Aktivierung des Schemas »Angst, von anderen dominiert zu werden« der Versuch, andere zu dominieren
- *Schemavermeidung:* Versuch, die Aktivierung des Schemas zu umgehen, z. B. durch Vermeiden von Beziehungen oder Konsum von Suchtmitteln
- *Schemaerduldung:* Fügung ins Schema, z. B. sich in der Rolle des Kindes dem dominanten Partner unterwerfen

Das *Modell der doppelten Handlungsregulation von Rainer Sachse* beschreibt *Persönlichkeitsstörungen als Beziehungsstörungen,* bei denen Betroffene aufgrund negativer Schemata von sich und anderen unbewusst versuchen, ihre zentralen Beziehungsmotive durch versteckte Techniken (»Manipulation«; Begriff ist beschreibend, nicht wertend gemeint) zu erreichen. Dies geschieht, wenn die zentralen Beziehungsmotive Anerkennung, Wichtigkeit, Verlässlichkeit, Solidarität, Autonomie und Grenzen bei Betroffenen in der Kindheit immer wieder verletzt wurden. Betroffene haben dann unbewusste interaktionelle Techniken erlernt, um zumindest kurzfristig eine Befriedigung ihrer Beziehungsmotive zu erreichen. Da die zugrundeliegenden Motive nicht offenbar werden, können die Techniken von Interaktionspartnern als manipulativ wahrgenommen werden. Wenn beispielsweise ein Mann mit narzisstischer Persönlichkeitsstörung seine Psychotherapeutin in der zweiten Sitzung nach ihren Abschlüssen fragt und dabei die »großen Namen« seiner Vorbehandler auflistet, könnte sich die Therapeutin abgewertet fühlen und widerwillig ihre Qualifikationen aufzählen. Möglicherweise wollte der Betroffene hingegen unbewusst sein Beziehungsmotiv nach Anerkennung befriedigen.

8.5.3 Wie erklärt sich die Entstehung von Persönlichkeitsstörungen aus systemischer Perspektive?

Gut zu wissen

Aus systemischer Sicht ist die Diagnose »Persönlichkeitsstörung« an sich problematisch, da sie eine starre Pathologisierung beinhaltet. Sie kann zu einer asymmetrischen Beziehung von Psychotherapeut*in und Patient*in führen, da Psychotherapeut*innen mittels Diagnose eine Wertung abgeben, der Patient*innen schwerlich zustimmen können. So gerät die angestrebte therapeutische Beziehung auf Augenhöhe in Schieflage.

Die systemische Therapie geht bei der Ätiologie von wiederholten dysfunktionalen Kommunikations- und Beziehungsmustern im familiären Kontext aus. Insofern ist die Frage berechtigt, ob die Persönlichkeit Betroffener »gestört« ist oder ob die »Störung« nicht eher den bestmöglichen Versuch darstellt, in einer störungsreichen Umgebung zu bestehen. Mögliche dysfunktionale Familiendynamiken sind:

- Vernachlässigung und emotionaler Missbrauch mit Trennungen, Verlusterleben und Parentifizierung
- Chaos und Instabilität innerhalb der Familie mit wiederholten Krisen, die häufig durch Suchtverhalten, körperlichen Missbrauch und wechselhafte Beziehungen ausgelöst werden

Symptome werden als Versuche gesehen, das Gleichgewicht im System aufrechtzuerhalten oder auf Probleme aufmerksam zu machen, wodurch die Ressourcenseite der Pathologie deutlich wird. Beispielsweise kann die »Störung« von Patient*innen mit Borderline-Persönlichkeitsstörung als Fähigkeit gesehen werden, sowohl emotional als auch kognitiv zwischen gegensätzlichen Polen hin- und herzuwechseln, gegensätzliche Bedürfnisse auszuleben, durch ständigen Wechsel eine »Konstanz der Veränderung« zu schaffen und innere Spannung im Außen sichtbar werden zu lassen.

Letztendlich bleibt die Diagnose ein Balanceakt zwischen der Anerkennung einer schweren und überdauernden Symptomlast und der Anerkennung kontextabhängiger Bewältigungsversuche und Veränderungsmöglichkeiten.

8.5.4 Wie erklärt sich die Entstehung von Persönlichkeitsstörungen aus neurobiologischer Perspektive?

Bei der Entstehung von Persönlichkeitsstörungen spielen auch *genetische Faktoren* eine Rolle und erklären sogar 30–50 % der Varianz. Aufgrund genetischer Prädispositionen kann die Aktivität neuronaler Netzwerke bei Menschen mit Persönlichkeitsstörungen von der Norm abweichen, was sich hirnmorphologisch in zerebraler Bildgebung und biochemisch in unterschiedlichen Konzentrationen der Neurotransmitter Dopamin, Noradrenalin und Serotonin niederschlägt. Bei der Borderline-Persönlichkeitsstörung z. B. kann eine erhöhte Aktivität im serotonergen System zum ausgeprägten Wunsch nach Schadensvermeidung (»harm avoidance«) führen, während erhöhtes Signaling im noradrenergen System mit Schwierigkeiten in der Affektregulation einhergeht. Insgesamt werden auffällige Aktivitäten in den neuronalen Netzwerken für Aufmerksamkeit, Motivation, Risikobewertung und soziales Verhalten mit Persönlichkeitsstörungen in Verbindung gebracht.

8.6 Therapie: Wie werden Persönlichkeitsstörungen behandelt?

Psychotherapie ist das Mittel der Wahl bei der Behandlung von Persönlichkeitsstörungen. Während es für die meisten Persönlichkeitsstörungen nur wenige empirisch belegte störungsorientierte Therapiekonzepte gibt, gibt es in verschiedenen Therapieverfahren einige wissenschaftlich belegte Therapiekonzepte für die Behandlung der Borderline-Persönlichkeitsstörung.

Da es bei Persönlichkeitsstörungen relativ stabile dysfunktionale Erlebens- und Verhaltensmuster gibt, die oft als Ich-synton erlebt werden und zu großen interaktionellen Schwierigkeiten führen können, wird die Behandlung von Menschen mit Persönlichkeitsstörung von vielen Psychotherapeut*innen als Herausforderung erlebt.

Dennoch zeigt sich, dass Menschen mit Persönlichkeitsstörungen in *mindestens der Hälfte der Fälle deutlich von Psychotherapie profitieren.* Für Borderline-Patient*innen gilt, dass sich 10 Jahre nach einer stationären Behandlung ca. 85 % in einer mindestens zweijährigen Remission befinden. Da bei erfolgreichen Behandlungen von Persönlichkeitsstörungen eine deutliche Verbesserung der psychischen Fähigkeiten in Bezug auf das Selbst und die Interaktion mit Mitmenschen möglich ist, kann die Diagnose teilweise wieder fallengelassen werden.

Schulenübergreifend sind folgende Interventionen hilfreich:

- *Diagnosemitteilung:* Da das Wort »Persönlichkeitsstörung« an sich stigmatisierend sein kann, sollte die Mitteilung der Diagnose
    - die Sinnhaftigkeit der heute dysfunktionalen Muster in früheren Lebensabschnitten berücksichtigen,
    - wertfreie Rückmeldungen über Stärken und Schwächen des Persönlichkeitsstils enthalten und
    - den Betroffenen Raum lassen, sich für oder gegen die Beibehaltung der Muster zu entscheiden. Oft wird so schon während der Auftragsklärung eine gewisse Ambivalenz offenbar, die benannt und immer wieder verhandelt werden sollte.
- *Therapievereinbarung:* Genaue Klärung des Rahmens (Anzahl, Dauer, Ablauf, Kostenübernahme der Psychotherapiestunden) und des Umgangs mit Krisen (Kommunikationswege, Telefonnummern, Anlaufstellen, Vorgehen etc.). Dies gilt in besonderem Maße bei Borderline- und narzisstischer Persönlichkeitsstörung aufgrund häufig auftretender Suizidalität.
- *Aufbau einer therapeutischen Beziehung:* Es gilt die zentralen Beziehungsmotive der Betroffenen zu erkennen und zu berücksichtigen. Viele Betroffene reagieren empfindlich auf Kritik (z. B. Menschen mit ängstlich-vermeidender, Borderline- und narzisstischer Persönlichkeitsstörung), weswegen eine *wertfreie freundliche Grundhaltung* entscheidend ist.

- *Zielfestlegung I:* Initial vor allem Arbeit an leidvollen Symptomen, z. B. Depressivität. Die Auswahl der Therapieziele bzw. die Fortsetzung der Therapie orientiert sich dabei an folgender Hierarchie von Gefahren für die Betroffenen:
  - Akute Selbst- oder Fremdgefährdung
  - Therapiegefährdendes Verhalten wie Nicht-Erscheinen zu den Sitzungen etc.
  - Schwere Störungen der Verhaltenskontrolle, unter anderem Selbstverletzungen, Suchterkrankungen, schwere Essstörungen
  - Schwere Störungen des emotionalen Erlebens wie ausgeprägte Ängste mit starkem Vermeidungsverhalten etc.
  - Schwierigkeiten der Lebensbewältigung in Bezug auf Ausbildung, Beruf, Paarbeziehung, Freundschaften etc.
- *Zielfestlegung II:* Gemeinsames Erkennen und Verändern dysfunktionaler Muster des Erlebens und Verhaltens inkl. der zugrunde liegenden Motive und Bedürfnisse
- *Strukturierung des psychosozialen Umfelds:* Dysfunktionale Einflüsse des sozialen Umfelds erkennen, verstehen und – auch unter Einbezug wichtiger Bezugspersonen (Paar- oder Familiengespräch) – verändern. Dies gilt in besonderem Maße bei dissozialer Persönlichkeitsstörung mit Bezug zum Drogenmilieu
- *Ressourcenorientierung:* Exploration und Aktivierung von Ressourcen als Gegenpol zur anstrengenden Arbeit an den dysfunktionalen Erlebens- und Verhaltensmustern
- *Transfer in den Alltag:* Entscheidend für den Therapieerfolg ist der Transfer in die Lebens- und vor allem Beziehungswelt der Betroffenen
- *Supervision der Psychotherapeut*innen:* Bei diesen Störungsbildern besonders bedeutsam, da die Arbeit mit Menschen mit Persönlichkeitsstörungen starke Emotionen auslösen kann und ein hohes Maß an Geduld, Empathie und fachlicher Expertise benötigt
- *Vertrauensvolles, aber realistisches Beziehungsangebot:* Dies mindert das Risiko für initiale Idealisierung mit anschließender Abwertung
- Vorzugsweise *ambulante* Einzel- und/oder Gruppenpsychotherapie
- Bei (teil-)stationärer Behandlung frühzeitige *Entlassplanung*, um starke Ängste des Verlassenwerdens früh einzubeziehen

Häufige therapeutische Behandlungsschwerpunkte sind dabei die Regulation von Selbstwert, Emotionen und Impulsen, der Umgang mit eigenen Wünschen und Bedürfnissen, die Gestaltung von zwischenmenschlichen Beziehungen und das Training sozialer Kompetenzen.

8.6.1 Wie werden Persönlichkeitsstörungen in der psychodynamischen Psychotherapie behandelt?

Neben den allgemeinen Behandlungsgrundsätzen ist in der psychodynamischen Psychotherapie die *Erarbeitung von Behandlungsfoki nach OPD-3* hilfreich. Dabei werden vor allem die *zyklisch maladaptive Beziehungsdynamik, psychische Konflikte* und das *psychische Strukturniveau* beurteilt. Da viele Persönlichkeitsstörungen mit

8.6 Therapie: Wie werden Persönlichkeitsstörungen behandelt?

einem eher gering integrierten Strukturniveau einhergehen, bilden strukturelle Aspekte häufig den Behandlungsfokus.

Störungsorientierte psychodynamische Therapieansätze stellen die *Mentalisierungsbasierte Therapie (MBT)* nach Anthony Bateman und Peter Fonagy und die übertragungsfokussierte Psychotherapie *(Transference-Focussed-Psychotherapy TFP)* nach John Clarkin, Frank Yeomans und Otto Kernberg dar, die zur Therapie bei Persönlichkeitsstörungen eingesetzt werden.

> **Gut zu wissen**
>
> Störungs*spezifische* Therapien werden spezifisch nur bei einer bestimmten Störung eingesetzt, z. B. eine Ketaminbehandlung bei Depressionen. Wenn ein Verfahren aber auch bei anderen Störungen zielgerichtet eingesetzt werden kann, ist es störungs*orientiert*, z. B. kann MBT sowohl zur Behandlung von Borderline-Persönlichkeitsstörungen als auch von Essstörungen eingesetzt werden.

In der MBT wird davon ausgegangen, dass bei Menschen mit Persönlichkeitsstörungen die Fähigkeit zur Mentalisierung nicht ausreichend entwickelt ist. *Mentalisieren* bedeutet, sowohl bei sich selbst als auch beim Gegenüber Gedanken, Gefühle, Wünsche und Absichten als Motive hinter bestimmten Handlungen zu erkennen; vereinfacht gesagt also die reflexive Fähigkeit, *sich selbst von außen und andere von innen sehen zu können*. Die Entwicklung der Mentalisierungsfähigkeit vollzieht sich im Säuglings- und Kleinkindalter in der Interaktion mit Bezugspersonen, die diese Gedanken, Gefühle und Handlungen des Kindes spiegeln und dabei markieren, dass es sich um diejenigen des Kindes und nicht um diejenigen der Bezugsperson handelt.

Die *Entwicklung der Mentalisierungsfähigkeit* durchläuft im Kindesalter *vier Modi*, die bei Mentalisierungsstörungen auch im Erwachsenenalter zu beobachten sind:

1. *Teleologischer (zielgerichteter) Modus* (9 Monate – 1,5 Jahre): Im teleologischen Modus erkennt ein Mensch Handlungen von sich selbst und anderen als zielgerichtet, versteht aber die dahinterliegenden Motive noch nicht. Nur das Erreichen des Ziels zählt, z. B., dass die Psychotherapeutin der Borderline-Patientin in Not einen Zusatztermin anbietet.
2. *Äquivalenz-Modus* (1,5–4 Jahre): Die eigenen Gedanken und Gefühle werden als real und identisch mit denen des Gegenübers erlebt. Die Außenwelt wird also äquivalent zur Innenwelt gesehen. Dies wirkt von außen konkretistisch, z. B., wenn ein Kind das »Monster unter dem Bett« als reale Bedrohung erlebt.
3. *Als-Ob-Modus* (1,5–4 Jahre): Wie im Spiel sind die eigenen Gedanken, Gefühle und Wünsche von der Realität getrennt und können so ungefährlich durchgespielt werden, ohne einen (destruktiven) Einfluss auf die Umwelt zu haben. Daneben existiert der Äquivalenz-Modus weiter. In der Psychotherapie kann dieser Modus z. B. bei Borderline-Patient*innen auftreten, die sehr rational von sich berichten, ohne dass Inhalte der Sitzung emotional integriert werden.

4. *Reflexiver Modus* (ab 4–5 Jahre): Durch die Integration des Äquivalenz-Modus und des Als-Ob-Modus kann das Kind die Hintergründe der Handlungen von anderen ergründen und sein eigenes Handeln zunehmend als von Gedanken, Gefühlen, Wünschen und Motiven geleitet interpretieren. Diese Entwicklung dauert an bis ins frühe Erwachsenenalter und stellt einen gesunden Modus dar, den es therapeutisch anzustreben gilt.

Viele Menschen mit Borderline-Persönlichkeitsstörung durchlaufen diesen Prozess in ihrer Entwicklung nicht vollständig, sodass sie den Reflexionsmodus nicht erreichen und in einem früheren Modus verharren. Das führt dazu, dass sie ihre Mitmenschen und Umwelt immer wieder verzerrt interpretieren. In der einzel- und gruppentherapeutischen Arbeit haben sich zur *Förderung der Mentalisierungsfähigkeit* folgende Schritte bewährt:

- *Strukturierung der Sitzung* durch Psychotherapeut*innen: Explorieren, stoppen und zurückdrehen (»*stop and rewind*«), z. B. »Sie haben vorhin erwähnt, dass Sie wütend wurden, als Sie den Nachbarn sahen. Können Sie noch einmal dahin zurückgehen: Wie war die Situation genau?«
- *Standpunkt des Nicht-Wissens* (»*not knowing stance*«): Neugierig und offen nach der Erlebenswelt von Betroffenen fragen. Dabei Fokus auf den Prozess mit der Frage »Wie?« anstelle eines Fokus auf Ursachen mit der Frage »Warum«; z. B. »*Wie* fühlte es sich an, so wütend zu sein?«
- *Anspannungsniveau regulieren:* In der Sitzung gemeinsam auf eine emotionale Beteiligung mittlerer Intensität (30–70%) achten, da sehr hohe Anspannung Lernerfahrungen behindert
- *Gegenläufige Bewegung* (»*contrary move*«): Bei starker emotionaler Beteiligung die kognitive Ebene mit einbeziehen und bei starker kognitiver Beteiligung die emotionale Ebene einbeziehen, um die Integration der Ebenen zu fördern, z. B. »Ich sehe, Sie weinen. Wie würden Sie die Gefühle, die gerade auftreten, benennen?«
- *Validierung der Übertragung:* Beziehungserfahrungen der Betroffenen validieren und gemeinsam verstehen, z. B. »Komme ich jetzt gerade wieder in die Rolle der vernachlässigenden Mutter?«
- *Gegenübertragung als eigene Erfahrung markieren:* Erst im Verlauf die eigenen Gefühle (Gegenübertragung) markiert zur Verfügung stellen, z. B. »Ich spüre gerade Wut im Raum. Wie erleben Sie es?«

Die übertragungsfokussierte Psychotherapie *(Transference-Focused-Psychotherapy, TFP)* nimmt gezielt die Übertragungsbeziehungen der Betroffenen im Hier und Jetzt der Psychotherapiesitzungen in den Blick. Auch hier werden zugleich immer die allgemeinen therapeutischen Prinzipien zur Behandlung von Persönlichkeitsstörungen berücksichtigt. Die Einzelsitzungen finden im Idealfall zwei Mal pro Woche statt und Psychotherapeut*innen nehmen wöchentlich oder alle zwei Wochen Gruppensupervision wahr.

Die TFP verfolgt vier Ziele mit entsprechenden Schritten:

- *Definition der dominierenden Objektbeziehungen* in der Übertragungsbeziehung von Patient*in und Therapeut*in
- *Beobachten und Deuten der Rollenwechsel der Patient*innen:* Psychotherapeut*innen beschreiben die Rollenpaare, zwischen denen Patient*innen unbewusst hin- und herwechseln (böses Kind – strafende Eltern; ungewolltes Kind – vernachlässigende Eltern; wütendes Kind – überforderte Eltern; (sexuelles) Opfer – (vergewaltigender) Täter etc.).
- *Beobachten und Deuten von Verbindungen zwischen sich abwehrenden Objektbeziehungsdyaden:* Ähnlich wie bei intrapsychischen Konflikten stehen oft gegensätzliche Selbst-Objekt-Dyaden miteinander in Verbindung, z. B. der Wunsch nach Individuation und der nach Abhängigkeit, wobei einer abgewehrt wird bzw. Wechsel zwischen den beiden Extremformen auftreten.
- *Integrieren abgespaltener Teilobjekte:* Die positiven (vormals idealisierten) und negativen (vormals entwerteten) Aspekte von sich und anderen werden sukzessive zu einem integrierten Bild von sich und anderen zusammengefügt.

Die in der TFP verwendeten psychotherapeutischen Techniken sind dabei klassisch psychodynamisch:

- *Klärung:* Detailliertes Erfragen, wie Situationen und Mitmenschen wahrgenommen werden, um die subjektive Sicht gut zu verstehen, eine tragfähige Beziehung aufzubauen und erlebbar zu machen, dass Psychotherapeut*innen nicht alles sofort verstehen, es aber gemeinsam im Gespräch verstanden werden kann
- *Konfrontation:* Ansprechen von Widersprüchen im Gesagten oder zwischen verschiedenen Kommunikationskanälen, um Patient*innen zu helfen, bewusste und unbewusste Aspekte zu erkennen
- *Deutung:* Interpretierende Rückmeldung zu verbalen wie nonverbalen Äußerungen, Reaktionen, Träumen etc. der Patient*innen, damit diese unbewusste Motive hinter ihrem Handeln besser verstehen
- *Beachtung der Gegenübertragung:* Psychotherapeut*innen können sich ähnlich wie Patient*innen fühlen *(konkordante Gegenübertragung)* und so Informationen über deren affektive Innenwelt erhalten. Sie können sich aber auch eher gegensätzlich fühlen *(komplementäre Gegenübertragung)* und so Hinweise auf die aktivierte Objektbeziehung (z. B. Rollenpaar »böses Kind – strafende Eltern«) erhalten.

8.6.2 Wie werden Persönlichkeitsstörungen in der kognitiven Verhaltenstherapie behandelt?

Die allgemeinen Behandlungsgrundsätze enthalten bereits viele verhaltenstherapeutische Interventionen. Daneben liegen auch aus dem Bereich der Verhaltenstherapie störungsorientierte Behandlungsmethoden vor.

Die *Schematherapie nach Jeffrey Young* stellt einen störungsorientierten Ansatz zur Behandlung von Patient*innen mit Borderline-Persönlichkeitsstörung dar. Dabei wird gemeinsam erarbeitet, *welche Schema-Modi wann aktiviert werden und welche hilfreicheren Modi es gibt.* Dabei unterscheiden sich vier Schema-Modi:

- Vier *Kind-Modi:* verletztes/verärgertes/impulsives/glückliches Kind
- *Dysfunktionale Bewältigung:* Überkompensation/Vermeidung/Erduldung (▶ Kap. 8.5.2)
- Zwei dysfunktionale *Eltern-Modi:* strafend/fordernd
- Ein *gesunder Erwachsenenmodus:* soll in der Therapie gestärkt werden

Dabei kommen Psychoedukation über Schemata, kognitive und erlebensbasierte Interventionen, Musterunterbrechung und Arbeit mit und innerhalb der therapeutischen Beziehung (begrenzte elterliche Fürsorge und empathische Konfrontation) zum Einsatz. Zu den erlebensbasierten Interventionen gehört u. a. die Stuhlearbeit. Dabei repräsentiert ein Stuhl einen Modus. Patient*innen setzen sich nacheinander auf verschiedene Stühle und Psychotherapeut*innen befragen die einzelnen Modi zu ihren Gedanken, Gefühlen und Körperempfindungen.

Vor dem Hintergrund des Modells der *doppelten Handlungsregulation von Rainer Sachse* sollten Psychotherapeut*innen die *zentralen Beziehungsmotive* der Betroffenen *erkennen* (z. B. Anerkennung; ▶ Kap. 8.5.2) und *versuchen,* diese in der Psychotherapiesitzung authentisch zu *befriedigen.* Wenn sie das Gefühl haben, Patient*innen versuchten auf verdeckte Weise, ihre Beziehungsmotive zu befriedigen, sollten sie versuchen, gemeinsam zu verstehen, welche Beziehungsmotive hinter ihrem Verhalten stehen.

Ein weiterer störungsorientierter Ansatz für die Behandlung von Menschen mit Borderline-Persönlichkeitsstörung ist die *Dialektisch-Behaviorale Therapie (DBT)* nach *Marsha Linehan.* Sie nutzt die Dialektik (Gegensatz) aus Akzeptanz und Veränderung und gliedert sich in drei Phasen:

- *Vorbereitungsphase:* Ausführliche Informationen zu Diagnose, Ätiologie und Therapieangebot. Klärung von Rahmenbedingungen (Non-Suizid-Commitment, Kontakt per Telefon/Mail im Notfall), Behandlungszielen und Motivation.
- *Erste Therapiephase:* Bearbeitung potenziell selbst- oder therapiegefährdender Verhaltensweisen wie Suizidalität, Selbstverletzung, Drogenkonsum, Essanfälle, Nichterscheinen zu Sitzungen etc. sowie Fertigkeitentraining (»Skillstraining«) in der Gruppe: Achtsamkeits- und soziales Kompetenztraining, Spannungs-, Affekt- und Selbstwertregulation
- *Zweite Therapiephase:* Bearbeitung von Störungen des emotionalen Erlebens und der zwischenmenschlichen Interaktion sowie von Folgen traumatischer Erlebnisse. Gemeinsame Validierung dysfunktionaler Verhaltensweisen als »sinnvoll in früheren Lebensphasen« *(Akzeptanz)* bei gleichzeitiger Erarbeitung neuer Verhaltensmöglichkeiten *(Veränderung).*

8.6.3 Wie werden Persönlichkeitsstörungen in der systemischen Therapie behandelt?

Die psychotherapeutische *Grundhaltung* sieht in der Symptomatik einer Persönlichkeitsstörung keine unterentwickelten psychischen Fähigkeiten, sondern bestmögliche Lösungsversuche. Da die Betroffenen als »Experten für sich« angesehen werden, wird versucht, Schwierigkeiten auf Augenhöhe zu verstehen und zu lösen. *Systemische Interventionen* können umfassen:

- *Positive Konnotation:* Würdigung des symptomatischen Verhaltens, insbesondere in frühen Therapiephasen, sowie Exploration, wofür das Verhalten sinnvoll war und ist
- *Humor, manchmal sanfte Ironie, Zuspitzung*
- *Vielseitigkeit der Bedürfnisse und Ambivalenz anerkennen:* Wandel eines »Entweder-oder«-Musters in ein »Sowohl-als-auch«-Muster
- *Ansprechen von unmittelbar beobachtbaren Verhaltensweisen*
- Arbeit an *alternativen Verhaltensweisen*

Familiengespräche sollten nur stattfinden, wenn die Gefahr von Retraumatisierungen (z.B. durch massive Entwertung oder Nichtanerkennen von Missbrauch in der Familie) als gering eingeschätzt wird. Innerhalb von Familiengesprächen können Beziehungskonstellationen deutlich werden, die im weiteren Verlauf bearbeitet werden können. Gerade wenn in der Arbeit mit Familien verschiedene Familienmitglieder versuchen, Behandler*innen auf ihre Seite zu ziehen, sollten Therapeut*innen ihre neutrale Position wahren und erklären.

Die systemische Psychotherapie betont die Bedeutung der Handlungsfähigkeit von Psychotherapeut*innen, für die es notwendig ist, die eigene Position immer wieder wie von außen zu beobachten. Dabei hilft es, folgende »Einladungen« der Patient*innen, mit ihnen in bestimmte Beziehungsmuster einzusteigen, zu reflektieren (z.B. in einer Supervision) und die Erkenntnisse therapeutisch zu nutzen:

- *Einladung zum Mitagieren:* wird spürbar, sobald sich Behandler*innen in die eine oder andere Richtung sehr engagieren, z.B. streng abstrafen oder unermüdlich beschützen. Dies kann ein Hinweis darauf sein, wie sich frühere Bezugspersonen der Patient*innen verhalten haben könnten.
- *Einladung zur Spaltung:* wird deutlich, wenn sich z.B. im behandelnden Team heftige Gegenpositionen ergeben, wobei das Verständnis für die Gegenseite schwindet. Dies kann ein Hinweis darauf sein, welche widersprüchlichen inneren Anteile Patient*innen haben.
- *Einladung zur Langzeittherapie oder zum Therapieabbruch:* wird spürbar durch anklammerndes oder abwertendes Verhalten und kann als Test der Beziehung verstanden werden, ob die/der Betroffene als Person »ausgehalten« wird
- *Einladung zur Kontextausblendung:* zeigt sich, wenn Behandler*innen glauben, ein Phänomen verstanden zu haben, aber keine Zeit zur gemeinsamen Reflexion bleibt, weil sofort etwas anderes passiert

8.6.4 Wie werden Persönlichkeitsstörungen medikamentös behandelt?

Es gibt *keine für die Behandlung der Persönlichkeitsstörung als solche zugelassenen Medikamente*; komorbide psychische Erkrankungen wie depressive Episoden oder bestimmte Symptome wie innere Unruhe können aber ggf. medikamentös behandelt werden. Dies sollte nur im Rahmen einer Psychotherapie geschehen, da eine ausschließliche Pharmakotherapie bei der Behandlung einer Persönlichkeitsstörung nicht ausreichend ist.

Weiterführende Literatur

AWMF – Arbeitsgemeinschaft der Wissenschaftlichen Medizinischen Fachgesellschaften e. V. (2024, 24. April). *S3-Leitlinie 038–015 Borderline-Persönlichkeitsstörung.* https://www.awmf.org/service/awmf-aktuell/borderline-persoenlichkeitsstoerung

Clarkin, J.F., Fonagy, P., Gabbard, G.O. (Hrsg.) (2018). *Psychodynamische Psychotherapie der Persönlichkeitsstörungen: Handbuch für die klinische Praxis.* Schattauer.

Dammann G, Fiedler P. (2012). Psychotherapie von Persönlichkeitsstörungen – Perspektiven integrativer Psychotherapie. In W. Senf & M. Broda (Hrsg.) *Praxis der Psychotherapie – Ein integratives Lehrbuch* (5. Auflage, S. 445–464). Thieme.

Fiedler, P., Herpertz, S. (2022). *Persönlichkeitsstörungen.* Beltz.

Linehan, M. (2017). *Skills training manual* (2. Auflage). Handbuch der Dialektisch-Behavioralen Therapie. Band 1. CIP-Medien.

Lohmer M. (Hrsg.) (2024). *Psychodynamische Therapie der Persönlichkeitsstörungen: Übertragungsfokussierte Psychotherapie (TFP) bei Borderline-, Narzissmus- und Traumafolgestörungen.* Schattauer.

Möller, H.-J., Laux, G. & Kapfhammer, H.-P. (Hrsg.). (2018). Springer Reference Medizin. Psychiatrie, Psychosomatik, Psychotherapie: Band 1: Allgemeine Psychiatrie 1, Band 2: Allgemeine Psychiatrie 2, Band 3: Spezielle Psychiatrie 1, Band 4: Spezielle Psychiatrie 2 (5. Auflage). Springer.

Sachse, R. (2019). *Persönlichkeitsstörungen: Leitfaden für die psychologische Psychotherapie* (3. Auflage). Hogrefe.

Schweitzer, J. & Schlippe, v. A. (2015). Borderline-Syndrom und andere Persönlichkeitsstörungen – Wenn Gefühle und Bindungsstile (allzu) schnell wechseln. In J. Schweitzer & A. v. Schlippe (Hrsg.) *Lehrbuch der systemischen Therapie und Beratung II – Das störungsspezifische Wissen* (6. Auflage, S. 137–154). Göttingen: Vandenhoeck & Ruprecht.

Taubner, S., Fonagy, P. & Bateman, A. (2019). *Mentalisierungsbasierte Therapie* (1. Auflage). Fortschritte der Psychotherapie: Band 75. Hogrefe.

Wagner, E., Henz, K. & Kilian, H. (2022). *Persönlichkeitsstörungen* (2. Auflage). Störungen systemisch behandeln: Band 6. Carl Auer.

Young, J. E., Klosko, J. S., Weishaar, M. E. & Berbalk, H. (2008). *Schematherapie: Ein praxisorientiertes Handbuch* (T. Kierdorf & H. Höhr, Übers.) (2. Auflage). Reihe Fachbuch. Junfermann.

9 Sexuelle Funktionsstörungen, Geschlechtsinkongruenz und paraphile Störungen

Sexualität ist ein wesentlicher Teil unseres Lebens. Sie dient der Fortpflanzung, der Beziehungsgestaltung, dem sinnlichen Genuss, aber auch der Selbstbestätigung. Die individuelle Sexualität wird maßgeblich durch biologische, psychische und soziokulturelle Faktoren mitbestimmt, weshalb sie auch im psychosomatischen Kontext von großer Bedeutung ist. Gleichzeitig ist die Thematik aufgrund ihrer Intimität häufig schambesetzt, so dass sie sowohl gesellschaftlich als auch in Gesprächen – selbst in ärztlich-psychotherapeutischen – ausgeklammert bleibt, wenn sie nicht explizit thematisiert wird.

In diesem Kapitel werden wir uns eingehender mit den verschiedenen klinischen Störungsbildern beschäftigen, die wie folgt unterteilt werden:

- Sexuelle Funktionsstörungen
- Geschlechtsinkongruenz
- Paraphile Störungen

9.1 Sexuelle Funktionsstörungen

9.1.1 Einleitung: Was sind sexuelle Funktionsstörungen?

Die »normale« sexuelle Reaktion verläuft in vier Phasen: der Erregungs-, Plateau-, Orgasmus- sowie Entspannungs- und Rückbildungsphase. In neueren Modellen wird eine der Erregung vorausgehende Appetenzphase mit sexuellem Verlangen ergänzt. Bei Frauen findet sich eine deutlich höhere Variabilität in Ausprägung und Verlauf der einzelnen Phasen. Sexuelle Funktionsstörungen können in allen Phasen der sexuellen Reaktion vorkommen.

Störungen des Verlangens liegen vor, wenn eine anhaltende Abnahme oder das Fehlen sexuellen Verlangens beklagt werden. Sie sind gekennzeichnet durch reduzierte Fantasien und Reaktionen auf Stimulation sowie Schwierigkeiten beim Aufrechterhalten sexueller Aktivitäten. Es ist die häufigste sexuelle Funktionsstörung bei *Frauen*.

Unter den *Erregungsstörungen* ist die *erektile Dysfunktion* eine der häufigsten sexuellen Funktionsstörungen des *Mannes* mit einer im Alter ansteigenden Prävalenz in der Allgemeinbevölkerung von bis zu 20 %. Bei Frauen fehlt das Gefühl sexueller

Erregung (Lubrikation, Verhärtung der Brustwarzen, Anstieg von Blutdruck und Puls). Die Prävalenz beträgt ca. 5 %. Unterschieden werden:

- Situative Form mit meist psychischer Ursache (Erektion morgendlich/nächtlich und meist auch bei Masturbation weiterhin vorhanden)
- Generalisierte Form mit meist körperlicher Ursache (ausbleibende Erektion ohne Ausnahme)

Orgasmusstörungen liegen vor, wenn trotz angemessener Stimulation kein Orgasmus auftritt oder dieser in der Intensität deutlich herabgesetzt ist. Die Prävalenz wird auf ca. 5 % geschätzt. Bei der generalisierten und lebenslangen Form ist an eine organische Ursache (genitale Fehlbildungen, Chromosomenaberrationen, urogenitale Operationen) zu denken. Die *vorzeitige Ejakulation* ist oft psychisch bedingt und zählt neben der erektilen Dysfunktion mit zu den häufigsten sexuellen Funktionsstörungen des Mannes (Prävalenz von 5–30 %).

Die sexuellen Schmerzstörungen zeichnen sich durch ausgeprägte Schmerzen bei der Penetration aus. Häufig stehen sie mit komorbiden Angst- und depressiven Störungen in Zusammenhang. Bei der psychogenen Dyspareunie ist der Geschlechtsverkehr mit Brennen, Jucken und Schmerzen verbunden.

Gut zu wissen

Die häufigste sexuelle Funktionsstörung der Frau ist die reduzierte Libido, während Männer eher unter erektiler Dysfunktion oder frühzeitiger Ejakulation leiden.

9.1.2 Epidemiologie *oder* Wo liegt das Problem?

Sexuelle Probleme sind weit verbreitet, wobei 40–45 % der erwachsenen Frauen und 20–30 % der erwachsenen Männer betroffen sind. Diagnosewertige *sexuelle Funktionsstörungen* betreffen etwa *20 % beider Geschlechter* in der Allgemeinbevölkerung.

9.1.3 Klassifikation: Wie werden sexuelle Funktionsstörungen klassifiziert?

In der ICD-11 wurde neben den in der Einleitung genannten Störungen die *Organische und substanzinduzierte sexuelle Funktionsstörung* eingeführt. Einen Überblick über die sexuellen Funktionsstörungen in den Diagnosekriterien der ICD-10 und ICD-11 gibt ▶ Tab. 9.1.

9.1 Sexuelle Funktionsstörungen

Tab. 9.1: Kodierung sexueller Funktionsstörungen nach ICD-10 und ICD-11

ICD-10 Sexuelle Funktionsstörungen (F52)		ICD-11 Sexuelle Funktionsstörungen (HA0)	
Mindestens sechs Monate		Häufig seit mehreren Monaten	
Appetenzstörungen			
F52.0	Mangel oder Verlust von sexuellem Verlangen	HA00	Vermindertes sexuelles Verlangen:
F52.1	Sexuelle Aversion und mangelnde sexuelle Befriedigung	HA00.0	lebenslang, generalisiert
		HA00.1	lebenslang, situativ
		HA00.2	erworben, generalisiert
F52.7	Gesteigertes sexuelles Verlangen	HA00.3	erworben, situativ
Erregungsstörungen			
F52.2	Versagen genitaler Reaktionen: Lubrikationsstörung bei der Frau Erektionsstörung beim Mann	HA01 HA01.0 HA01.1	Störungen der sexuellen Erregung: Weibliche sexuelle Erregungsstörung Männliche erektile Dysfunktion
Orgasmusstörungen			
F52.3	Orgasmusstörung	HA02	Orgasmusstörung
		HA02.0	Anorgasmie
F52.4	Ejaculatio praecox	HA03	Ejakulationsstörungen
		HA03.0	Vorzeitig
		HA03.1	Verzögert
Sexuelle Schmerzstörungen			
F52.5	Nichtorganischer Vaginismus	HA20	Sexuelle Schmerzstörung bei Penetration
F52.6	Nichtorganische Dyspareunie	GA12	Dyspareunie
Organische und substanzinduzierte sexuelle Funktionsstörung			
			Assoziiert mit
		HA40.0	Medizinischem Zustand
		HA40.1	Psychischem Zustand
		HA40.2	Gebrauch von psychoaktiven Substanzen oder Medikamenten
		HA40.3	Mangel an Kenntnis oder Erfahrung
		HA40.4	Beziehungsfaktoren
		HA40.5	Kulturellen Faktoren
		HA40.Y	Sonstige

9.1.4 Diagnostik: Wie werden sexuelle Funktionsstörungen diagnostiziert?

Die Erhebung einer Sexualanamnese umfasst unter anderem das Erfragen folgender Punkte:

243

- Beginn, Dauer, situatives oder generalisiertes Auftreten der Symptomatik
- Sexuelle Orientierung
- Sexuelle Biografie (bisherige Erfahrungen, Aufklärung, Traumata etc.)
- Aktuelles Sexualverhalten und Paarbeziehung/en (wechselnde, keine, mehrere Partner*innen)
- Sexuelle Vorlieben oder Masturbationsfantasien (inkl. ungewöhnliche Vorlieben)
- Erkrankungen im Urogenitalbereich

Des Weiteren sollten organische Störungen ausgeschlossen werden:

- Anamnestisch: Suchtmittelkonsum, Vorerkrankungen, Schmerzsyndrome, Medikamenteneinnahme
- Klinisch: je nach Klinik fachärztlich urologisch, gynäkologisch, internistisch, neurologisch, ggf. auch dermatologisch-venerologisch
- Labordiagnostisch: hier insbesondere endokrinologische Parameter

Welche wichtigen Differenzialdiagnosen zu sexuellen Funktionsstörungen gibt es?

- Unerwünschte Arzneimittelwirkungen (UAWs) von Psychopharmaka
  - Antidepressiva: verzögerte Ejakulation, verminderte Libido
  - Antipsychotika: sexuelle Funktionsstörung durch Prolaktinanstieg

Gut zu wissen

Einige hilfreiche Fragen für die Praxis:

- Sind Sie sich klar über Ihre sexuelle Orientierung? Seit wann?
- Gefallen Sie sich selbst körperlich?
- Waren Sie zufrieden mit der Sexualität, die Sie bisher praktizierten? Welche Phasen gab es?
- Welche Bedeutung hat Sexualität und Erotik für Ihre Paarbeziehung?
- Funktioniert die Erregung beim Geschlechtsverkehr/bei der Masturbation? Treten eventuelle Schwierigkeiten immer oder nur in bestimmten Situationen auf?
- Welche Bedeutung und Bewertung von Sexualität haben Sie in Ihrer Herkunftsfamilie gelernt?
- Wer war Ihr Rollenvorbild in der Familie?

9.1.5 Ätiologiemodelle: Wie lässt sich die Entstehung von sexuellen Funktionsstörungen erklären?

Sexuelle Funktionsstörungen können sowohl somatische als auch psychische Ursachen haben. Bei *älteren Menschen sind somatische Ursachen* häufiger. Dazu gehören vaskuläre Erkrankungen wie Hypertonus, endokrinologische Erkrankungen wie Diabetes mellitus und neurologische Erkrankungen wie M. Parkinson. Auch Operationen im Urogenitalbereich, Drogen- und Nikotinmissbrauch sowie Nebenwirkungen von Medikamenten können zu sexuellen Funktionsstörungen führen.

Bei *jüngeren Menschen sind psychische Faktoren* die Hauptursache für sexuelle Funktionsstörungen. Versagensängste, Partnerschaftskonflikte, hoher Leistungsanspruch und Stress können eine Rolle spielen. Darüber hinaus können psychische Traumata in der Kindheit die sexuelle Funktion im Erwachsenenalter nachhaltig negativ beeinflussen.

9.1.6 Therapie: Wie werden sexuelle Funktionsstörungen behandelt?

> **Merke**
>
> Psychopharmaka mit geringer Rate an sexuellen Funktionsstörungen:
>
> 1. Antidepressiva: Bupropion, Mirtazapin, Agomelatin, Moclobemid
> 2. Neuroleptika: Quetiapin, Ziprasidon, Aripiprazol, Perphenazin

Nicht immer ist eine Psychotherapie indiziert, oft wirkt schon ein *aufklärendes, beratendes und supportives Gespräch* ausreichend entlastend. Es kann in jedem fachärztlichen Kontext angeboten werden (häufig, aber nicht zwingend von »Mann zu Mann« oder von »Frau zu Frau«). Psychotherapeutisch liegt der Fokus auf der Entwicklung eines Verständnisses für die jeweiligen Besonderheiten und emotionaler Entlastung.

Aus *psychodynamischer Perspektive* geht es darum, die individuellen, dabei aber häufig unbewussten Wünsche und Bedürfnisse besser zu verstehen. Ein gutes Beispiel ist der Wunsch eines leistungsbezogenen und erfolgreichen Managers nach erotischer Berührung beim Gefesseltsein: Möglicherweise drücken sich hier regressive Sehnsüchte nach Gehalten- und Berührtwerden in einem sicheren Rahmen aus.

Aus *verhaltenstherapeutischer Perspektive* können neben emotionsfokussierten und interaktionellen Methoden auch spezifische Interventionen angeboten werden. Zum einen kann ein Sensualitätstraining zum Erlernen des Austauschs von Zärtlichkeiten Anwendung finden. Eine weitere Möglichkeit sind Masturbationsübungen, um Zugang zum eigenen Körper und persönlichen Vorlieben zu bekommen. Diese sollten aber nicht »verordnet« werden, sondern nur zum Einsatz kommen, wenn diese auch von den Patient*innen gewünscht und nicht zu schambesetzt sind.

Die *systemische Sexualtherapie* legt den Schwerpunkt auf die Verbindung von persönlicher und partnerschaftlicher Entwicklung. Ziel ist es, einen erweiterten Zugang zum individuellen sexuellen Begehren und zu den Wünschen *beider Partner* zu erlangen. Auf Grundlage der aktuellen Situation, der Paargeschichte und der individuellen Entwicklungsbedingungen entwickeln Therapeut*innen eine Hypothese und können daraus passende Übungen ableiten (Berührungen, Haltungen, gemeinsam atmen, Stellungen, Szenerien). Für das Paar kann es sehr anregend sein, individuellen Wünschen und Fantasien Raum zu geben, ohne diese explizit miteinander zu teilen (z. B., indem diese in einem verschlossenen Umschlag auf dem Tisch liegen).

Neben den psychotherapeutischen Ansätzen stehen *psychopharmakologische Behandlungsmöglichkeiten* zur Verfügung, wobei die besten Effektstärken für die PDE-5-Inhibitoren nachgewiesen sind:

- Erektionsstörungen: PDE-5-Inhibitoren (z. B. Sildenafil), Schwellkörper-Autoinjektions-Therapie (SKAT) oder Medikamentöses Urethrales System zur Erektion (MUSE) mit lokaler Wirkstoffapplikation
- Vorzeitige Ejakulation: SSRI Dapoxetin
- Appetenzstörung bei Frauen: Testosteron-Depotpräparat als Pflaster

9.2 Geschlechtsinkongruenz

9.2.1 Einleitung: Was ist Geschlechtsinkongruenz?

Es gibt viele Begriffe, die Menschen beschreiben, deren Geschlechtsidentität nicht mit ihren körperlichen Merkmalen übereinstimmt. Dazu gehören Transgender, Transgeschlechtlichkeit, Transidentität, Transsexualismus oder kurz Trans*.

Merke

Zur Entpathologisierung geschlechtlicher Identitäten wurde in der ICD-11 die Geschlechtsinkongruenz eingeführt und einer neuen Kategorie »*Zustände mit Bezug zur sexuellen Gesundheit*« zugewiesen. Somit wurde sie aus dem Kapitel der psychischen und Verhaltensstörungen entfernt.

Diese Einordnung unterstreicht den Gedanken, dass das individuelle Erleben der Geschlechtszugehörigkeit an sich nicht pathologisch ist. Erst wenn Leidensdruck entsteht, gibt es Behandlungsbedarf.

Für die Auseinandersetzung mit dem Thema Geschlechtsidentität ist es hilfreich, folgende Begriffe zu kennen:

- *Zuweisungsgeschlecht:* das bei Geburt zugewiesene Geschlecht auf Grundlage der primären Geschlechtsmerkmale
- *Geschlechtsidentität:* Selbsterleben als männlich, weiblich oder alternativer Kategorie (von außen nicht sichtbar!) – nicht zu verwechseln mit der *sexuellen Orientierung*, bei der es darum geht, zu welchem Geschlecht man sich hingezogen fühlt
- *Geschlechtsinkongruenz:* Diskrepanz zwischen Zuweisungsgeschlecht und Geschlechtsidentität
- *Geschlechtsrolle:* als geschlechtstypisch angesehene Verhaltensweisen
- *Transition:*
  - Soziale Transition: Änderung der Geschlechtsrolle
  - Medizinische Transition: Änderung der körperlichen Geschlechtsmerkmale
- *Geschlechtsdysphorie:* Geschlechtsinkongruenz verbunden mit Leid

In ▶ Abb. 9.1 ist eine Auswahl an Darstellungsmöglichkeiten von sexueller Orientierung und Geschlechtsidentität (oder -inkongruenz) im Genogramm aufgeführt.

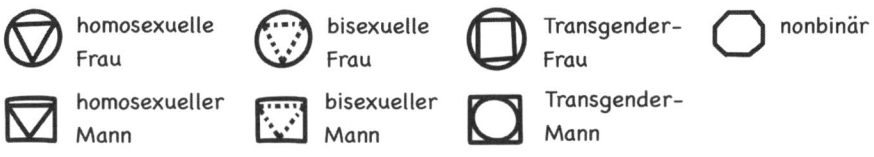

Abb. 9.1: Möglichkeiten der Darstellung von sexueller Orientierung, -identität oder Geschlechtsinkongruenz im Genogramm

9.2.2 Epidemiologie *oder* Wo liegt das Problem?

Die Prävalenz von Geschlechtsinkongruenz, insbesondere Transsexualität, liegt bei 6,8 pro 100.000 Personen für Mann-zu-Frau-Transitionen und 2,6 pro 100.000 Personen für Frau-zu-Mann-Transitionen.

9.2.3 Klassifikation: Wie wird Geschlechtsinkongruenz klassifiziert?

Eine Geschlechtsinkongruenz kann auf unterschiedliche Art zum Ausdruck kommen: Normalerweise werden Verhaltensweisen, Angewohnheiten und Kleidungsstil in dem Ausmaß übernommen, in dem sie zur eigenen Geschlechtsidentität passen. Diese können beispielsweise vom Tragen geschlechtsspezifischer Kleidung und Übernahme von Bewegungsstereotypien über Schminken und Rasieren der Gesichts- und Beinbehaarung bis zum Zurückbinden des Penis oder Abbinden der

Brüste reichen. Folgende Störungen der Geschlechtsidentität bzw. Einteilungen von Geschlechtsinkongruenz gibt es nach ICD-10 und ICD-11 (▶ Tab. 9.2).

 Gut zu wissen

Der Ausdruck *Geschlechtsdysphorie* kommt aktuell nur im DSM-5 vor.

Tab. 9.2: Kodierung von Störungen der Geschlechtsidentität (ICD-10) bzw. Geschlechtsinkongruenz (ICD-11)

ICD-10 Störungen der Geschlechtsidentität (F64)		ICD-11 Geschlechtsinkongruenz (HA6)	
F64.0	Transsexualismus	HA6	Geschlechtsinkongruenz
		HA60	In der Jungend und im Erwachsenenalter
		HA61	Im Kindesalter
		HA6Z	Nicht näher bezeichnet
F64.1	Transvestitismus unter Beibehaltung beider Geschlechtsrollen		
F64.2	Störung der Geschlechtsidentität des Kindesalters		
F64.8	Sonstige Störungen der Geschlechtsidentität		

Der in der ICD-10 beschriebene Transvestitismus unterscheidet sich vom Transsexualismus dahingehend, dass zeitweilig der Wunsch nach Zugehörigkeit zum anderen Geschlecht besteht ohne gleichzeitigen Wunsch nach dauerhafter Geschlechtsänderung und unter Beibehaltung beider Geschlechterrollen.

In ▶ Tab. 9.3 sind die Diagnosekriterien für Transsexualismus bzw. Geschlechtsinkongruenz aufgeführt.

Tab. 9.3: Diagnosekriterien des Transsexualismus nach ICD-10 bzw. der Geschlechtsinkongruenz nach ICD-11

ICD-10 Transsexualismus (F64.0)	ICD-11 Geschlechtsinkongruenz (HA60)
Seit mindestens zwei Jahren, andauernd	Ausgeprägt und anhaltend
Wunsch, als Angehöriger *des anderen Geschlechts zu leben* und akzeptiert zu werden	Inkongruenz zwischen *dem erlebten* Geschlecht einer Person und dem *zugewiesenen* Geschlecht; Wunsch, als eine Person des erlebten Geschlechts zu leben und akzeptiert zu werden

Tab. 9.3: Diagnosekriterien des Transsexualismus nach ICD-10 bzw. der Geschlechtsinkongruenz nach ICD-11 – Fortsetzung

ICD-10 Transsexualismus (F64.0)	ICD-11 Geschlechtsinkongruenz (HA60)
Wunsch, den eigenen Körper dem anderen Geschlecht anzugleichen (z. B. durch hormonelle oder chirurgische Behandlung)	Evtl. Wunsch, den eigenen Körper dem anderen Geschlecht anzugleichen (z. B. durch hormonelle oder chirurgische Behandlung)
	Keine Diagnose vor der *Pubertät*
	Geschlechtsvariante, Verhaltensweisen und Vorlieben allein sind keine Diagnosegrundlage

9.2.4 Diagnostik: Wie wird Geschlechtsinkongruenz diagnostiziert?

Wesentlich für die Diagnostik ist eine ausführliche Sexualanamnese (▶ Kap. 9.1.4).

Psychische Differenzialdiagnosen:

- Psychotische Störung
- Fetischistischer Transvestitismus (▶ Kap. 9.3.3)
- Persönlichkeitsstörungen
- Dissoziative Störung
- Körperdysmorphe Störung

Weiter zu beachten sind Varianten der Geschlechtsentwicklung, bei denen genetische, anatomische und hormonelle Veränderungen eine klare Geschlechtsbestimmung verhindern, wie z. B. das Klinefelter- oder Turner-Syndrom.

> **Merke**
>
> Menschen mit Geschlechtsinkongruenz sind im Vergleich zur Allgemeinbevölkerung anfälliger für psychische Erkrankungen wie affektive und Angststörungen, Essstörungen, Substanzmissbrauch und Suizidalität. Diskriminierung und Ausgrenzung tragen vermutlich zu dieser Situation bei (Minderheiten-Stress-Modell). Wenn sich das geschlechtsinkongruente Erleben durch die Behandlung einer spezifischen psychischen Störung auflöst, so ist keine Diagnose einer Geschlechtsinkongruenz zu stellen.

9.2.5 Ätiologiemodelle: Wie lässt sich die Entstehung von Geschlechtsinkongruenz erklären?

Die Ätiologie der Geschlechtsinkongruenz ist nicht bekannt. Es wird von einer multifaktoriellen Genese ausgegangen, die psychologische (Beziehungserfahrungen etc.), soziologische, gesellschaftspolitische und biologische Faktoren (z. B. Veränderungen im Hormonprofil) mit einbezieht.

9.2.6 Therapie: Wie wird Geschlechtsinkongruenz behandelt?

Die Behandlung der Geschlechtsinkongruenz folgt einem multidisziplinären Ansatz, der endokrinologische, chirurgische, psychiatrische und psychotherapeutische Aspekte umfasst. Das Ziel ist die Reduktion der subjektiv erlebten Geschlechtsinkongruenz, für welche eine Geschlechtstransition eine Möglichkeit, aber keine zwingende Notwendigkeit darstellt. Im Rahmen der Psychotherapie wird die Integration der eigenen Geschlechtsidentität in einem gesellschaftlichen Kontext, der durch zwei normative Geschlechter geprägt ist, unterstützt. Hierzu gehören ggf. auch eine Unterstützung beim Offenlegen der Geschlechtsidentität gegenüber Dritten (»coming out«) und die Selbsterprobung durch ein möglichst umfassendes Ausleben des Identitäsgeschlechts im Lebensalltag (»Alltagstest«). Zudem werden Erfahrungen mit Diskriminierung und psychische Folgeerscheinungen bearbeitet.

Falls alleinige Psychotherapie nicht ausreicht, können geschlechtsangleichende Behandlungen einen wichtigen Schritt auf dem Weg zur Übereinstimmung von Körper und Geschlechtsidentität darstellen. Folgende Behandlungsmöglichkeiten stehen zur Verfügung (▶ Tab. 9.4).

Tab. 9.4: Geschlechtsangleichende Behandlungsmöglichkeiten

Geschlechtsangleichende Therapieoptionen	Weibliche Geschlechtsidentität	Männliche Geschlechtsidentität
Angleichende Hormonbehandlung	Androgensuppression Östrogensubstitution	Östrogensuppression Testosteronsubstitution
Genitalangleichende Operation	Entfernung der Hoden; Penisamputation Vaginaplastik	Ovar- und Hysterektomie Aufbau eines Neopenis
Chirurgische Interventionen	Mammaaugmentation, Nivellierung des Adamsapfels, Gesichtsfeminisierende operative Maßnahmen	Mastektomie, Plastik des männlichen Brustprofils, Gesichtsmaskulinisierende operative Maßnahmen
Weitere Therapien	Epilationsbehandlung, Stimm-, Sprech- und Sprachtherapie	Stimm-, Sprech- und Sprachtherapie

Allgemeine Voraussetzungen für geschlechtsangleichende Maßnahmen sind:

1. Eine psychiatrische oder psychotherapeutische Indikationsstellung
2. Eine somatische (ärztliche) Indikationsstellung

3. Eine bisherige Psychotherapie mit mind. zwölf Therapieeinheiten über mindestens sechs Monate
4. Der Ausschluss oder die Behandlung von psychischen Komorbiditäten
5. Vor genitalangleichenden Operationen mind. zwölf Monate »Alltagserfahrung« (je nach Operation werden ggf. noch andere Anforderungen gestellt), andere geschlechtsangleichende Maßnahmen können u. U. schon früher erfolgen

> **Merke**
>
> Der Begriff der *Geschlechtsumwandlung* ist weit verbreitet, wird von Betroffenen aber häufig als diskriminierend wahrgenommen. Der Begriff der *Geschlechtsangleichung* beschreibt die Tatsache besser, dass eine (nicht umzuwandelnde) Geschlechtsidentität besteht und der Körper dieser im Bedarfsfall angeglichen werden soll.

9.3 Paraphile Störungen

9.3.1 Einleitung: Was sind paraphile Störungen?

Die meisten Menschen mit ungewöhnlichen sexuellen Interessen sind nicht psychisch krank. Als paraphile Störung werden atypische sexuelle Erregungsmuster bezeichnet, die mit einem hohen Risiko einer Eigen- oder Fremdgefährdung einhergehen. Sowohl aus klinischer als auch aus wissenschaftlicher Perspektive ist noch nicht ausreichend geklärt, inwiefern paraphile Interessen veränderbar sind. Sie können mit Sexualdelikten assoziiert sein, dennoch ist es wichtig, sie grundsätzlich von Straftatbeständen abzugrenzen.

Im Folgenden werden die Definitionen der Störungen kurz aufgeführt:

- *Fetischismus:* Gebrauch von Objekten als Stimuli für die sexuelle Erregung, z. B. Lack, Leder, Latex, Seile, Füße, Haare, Schuhwerk
- *Fetischistischer Transvestitismus:* Zur Erreichung sexueller Erregung wird Kleidung des anderen Geschlechts getragen.
- *Exhibitionismus:* wiederkehrende oder anhaltende Neigung, die eigenen Genitalien vor meist gegengeschlechtlichen Fremden in der Öffentlichkeit zu entblößen, ohne zu näherem Kontakt aufzufordern oder diesen zu wünschen
- *Voyeurismus:* wiederkehrender oder anhaltender Drang, anderen Menschen ohne deren Wissen bei sexuellen Aktivitäten oder intimen Tätigkeiten, z. B. Entkleiden, zuzusehen

- *Pädophilie:* sexuelle Präferenz für Kinder, Jungen oder Mädchen oder Kinder beiderlei Geschlechts, die sich noch in der Vorpubertät oder einem frühen Stadium der Pubertät befinden
- *Sadomasochismus:* Bevorzugung sexueller Aktivitäten mit bzw. sexuelle Erregung bei Zufügung bzw. Empfangen von Schmerzen, Erniedrigungen oder Fesseln – in der aktiven Position als Sadismus, in der passiven als Masochismus
- *Frotteurismus:* Intensive sexuelle Erregung durch Berührung oder Reibung an bekleideten Personen, die dazu keine Zustimmung gegeben haben. Auch entsprechende Fantasien können bei großer subjektiver Belastung Störungswert haben.

> **Merke**
>
> *Fetischismus* und *Fetischistischer Transvestitismus* sind so genannte Paraphilien, aber *keine* paraphilen Störungen, solange sie nicht zu selbst- oder fremdgefährdenden Praktiken führen. Gleiches gilt für sadistische und masochistische Praktiken, die auf einem freiwilligen Niveau ausgeführt werden und bei denen keine schweren körperlichen Verletzungen entstehen. Diese haben daher in der ICD-11 keine eigene Kategorie mehr.

9.3.2 Epidemiologie *oder* Wo liegt das Problem?

Für paraphile Störungen liegen keine verlässlichen Zahlen vor. Es existieren Schätzungen für Lebenszeitprävalenzen von bis zu 7 % für unterschiedliche paraphile Neigungen. Stichproben von Sexualstraftätern weisen hohe Prävalenzen auf, z. B. Pädophilie in bis zu 40 %. Es sind vornehmlich Männer betroffen.

9.3.3 Klassifikation: Wie werden paraphile Störungen klassifiziert?

Störungen der Sexualpräferenz/Paraphilie werden nach ICD-10 und ICD-11 wie in ▶ Tab. 9.5 gezeigt klassifiziert.

Tab. 9.5: Kodierung paraphiler Störungen nach ICD-10 und ICD-11

ICD-10 Störungen der Sexualpräferenz/Paraphilie (F65)		ICD-11 Störungen der Sexualpräferenz/Paraphilie (6D3)	
F65.0	Fetischismus		*keine eigene Kategorie*
F65.1	Fetischistischer Transvestitismus		*keine eigene Kategorie*
F65.2	Exhibitionismus	6D30	Exhibitionistische Störung
F65.3	Voyeurismus	6D31	Voyeuristische Störung
F65.4	Pädophilie	6D32	Pädophile Störung

9.3 Paraphile Störungen

Tab. 9.5: Kodierung paraphiler Störungen nach ICD-10 und ICD-11 – Fortsetzung

ICD-10 Störungen der Sexualpräferenz/Paraphilie (F65)		ICD-11 Störungen der Sexualpräferenz/Paraphilie (6D3)	
F65.5	Sadomasochismus	6D33	Sexuell sadistische Störung unter Ausübung von Zwang
			keine eigene Kategorie für Masochismus
F65.8	Frotteurismus	6D34	Frotteuristische Störung
F65.6	Multiple Störungen der Sexualpräferenz	6D35	Sonstige paraphile Störung, die nicht zustimmende Personen einschließen
F65.8	Sonstige Störungen der Sexualpräferenz	6D36	Paraphile Störungen ohne andere Personen oder mit einwilligenden anderen

> **Merke**
>
> Paraphile Störungen verbleiben in der ICD-11 im Kapitel »Psychische Störungen, Verhaltensstörungen oder neuronale Entwicklungsstörungen«.

9.3.4 Diagnostik: Wie werden paraphile Störungen diagnostiziert?

Wesentlich für die Diagnostik ist eine ausführliche Sexualanamnese (vgl. Diagnostik zu sexuellen Funktionsstörungen in ▶ Kap. 9.1.4).

Folgende Differenzialdiagnosen gilt es zu beachten:

- Frontotemporale Hirnläsionen (Morbus Pick, Parkinson-Syndrome)
- Psychotische Störungen oder psychotische Residualzustände mit sexuellen Wahnvorstellungen
- Dopaminerge Pharmakotherapie
- Geistige Behinderung
- Manie

9.3.5 Ätiologiemodelle: Wie lässt sich die Entstehung von paraphilen Störungen erklären?

Paraphile Störungen sind multifaktoriell bedingt. Genetische Faktoren spielen wahrscheinlich eine Rolle bei der Entwicklung dieser Störungen. Es wird diskutiert, dass Hormone wie Testosteron und Neurotransmitter wie Serotonin einen Einfluss haben könnten. Darüber hinaus gibt es Hinweise auf Auffälligkeiten im Frontal-

und Temporalhirn. Bei Sexualstraftätern mit paraphilen Störungen wurden oft Auffälligkeiten im Bindungsstil festgestellt: Viele haben in ihrer Vergangenheit Gewalterfahrungen gemacht, wurden selbst sexuell missbraucht oder haben eine emotionale Vernachlässigung erlebt und weisen überzufällig häufig einen unsicheren Bindungsstil auf.

9.3.6 Therapie: Wie werden paraphile Störungen behandelt?

Viele Betroffene haben große Angst vor Stigmatisierung und suchen daher oft keine Hilfe. Das deutschlandweite Netzwerk »Kein Täter werden« bietet Prävention und Unterstützung für Betroffene.

Eine Therapie bei Paraphilie wird erst dann in Betracht gezogen, wenn sie zu erheblichem Leid und/oder Gefahr für andere führt. Die vorhandenen Metaanalysen zur Wirksamkeit der Therapien beziehen sich hauptsächlich auf Sexualstraftäter. Dabei zeigt die kognitiv-behaviorale Psychotherapie unterschiedliche Wirksamkeitsnachweise. Grundsätzlich sollten entsprechende Therapien in einem spezialisierten Setting bzw. durch erfahrene Kolleg*innen durchgeführt werden.

Eine gründliche Diagnostik von Komorbiditäten und die Bewertung eines möglichen Risikos für Eigen- oder Fremdgefährdung sind grundlegend. Das Hauptziel ist die Senkung der Rückfallgefahr.

Bei Personen, bei denen paraphile Interessen als unveränderlich angesehen werden, können Methoden zur Erhöhung der Verhaltenskontrolle eingesetzt werden, wie z. B. die Vermeidung von Auslösern (z. B. Kinderspielplätze) und die Bearbeitung dysfunktionaler Kognitionen (wie »Der/die andere will gequält werden.« oder »Auch Kinder wollen Sex.«).

Wenn angenommen wird, dass paraphile sexuelle Interessen veränderbar sind, wird u. a. die Technik der masturbatorischen Sättigung nach Marshall eingesetzt. Dabei werden paraphile Vorstellungen während der Masturbation durch nicht paraphile sexuelle Fantasien ersetzt.

Die spezifische Psychopharmakotherapie umfasst Serotonin-Wiederaufnahmehemmer und bei Risiko fremdgefährdenden Verhaltens testosteronsenkende Medikamente (wie Cyproteronacetat oder Triptorelin). Die Wirksamkeit dieser Medikamente hinsichtlich der Rückfallgefahr bei Sexualdelikten ist noch unklar.

Weiterführende Literatur

AWMF – Arbeitsgemeinschaft der Wissenschaftlichen Medizinischen Fachgesellschaften e. V. (2024, 24. April). *Überarbeitung der S3-Leitlinie 138–001 Geschlechtsinkongruenz, Geschlechtsdysphorie und Trans-Gesundheit: Diagnostik, Beratung, Behandlung.* https://www.awmf.org/service/awmf-aktuell/interdisziplinaere-gesundheitsversorgung-fuer-trans-transsexuelle-und-nichtbinaere-menschen-together4trans

Beier, K. M., Bosinski, H. A. G., Loewit, K. & Böttcher, B. (Hrsg.). (2021). *Sexualmedizin: Grundlagen und Klinik sexueller Gesundheit* (3. Auflage). Elsevier.

Berner, M. & Briken, P. (Hrsg.). (2013). *Praxisbuch Sexuelle Störungen: Sexuelle Gesundheit, Sexualmedizin, Psychotherapie sexueller Störungen* (1. Auflage). Thieme.

Büttner, M. (2018). Sexualität und Trauma: Grundlagen und Therapie traumaassoziierter sexueller Störungen. Schattauer.

Clement, U. (2016). *Systemische Sexualtherapie* (1. Auflage). Klett-Cotta.

Coleman, E., Radix, A. E., Bouman, W. P., et al. (2022). Standards of Care for the Health of Transgender and Gender Diverse People, Version 8. *International journal of transgender health*, 23(Suppl 1), S1-S259.

Dorn, C. & Keck, C. (2022). Geschlechtsinkongruenz heute – Transsexualität früher. *gynäkologie + geburtshilfe*, 27(1), 40–47.

Lenzen-Schulte, M. (2023). Pubertätsblocker: Debatte um Transitionstherapie. *Dtsch Arztebl*, 120(42), A-1741/B-1482.

Rautenberg, M. (2022). *Transgender und non-binäre Menschen in der Psychotherapie: Diagnostik, Beratung und Begleitung* (1. Auflage). Hogrefe.

Sigusch, V., Becker, N., Berner, W., Briken, P. & Cassel-Bähr, S. (2006). *Sexuelle Störungen und ihre Behandlung* (4. Auflage). Thieme.

10 Konsil- und Liaisonpsychosomatik

10.1 Einleitung: Was ist Konsil- und Liaisonpsychosomatik?

Im Krankenhauskontext unterstützen Konsiliarärzt*innen behandelnde Ärzt*innen einer anderen Fachdisziplin durch ihre spezialisierte Expertise und geben auf konkrete Anfrage Empfehlungen für das weitere Vorgehen. Dementsprechend beschäftigt sich die *Konsilpsychosomatik* mit der im Einzelfall beauftragten Diagnostik und Behandlung von Patient*innen mit körperlichen Beschwerden oder Erkrankungen, bei denen auch psychische bzw. psychosomatische Faktoren eine Rolle spielen können.

Im *Liaisondienst* wird diese Zusammenarbeit dadurch intensiviert, dass eine feste »Liaison« zwischen einem körpermedizinischen Fach und der Psychosomatik eingegangen wird. Kolleg*innen aus der Psychosomatik stehen somatischen Abteilungen oder Stationen dann regelhaft stunden- oder tageweise zur Verfügung, um parallel eine umfassende psychische und somatische Betreuung der Patient*innen, Angehörigen und/oder des Behandlungsteams sicherzustellen.

10.1.1 Worin bestehen die Aufgaben im psychosomatischen Konsildienst?

Die Arbeit im Konsil- und Liaisondienst ruht auf drei wichtigen Säulen:

1. Unterstützung der Patient*innen:

- *Psychosomatische Diagnostik* oder auch gezielter Ausschluss von (komorbiden) F-Diagnosen sowie entsprechende Behandlungsempfehlungen. Am häufigsten geht es um somatoforme oder funktionelle Störungen, Anpassungs-, Angst-, depressive oder Essstörungen.
- *Beratung und Psychoedukation* bzgl. eines individuell angepassten Behandlungsvorgehens im Umgang mit psychischer Komorbidität bzw. krankheitsbedingten psychosozialen Belastungsfaktoren
- *Psychotherapeutische Begleitung:*
  – Supportive psychotherapeutische Interventionen

- Förderung der Krankheitsbewältigung durch Unterstützung von Coping und Resilienz
  - Umgang mit existenziellen Themen wie Endlichkeit, Einsamkeit, Sterben und Tod etc.
- Ggf. Motivierung für und *Initiierung von konkreten psychotherapeutischen Unterstützungsangeboten* nach Entlassung bzw. ggf. Vorbereitung einer Verlegung

2. Arbeit mit Angehörigen:

- Psychoedukation
- Unterstützung bei der Selbstfürsorge
- Mediation: Insbesondere in Krisensituationen sollten Gesprächskanäle mit Erkrankten wiederhergestellt oder erleichtert werden (wer wünscht sich was von wem?).

3. Arbeit mit Mitarbeiter*innen:

- Aufklärung, Psychoedukation
- Supportive Gespräche, ggf. »Mediation« bei »schwierigen« Patient*innen oder Angehörigen
- Intervision/Supervision im Team oder Einzelsetting, Tipps zur Psychohygiene

10.2 Bewältigungsmodelle: Wie gehen Menschen mit schweren Krankheiten und bevorstehendem Tod um?

10.2.1 Krankheitsbewältigung: Welche Coping-Strategien gibt es?

Krankheit führt häufig zu relevanten körperlichen und psychosozialen Veränderungen und Einschränkungen, sodass Bewältigungsprozesse und Resilienz von großer Bedeutung sind. Außerdem spielen psychodynamische Aspekte wie die individuelle Krankheitsbedeutung und -verarbeitung sowie vorherige Krankheits-, Bewältigungs- und Beziehungserfahrungen eine wichtige Rolle.

Coping (engl. to cope: bewältigen, umgehen) bezeichnet Anpassungs- und Bewältigungsstrategien im Umgang mit als schwierig bzw. belastend erlebten Lebenssituationen oder -phasen. Coping-Strategien reichen von emotionalen Bewältigungsmechanismen (z. B. Ausdruck von Gefühlen) über praktische Handlungsansätze (z. B. Suche nach sozialer Unterstützung) bis hin zu kognitiven Strategien (z. B. Lösungsstrategien). Menschen wählen ihre Coping-Strategien teils bewusst und teils unbewusst, basierend auf ihren individuellen Erfahrungen, Ressourcen (▶ Kap. 10.3.1) und der Art der Belastung.

Gut zu wissen

Was ist der Unterschied zwischen Coping, Abwehr und Resilienz?

Die Begriffe *Coping* und *Abwehr* beschreiben Bewältigungsmechanismen zur Anpassung an die Umwelt. Die Begriffe sind nicht synonym, wirken jedoch oft ergänzend und sind nicht immer klar voneinander abgrenzbar:

- *Coping* beinhaltet eher bewusstseinsnahe, zielgerichtete und intentionale Bewältigungsstrategien, um trotz Belastung gesund zu bleiben. Diese orientieren sich an der äußeren Realität. Der Begriff stammt ursprünglich aus der Stressforschung.
- *Abwehrvorgänge* sind unbewusste intrapsychische Prozesse, die sich auf die innere Repräsentanz der Realität beziehen und z. B. der Abwehr von krankheitsbezogenen Ängsten, Konflikten und Fantasien dienen. Der Begriff stammt aus der psychodynamischen Theoriebildung (▶ Kap. 1.3.3).
- *Resilienz* bezeichnet eine allgemeine psychische Widerstandsfähigkeit und die Fähigkeit, schwierige Lebenssituationen, Krisen und Belastungen zu bewältigen, d. h. trotz widriger Umstände gesund zu bleiben oder sich weiterzuentwickeln. Resilienz ermöglicht es Menschen, aus negativen Erfahrungen zu lernen und ihr Wohlbefinden aufrechtzuerhalten bzw. wiederherzustellen.

10.2.2 Umgang mit dem Tod: Welche emotionalen Reaktionen sind häufig?

Wenn Menschen die *Nachricht über ihren bevorstehenden Tod* erhalten, löst dies verschiedene heftige Emotionen aus. *Elisabeth Kübler-Ross* ordnete sie in fünf emotionale Phasen, die sowohl »Sterbephasen« als auch »Trauerphasen« genannt werden. Obwohl das Modell sehr bekannt ist, ist es heute umstritten, da nicht jeder Mensch alle Phasen durchläuft und nicht zwingend in der beschriebenen Reihenfolge. Dennoch hilft es, bestimmte emotionale Reaktionen in Krisensituationen zu verstehen. Die fünf Phasen sind:

1. *Verleugnung:* Die Person kann die Diagnose oder die Realität des Todes nicht akzeptieren und leugnet sie. Sie kann sich weigern, die Fakten anzuerkennen, und kann versuchen, die Krankheit zu ignorieren.
2. *Wut:* Nach der Verleugnung können Wut und Frustration auftreten. Die Person kann sich darüber aufregen, warum ihr dies passiert, und kann Wut auf andere, sich selbst oder das Schicksal empfinden.
3. *Verhandeln:* In dieser Phase versucht die Person, mit Gott, einer höheren Macht, nicht selten den behandelnden Ärzt*innen oder sogar mit sich selbst zu verhandeln, um die Krankheit rückgängig zu machen oder mehr Zeit zu gewinnen.

4. *Depression:* Wenn die Realität der Situation bewusst wird, kann eine tiefe Traurigkeit und Hoffnungslosigkeit auftreten. Die Person kann sich zurückziehen, sich isolieren und über den Verlust trauern.
5. *Akzeptanz:* Schließlich kann die Person die Realität akzeptieren und Frieden mit der Situation schließen. Sie kann beginnen, sich auf das, was kommt, vorzubereiten und emotionale Unterstützung von anderen annehmen.

10.3 Therapie: Wie wird im psychosomatischen Konsil- und Liaisondienst gearbeitet?

Übergeordnetes Ziel der psychotherapeutischen Konsil- und Liaisonarbeit ist die *Unterstützung* der Patient*innen bei der Bewältigung krankheitsbedingter Belastungen und Probleme (oder im Umgang mit dem herannahenden Tod). Steht dieses Ziel im Vordergrund, so spricht man von *supportiver (Psycho-)Therapie*. Sie beinhaltet fast immer auch psychoedukative Elemente über psychische Erkrankungen, Tagesstrukturierung, Ressourcenaktivierung, Selbstfürsorge und Stressreduktion (z. B. durch Entspannungsübungen), Hilfestellung bei der Entwicklung von Coping-Strategien und Auseinandersetzung mit dem Tod.

10.3.1 Wie können Ressourcen aktiviert werden?

Ressourcenaktivierung bedeutet, die vorhandenen stärkenden Seiten und Möglichkeiten einer Person zu erkennen, zu fördern und gezielt zu nutzen, um die psychische Gesundheit und Resilienz zu stärken und bei der Bewältigung von Belastungen zu unterstützen.

Konkrete Beispiele sind:

- *Identifizierung und Stärkung von positiven Persönlichkeitsmerkmalen* wie Durchhaltevermögen, Kreativität oder Empathie, um die akute gesundheitliche Krise besser bewältigen zu können
- *Stärkung und Aktivierung von sozialen Unterstützungssystemen* wie Familie, Freundeskreis oder Selbsthilfegruppen
- *Aktivierung von Bewältigungsstrategien*, die in der Vergangenheit erfolgreich waren, um auch die aktuellen Herausforderungen zu meistern
- *Förderung von gesunden Bewältigungsmechanismen* wie Sport, Kunst, Musik, Meditation etc.
- *Erschließung von äußeren Ressourcen* wie soziale und finanzielle Unterstützung

10.3.2 Welche Entspannungsverfahren können angewendet werden?

Akute körperliche Beeinträchtigungen, Schmerzen und der Aufenthalt in einer fremden Umgebung lösen in vielen Patient*innen im Krankenhaus Stress aus. Entspannungsverfahren können helfen, das Stresserleben zu reduzieren, was sich wiederum positiv auf den Genesungsprozess auswirken kann.

Entspannungsverfahren können z. B. bei Ängsten oder Anspannung eingesetzt werden:

- *Progressive Muskelentspannung (PME):* Bei diesem Verfahren werden verschiedene Muskelgruppen nacheinander angespannt und dann bewusst entspannt. Dies hilft, körperliche Spannungen zu reduzieren und einen Zustand tiefer Entspannung zu erreichen.
- *Autogenes Training:* Diese Methode basiert auf Selbstsuggestionen und hilft dabei, einen Zustand tiefer Entspannung durch Konzentration auf bestimmte körperliche Empfindungen wie Schwere und Wärme hervorzurufen.
- *Atemtechniken (Auswahl):*
  - *Tiefe Bauchatmung:* Langsam und tief durch die Nase einatmen, so dass sich der Bauch beim Einatmen ausdehnt. Beim Ausatmen durch den Mund wird die Luft langsam herausgelassen.
  - *Atemzählen:* Atemzüge zählen während des Ein- und Ausatmens.
  - *4–7–8-Atemtechnik:* Vier Sekunden lang durch die Nase einatmen, die Luft sieben Sekunden anhalten, acht Sekunden durch den Mund ausatmen.
- *Meditation:* z. B. Achtsamkeitsmeditation, Body-Scan, Mitgefühlsmeditation
- *Imaginationsübungen (hypnotische Verfahren):*
  - *Geführte Visualisierung:* entspannende Szene, wie ein friedlicher Ort in der Natur oder ein beruhigender Strand, die Ruhe und Gelassenheit vermittelt
  - *Traumreisen:* Eine imaginäre Reise an einen fiktiven Ort oder in eine fantasierte Umgebung, in der Wohlbefinden und Sicherheit herrschen – ähnlich dem »Sicheren Ort« oder dem »Ort der Geborgenheit« nach Luise Reddemann. Hier werden alle Sinne angesprochen (Wie sieht es dort aus? Was kann man hören? Was kann man fühlen, ggf. auch riechen oder schmecken?).
  - *Positive Imaginationsübung:* Die Person stellt sich eine Situation vor, in der sie erfolgreich, glücklich oder selbstbewusst ist.
  - *Kreative Visualisierung:* Hierbei stellt sich die Person vor, wie sie ein bestimmtes Ziel erreicht oder eine gewünschte Veränderung in ihrem Leben herbeiführt.

Entspannungsverfahren können einzeln oder in Kombination angewendet werden. Es empfiehlt sich:

- die Übungen vorher mit Patient*innen durchzusprechen, damit sie wissen, was sie erwartet;

- Menschen mit (V. a.) Traumata anzubieten, die Übungen mit geöffneten Augen zu machen;
- die Übungen an das klinische Bild anzupassen: Menschen mit Schmerzen, Traumafolgestörung oder ausgeprägter Angstsymptomatik sprechen i. d. R. besser auf Imaginationsübungen an als auf körperorientierte Verfahren wie Atem- oder Achtsamkeitsübungen.

10.3.3 Wie können Krankheitsbewältigung und Coping gefördert werden?

In der therapeutischen Arbeit mit Betroffenen ist ein feines Gespür nötig, um eine gute Balance zwischen aktiven und passiven Bewältigungsmechanismen zu finden: Aktive Copingmechanismen (z. B. eine Patientin, die aufgrund der Chemotherapie ihre langen Haare abschneidet und sich eine schöne Kopfbedeckung zulegt) fördern die Auseinandersetzung mit der Erkrankung, können jedoch bei chronischen und/oder schweren Erkrankungen auch zu Überforderung und dadurch zu anhaltendem psychischen Leid führen. Passive Copingmechanismen (z. B. Verleugnung) können hingegen zwar der Erhaltung des seelischen Gleichgewichts dienlich sein, können sich längerfristig jedoch auch ungünstig auswirken, wenn sie Entwicklungsprozesse verhindern.

Auf psychodynamischer Ebene ist es bedeutsam, die Abwehr als Schutzmechanismus des Ichs (▶ Kap. 1.3) anzuerkennen und ggf. zu stützen. Wird die Abwehr – durch zusätzliche psychosoziale Belastungsfaktoren, aber auch durch unangemessen konfrontierende Interventionen – brüchig, kann es zu krisenhafter Dekompensation bis hin zu akuter Suizidalität kommen.

Konkrete Themen der Psychotherapie zur Krankheitsbewältigung sind:

- Balance aus Akzeptanz der Einschränkung und Fokus auf Veränderungsmöglichkeiten
- Balance aus Akzeptanz von geminderter Leistungsfähigkeit bei gleichzeitiger Förderung der Leistungsfähigkeit
- Umgang mit Progredienz- und Rezidivangst
- Förderung der Lebensqualität
- Aktivierung und Stärkung von Ressourcen (▶ Kap. 10.3.1)
- Trauerarbeit über nicht durchführbare Lebenskonzepte (z. B. bestimmte Berufe nicht mehr ausüben zu können oder Sterilität nach einer Behandlung)
- Unterstützung bei der Neuorientierung

10.3.4 Wie kann mit existenziellen Themen wie Endlichkeit, Sterben und Tod umgegangen werden?

Die existenzielle Psychotherapie setzt sich mit Themen der Lebensgestaltung auseinander, die sich angesichts der Grundgegebenheiten unseres Lebens ergeben.

Diese werden in den vier existenziellen Grunddimensionen Leben – Tod, Freiheit – Ordnung, Nähe – Einsamkeit, Sinn – Sinnlosigkeit gefasst. Wichtige Vertreter sind Victor Frankels Logotherapie (Suche nach dem Sinn im Leben) sowie Rollo May und Irvin Yalom. In Anlehnung an Yalom wurden in der Psychoonkologie verschiedene Gruppenangebote wie z. B. die supportiv-expressive Gruppentherapie (SEGT) entwickelt.

Wichtige therapeutische Themenfelder im Umgang mit schweren körperlichen Erkrankungen und Sterben sind:

- Trauerarbeit bzgl. nicht mehr umsetzbarer Lebensträume
- Unterstützung in der Autonomiegestaltung, z. B. Kommunikation von Beerdigungswünschen
- Hilfestellung in der Kommunikation mit Angehörigen
- Ggf. Motivierung zu weiterer Psychotherapie

10.4 Was sind beispielhafte Arbeitsbereiche des psychosomatischen Konsil- und Liaisondienstes?

10.4.1 Was ist Psychoonkologie?

Bei Krebserkrankungen ist das Risiko für das Auftreten von psychischen Störungen signifikant erhöht. Daher sollten alle Menschen mit Krebserkrankungen hinsichtlich psychosozialer Belastungen gescreent werden.

Typische Screeninginstrumente sind zum Beispiel:

- Distress Thermometer (DT)
- Hospital Anxiety and Depression Scale (HADS)
- Fragebogen zur Belastung von Krebspatienten (FBK)

Die häufigsten psychischen Störungen bei Menschen mit Krebserkrankungen sind affektive Störungen, Angststörungen und Anpassungsstörungen.

Begünstigt wird das Auftreten einer psychischen Störung durch Schmerzen, eine hohe körperliche Symptombelastung, Fatigue sowie das Vorliegen einer psychischen Störung in der Vorgeschichte. Früher vermutete Zusammenhänge zwischen Psychopathologie und Prognose der Krebserkrankung haben sich nicht bestätigt.

Die therapeutische Unterstützung hat primär das Ziel, die Lebensqualität der Betroffenen zu verbessern und psychische Komorbiditäten zur reduzieren oder zu verhindern. Dabei ist es wichtig, eine angemessene Balance zwischen der Akzeptanz der Situation und dem Gestaltungsspielraum zu finden.

Betroffene benennen am häufigsten Unterstützungsbedürfnisse in folgenden Bereichen:

- Umgang mit Ängsten vor dem Fortschreiten der Erkrankung als sog. Progredienzangst, vor Schmerzen oder vor einer allgemeinen Verschlechterung des körperlichen Zustands
- Umgang mit Erschöpfung (Fatigue), mit Problemen der Sexualität und Intimität und mit Veränderungen des Körperbilds
- Umgang mit Ängsten vor dem Tod oder dem Sterbeprozess sowie mit Ängsten vor der Behandlung
- Zukunftsängste und Veränderungen in der Lebensführung
- Sorgen in Bezug auf Angehörige, Familie und Freund*innen
- Unterstützung zur Wiedererlangung des Gefühls der Kontrolle sowie von Hoffnung und Sinn
- Umgang mit spirituellen/religiösen Themen
- Personen- und umfeldbezogene Ressourcen zur sozialen Sicherung (Einkommen, Wohnen, Arbeit und Beruf)

Die Begleitung von Angehörigen ist ein weiterer wesentlicher Bestandteil der psychoonkologischen Mitbetreuung. Angehörige spielen eine wichtige Rolle im Unterstützungsnetzwerk der Patient*innen und können dazu beitragen, den Umgang mit der Krankheit zu erleichtern. Es ist wichtig, sie in den Behandlungsprozess einzubeziehen und ihnen Unterstützung anzubieten, da auch sie häufig deutlich belastet sind (zum Teil sogar stärker als die onkologisch Erkrankten selbst).

10.4.2 Was ist Psychokardiologie?

Etwa 20–25 % der Patient*innen mit Herz-Kreislauf-Erkrankungen leiden gleichzeitig an klinisch relevanten depressiven Beschwerden, welche wiederum das Risiko für kardiovaskuläre Komplikationen erhöhen. Es gibt eine komplexe Interaktion zwischen genetischen, endokrinen, neurokardiologischen, metabolischen und Verhaltensfaktoren.

> **Gut zu wissen**
>
> Die *Takotsubo-Kardiomyopathie*, auch bekannt als *Broken-Heart-Syndrom*, ist eine plötzlich auftretende Herzmuskelerkrankung, die häufig durch großen physischen oder emotionalen Stress ausgelöst wird – in ca. 1/5 der Fälle bleibt die Ursache allerdings unklar. Am häufigsten sind Frauen nach den Wechseljahren betroffen. Die Symptome ähneln denen eines Herzinfarkts. Im Gegensatz zu vielen anderen Herzmuskelerkrankungen heilt diese Form bei den meisten Patient*innen nach einigen Wochen wieder vollständig aus.

Studien zeigen, dass etwa 20–40 % der Patient*innen innerhalb des ersten Jahres nach einem Herzinfarkt eine depressive Störung und etwa 25 % eine Angststörung entwickeln. Die Angst kann vielfältige Formen annehmen, darunter generalisierte Angststörung, Panikstörung oder spezifische Phobien. Es ist wichtig, diese psychischen Belastungen ernst zu nehmen und entsprechende Unterstützung anzubieten, da sie nicht nur die Lebensqualität beeinträchtigen, sondern eben auch den Verlauf der Herzkrankheit negativ beeinflussen können.

10.4.3 Was ist Psychopneumologie?

Die Atmung ist vegetativ sehr fein reguliert und reagiert unmittelbar auf emotionale Veränderungen. Andersherum führen viele chronische Lungenerkrankungen (wie z. B. COPD, Asthma, Lungenfibrose) zu Atemnot, einem Engegefühl in der Brust und Erstickungsgefühlen – welche wiederum häufig Angst bis hin zur Todesangst auslösen. Dabei treten auch entsprechende vegetative Begleitsymptome wie Herzrasen und Schweißausbrüche auf. Diese Symptome können zu einer erhöhten Anfälligkeit für Panikattacken führen, insbesondere wenn sie mit emotionalen Belastungen oder traumatischen Erfahrungen verbunden sind. Umgekehrt können Panikattacken auch die Symptome der Lungenerkrankung verschlimmern, da Angst und Stress die Atmung und die körperliche Belastbarkeit beeinträchtigen können. Psychoedukation (z. B. bezüglich des Teufelskreises der Angst) (▶ Abb. 3.1), Stressbewältigungsstrategien (Hypnose- und Entspannungsübungen) und Atemübungen (Atemverlangsamung, Selbstwirksamkeitserleben) sind in der Behandlung hilfreich. Pharmakotherapeutisch können auch Anxiolytika eingesetzt werden, aber *CAVE:* Benzodiazepine wirken gut und haben daher ein besonders hohes Abhängigkeitspotenzial.

10.4.4 Welche Rolle spielt die Psychosomatik in der Neurologie?

Auch in der Neurologie sind komorbide psychische bzw. psychosomatische Erkrankungen häufig. Es können fünf Phänomene unterschieden werden:

- *Primär funktionell-neurologische Störungen* (dissoziative Bewegungs-/Bewusstseinsstörungen inkl. nicht epileptischer Anfälle, Schwindel; vgl. ▶ Kap. 6 »Funktionelle Störungen«). Diagnostisch sind diese manchmal schwer von neurologischen Erkrankungen zu differenzieren, weshalb der psychosomatische Konsildienst häufig zur Diagnosesicherung hinzugezogen wird.
- *Sekundär funktionelle Beschwerden*, bei denen initial eine neurologische Erkrankung vorliegt, diese im Verlauf dann allerdings in den Hintergrund tritt, z. B. beim sekundär somatoformen Schwindel.
- *Fluktuationen einer neurologischen Erkrankung* durch psychosoziale Belastungsfaktoren, insbesondere bei schubförmigen Erkrankungen, z. B. bei *Multipler Sklerose*

oder *Migräne*. Hier finden sich zudem oft Fatigue, Aufmerksamkeitsstörungen und depressive Symptome.
- *Reaktive psychische Beschwerden*, v. a. Angst oder Depressivität bei neurologischen Primärerkrankungen. So leiden bis zu 40 % der Patient*innen mit *Parkinson-Syndrom* an einer depressiven oder Angststörung und die Suizidgefahr ist deutlich erhöht. Ähnliches gilt für Epilepsie und Schlaganfälle.
- *Psychische bzw. psychosomatische Manifestation* einer bekannten oder noch unbekannten neurologischen Erkrankung. Bei verschiedenen neurologischen Erkrankungen wie Parkinson oder Epilepsie können psychische Symptome den neurologischen vorausgehen.

10.4.5 Wie sieht eine konsiliarische Mitbehandlung bei Essstörungen aus?

Patient*innen mit Essstörungen werden dann in einem somatischen Setting behandelt, wenn somatische Komorbiditäten vorliegen oder die Erkrankung so schwerwiegend ist, dass ein (intensivmedizinisches) somatisches Setting zur Behandlung oder Überwachung notwendig ist.

Eine Gewichtsrestitution, wie sie bei lebensbedrohlich niedrigem Gewicht (BMI < 13 kg/m^2) medizinisch notwendig werden kann, wird von an Anorexia nervosa erkrankten Patient*innen häufig als sehr bedrohlich und ängstigend empfunden, sodass bspw. das Risiko für Suizidalität deutlich steigt. Dies ist in den zugrundeliegenden Themen von Kontrolle und Autonomie begründet. Eine therapeutische Unterstützung ist deswegen dringend notwendig. Zugleich schränkt starkes Untergewicht die psychotherapeutischen Möglichkeiten deutlich ein.

Die Angehörigen sind meist zurecht sehr besorgt, sodass ggf. zusätzlicher Gesprächsbedarf besteht. Die familiäre Interaktion ist dabei nicht selten herausfordernd und sollte gut gerahmt werden. Nicht zuletzt brauchen auch die somatisch geschulten Teams Unterstützung durch Psychoedukation und supportive Gespräche. Gerade für somatische Behandler*innen, die täglich um das Überleben ihrer Patient*innen kämpfen, ist das »sich zu Tode Hungern« schwer erträglich. Die resultierende Hilflosigkeit kann sich dann in Wutaffekten äußern. Andererseits gibt es immer wieder Teammitglieder, die sich in ihrer Rolle als Versorgende intensiv um die Betroffenen kümmern. Entsprechende Spaltungsprozesse im Team bedürfen idealerweise einer guten Supervision – für die es wiederum in somatischen Kliniken kaum Zeit und Raum gibt.

10.4.6 Welche Rolle spielt die Psychosomatik in der Intensivmedizin?

Die psychosomatische Arbeit auf einer Intensivstation birgt besondere Herausforderungen: Die *Gefahr einer Traumatisierung ist erhöht*, da Patient*innen nicht nur mit schweren Krankheiten und lebensbedrohlichen Situationen konfrontiert sind (welche zu Todesangst führen können), sondern auch Gefühle von Autonomieverlust und Hilflosigkeit hier besonders ausgeprägt sind: Patient*innen sind zum Teil intrusiven Geräuschen oder Gerüchen ausgeliefert, sind selbst für basale menschliche Bedürfnisse (Essen, Toilettengang, Umlagerung, Körperpflege) auf pflegerische Hilfe angewiesen, können nicht entscheiden, wer sie körperlich berühren darf (und wer nicht!), und sind durch sedierende Medikamente nicht immer voll orientiert. Das Anerkennen der Angst und Imaginationsübungen mit Selbstwirksamkeitsfokus können hilfreich sein. Manchmal besteht die letzte Autonomiemöglichkeit Betroffener aber auch darin, Unterstützungsangebote einfach abzulehnen. Ungefähr jede/r fünfte Patient*in entwickelt nach einem Intensivaufenthalt eine Traumafolgestörung. Präventiv wirkt u. a. eine benzodiazepinfreie Sedierung mit regelmäßigen Aufwachphasen.

Vertrauliche Gespräche sind im Setting einer Intensivstation räumlich kaum möglich. Wenn Patient*innen intubiert oder sediert sind, ist auch die Kommunikation erschwert, was Angst, Wut und Frustration verstärken kann. Auch die Erkrankungen selbst können zu einer eingeschränkten Kommunikation führen. Grundsätzlich empfiehlt es sich, mit geschlossenen Fragen zu arbeiten, sodass Patient*innen auch nonverbal mit Nicken oder Kopfschütteln antworten können. Manchmal ist auch eine Kommunikation per Schreib- oder Symboltafeln möglich, was wiederum die Selbstwirksamkeit fördert. Niederschwellige Angebote wie Vorlesen, Entspannungsübungen (vor allem Imaginationen) oder Musikhören können die psychische Belastung weiter reduzieren.

*Angehörige einzubinden kann Patient*innen ein zusätzliches Sicherheitsgefühl vermitteln.* Zur Unterstützung der Krankheitsaufarbeitung im Nachhinein können Angehörige ermuntert werden, ein Intensivtagebuch für die Betroffenen zu führen. Ggf. können auch Besuche auf der Intensivstation nach der Entlassung hilfreich sein. Oft brauchen auch die Angehörigen Unterstützung in Situationen einer unklaren Prognose, einer unklaren Zukunftsperspektive oder sogar eines drohenden Versterbens. Die damit verbundene Unsicherheit ist für Angehörige oft schwer zu ertragen, worauf sie nicht selten mit übersteuertem Verhalten wie starkem Rückzug oder völliger Verausgabung reagieren. Sie brauchen entsprechende Hilfe, um eine gute Balance zwischen Selbst- und Fremdfürsorge zu finden. Gespräche zur Entlastung und zur Ressourcenaktivierung können hilfreich sein. Hier hat sich z. B. die Empfehlung bewährt, sich jeden Tag einmal etwas Gutes zu tun – bei gleichzeitiger Anerkennung und Entlastung von den damit verbundenen Schuldgefühlen. Auch im Todesfall der Patient*innen brauchen Angehörige manchmal eine Begleitung während des Sterbeprozesses. Zudem können konkrete Anlaufstellen zur Trauerbegleitung genannt werden.

In besonders belastenden Fällen ist auch die *Unterstützung von Mitarbeiter*innen* der Intensivstation durch Fallsupervisionen oder individuelle Gespräche gefragt.

10.4.7 Welche Rolle spielt die Psychosomatik in der Transplantationsmedizin?

In den aktuellen Transplantationsrichtlinien hat die Psychosomatik einen hohen Stellenwert, da auch hier die Wichtigkeit der bio-psycho-sozialen Einflüsse auf Organspender- und Empfänger*innen deutlich geworden sind. Eine Organtransplantation ist ein langer und belastender Prozess mit Operation, Nachbehandlung und Rehabilitation. Betroffene müssen lebenslang Medikamente nehmen, um Abstoßungsreaktionen vorzubeugen. Für eine erfolgreiche Transplantation spielen Therapieadhärenz (inkl. Suchtmittelabstinenz) und psychosoziale Faktoren eine wichtige Rolle, weshalb – je nach zu transplantierendem Organ – vor einer Listung (= Aufnahme auf die Warteliste) von potenziellen Organempfänger*innen zwingend eine Einschätzung von psychosozialen Risikofaktoren inkl. Suchtmittelanamnese und psychischen Komorbiditäten stattfinden muss.

Folgende Instrumente können zur Einschätzung der psychosozialen Risikofaktoren hilfreich sein:

- Psychosocial Assessment of Candidates for Transplantation (PACT)
- Stanford Integrated Psychosocial Assessment for Transplant (SIPAT)
- Transplant Evaluation Rating Scale (TERS)

Die Studienlage bezüglich des Einflusses der psychosozialen Situation auf die Überlebensrate ist unklar. Sicher ist, dass psychische Komorbiditäten allein nicht unbedingt einen negativen Einfluss auf die Mortalitätsraten haben und daher keine Kontraindikationen für eine Transplantation darstellen. Sie korrelieren aber mit erschwerten Anpassungsprozessen nach Transplantation und einer verminderten Lebensqualität, weshalb sie unbedingt behandelt werden sollten. Wenn die psychosoziale Gesamtsituation brüchig ist, gibt es durchaus Hinweise auf erhöhte postoperative Mortalitätsraten. Folgende Faktoren gelten als Kontraindikation für eine Transplantation:

- Fehlen eines psychosozialen Unterstützungssystems
- Aktiver Drogen-, Alkohol- oder Nikotinmissbrauch
- Akute psychotische Erkrankung
- Akute Suizidalität
- Demenz
- Mangelnde Medikamenten- oder Behandlungsadhärenz
- Z. n. Substanzabusus nach früherer Transplantation

▶ Tab. 10.1 zeigt mögliche Belastungssituationen, die im Transplantationsverlauf auftreten können, und Möglichkeiten, Patient*innen in diesen Phasen zu unterstützen.

Tab. 10.1: Mögliche psychosoziale Belastungssituationen im Transplantationsverlauf

Phase der Transplantation	Mögliche psychosoziale Belastungsfaktoren	Unterstützungsmöglichkeiten
1. Diagnostik, Entscheidungsphase und Listung	• Behandlungsambivalenz (Schock vs. Hoffnung) • Angst, ob Listung erfolgreich ist • Belastung durch vielfältige Untersuchungen	• Krankheitsakzeptanz • Hilfe bei der Entscheidungsfindung • Akzeptanz der Listungsentscheidung
2. Wartephase nach Listung	Ungewissheit und Ängste: • Zeitpunkt der Listung unklar, Erreichbarkeit muss jederzeit gegeben sein • Mögliche zwischenzeitliche Verschlechterung bis Tod während Wartezeit möglich	• Konsilkontakte während zwischenzeitlicher Klinikbehandlungen • Ressourcenaktivierung • Einbezug Angehöriger • Ggf. ambulante Psychotherapie
3. Transplantation, perioperative stationäre Phase	• Risiko eines Delirs • Initial: Entlastung bis Euphorie • Stimmungsschwankungen und Schlafstörungen durch Medikamente (insb. Steroide)	• Ggf. reorientierende Maßnahmen (▶ Kap. 10.5.6) • Psychoedukation Betroffener und Angehöriger wesentlich
4. Entlassung, Frührehabilitation	Dauerhafte Lebensveränderungen (Anpassungsschwierigkeiten möglich) • Regelmäßige Einnahme von Immunsuppressiva mit allen assoziierten Nebenwirkungen (!) • Abhängigkeit vom medizinischen System • Einhaltung von Verhaltensmaßregeln (Untersuchungstermine, Hygienemaßnahmen, Alkohol- und Nikotinkarenz, Ess- und Sportverhalten etc.) • Ungewissheit bzgl. potenziell tödlicher Abstoßungsreaktionen	• Ressourcenaktivierung • Einbezug Angehöriger • Ggf. ambulante Psychotherapie

5. Langzeitverlauf	1. Wiederaufnahme der Berufstätigkeit
	2. Schuldgefühle gegenüber dem Spender möglich
	3. Dauerhaft hohes Maß an Disziplin erforderlich
	   • Lebensstiländerungen
	   • Kontrolluntersuchungen
	   • Medikamentenadhärenz
	4. Ggf. Krisensituationen
	   • Komplikationen (Abstoßung, Infektion, medikamentöse Langzeitschäden)
	   • Transplantatversagen
	   • Ggf. Retransplantation
		• Selbsthilfegruppen
		• Konsilkontakte während zwischenzeitlicher Klinikbehandlungen
		• Einbezug Angehöriger
		• Ggf. ambulante Psychotherapie

10.5 Welches Krankheitsbild spielt im psychosomatischen Konsil- und Liaisondienst eine wichtige Rolle?

10.5.1 Einleitung: Was ist ein Delir?

Ein Delir beschreibt eine neu aufgetretene Störung der Aufmerksamkeit, Orientierung und Wahrnehmung, typischerweise mit erheblicher kognitiver Beeinträchtigung, Umkehr des Tag-Nacht-Rhythmus, psychomotorischer Hyper- oder Hypoaktivität und/oder affektiven Störungen.

10.5.2 Relevanz: Warum ist das Thema Delir wichtig?

In der Psychosomatik ist es wichtig, das Krankheitsbild des Delirs im Rahmen von Konsil- und Liaisontätigkeiten gut zu kennen, da es

- *häufig auftritt:* Ca. 15 % aller Patient*innen über 65 Jahre entwickeln ein Delir, wenn sie stationär im Krankenhaus behandelt werden.
- *neurotoxisch ist:* Während eines Delirs sterben Hirnzellen ab, was zu erhöhter Letalität (unbehandelt bis zu 30 %!) und zu verlängerten Krankenhausaufenthalten führt. Insbesondere bei älteren Patient*innen können nach einem Delir anhaltend kognitive Einschränkungen zurückbleiben.
- *klinisch manchmal schwer zu erkennen ist:* Es kann je nach klinischer Ausprägung sowohl einer depressiven Symptomatik als auch einer akuten Psychose ähneln.

Die spezifische Diagnostik und Behandlung erfolgt zwar durch die behandelnden Kolleg*innen der jeweiligen somatischen Fachdisziplin, nicht selten entsteht der erste Verdacht auf ein beginnendes Delir jedoch im Rahmen eines konsiliarischen Kontakts, so dass der psychosomatischen Zusammenarbeit bei diesem Krankheitsbild ein besonderer Stellenwert zukommt.

10.5.3 Klassifikation: Wie wird das Delir klassifiziert?

Die Diagnosekriterien nach ICD-10 und ICD-11 sind in ▶ Tab. 10.2 zusammengefasst.

Tab. 10.2: Diagnosekriterien für ein Delir nach ICD-10 und ICD-11

ICD-10 Delir (F05)	ICD-11 Delir (6D70)
Das Entzugsdelir wird unter F10–F19 Psychische und Verhaltensstörungen durch Substanzkonsum codiert.	Das Entzugsdelir wird *sowohl* unter Delir *als auch* unter Verhaltensstörungen durch Substanzkonsum kodiert.
1. Bewusstseins- und Aufmerksamkeitsstörung	1. Plötzlich aufgetretene Veränderung von Aufmerksamkeit, Orientierung und Wahrnehmung mit neurokognitiver Beeinträchtigung
2. Kognitionsbeeinträchtigungen: • *Immediate- und Kurzzeitgedächtnis beeinträchtigt* (Langzeitgedächtnis normalerweise erhalten) • *Desorientierung:* Zeit > Ort > Person	2. Veränderung des Grundzustandes
3. Psychomotorische Störung (hyper- oder hypoaktiv)	3. Auslöser: • *Medizinischer Zustand* (z. B. Infektion, Blutzucker- oder Elektrolytentgleisung, Exsikkose etc.) *und/oder* • *Drogen, Noxen oder Medikamente* (z. B. Alkohol-/Medikamentenintoxikation, -entzug oder -nebenwirkungen) *und/oder* • *unbekannte Faktoren* (z. B. Umgebungswechsel, Schlafentzug, emotionaler Stress etc.)
4. Störung des Schlaf-Wach-Rhythmus, Albträume	4. Symptome lassen sich nicht besser durch bestehende Störungen erklären
5. Plötzlicher Beginn, deutliche Veränderungen im Tagesverlauf	5. Symptome lassen sich nicht besser durch Substanzintoxikation oder -entzug erklären
6. Zugrundeliegende körperliche Erkrankung	

Unterschieden wird zwischen einem *hyper-* und einem *hypoaktiven* Delir oder einem Mischbild mit wechselnder Symptomatik. Das hyperaktive Delir ist klinisch leichter zu erkennen und stellt die Pflegenden oder Angehörigen pflegerisch oft vor große Herausforderungen. Es macht aber nur ca. 1/5 der Fälle bei Patient*innen über 60 Jahre aus. Ein hypoaktives Delir bleibt klinisch oft unerkannt, weist aber eine höhere Mortalität auf. Im psychosomatischen Kontext sollte differenzialdiagnostisch bei depressiver Symptomatik immer auch an die Möglichkeit eines Delirs gedacht werden (▶ Tab. 10.3).

Tab. 10.3: Vergleich Hyper- versus hypoaktives Delir

Hyperaktives Delir	Hypoaktives Delir
• Agitiertheit • Nesteln • Bettflucht • Verstärkter Rededrang • Stereotype Bewegungen • Ggf. Aggression	• Hypoaktivität • Antriebslosigkeit (bis Apathie) • Kognitive Verlangsamung • Verminderter Redefluss

10.5.4 Diagnostik: Wie wird ein Delir diagnostiziert?

Die Diagnose eines Delirs wird anhand des klinischen Bildes gestellt. Wichtig ist es, schnell die Ursache zu identifizieren, um Folgeprobleme zu vermeiden. Dazu erfolgen:

- Eigen- und Fremdanamnese, inkl. Vorerkrankungen und Medikamentenanamnese
- Labor (Blutbild, CRP, Glukose, Elektrolyte, Leber-, Nieren- und Schilddrüsenwerte, BGA (Azidose), ggf. Blutalkohol)
- Apparative Untersuchungen: EKG, cMRT/cCT

Um auch ein hypoaktives Delir zu erkennen, sind folgende psychometrischen Instrumente hilfreich:

- Confusion Assessment Method (CAM) (Screening)
- Delirium Motor Subtype Scale (Quantifizierung und Einordnung)

10.5.5 Ätiologiemodelle: Wie lässt sich die Entstehung eines Delirs erklären?

Risikofaktoren sind höheres Alter, vorbestehende Hirnschädigung, Suchterkrankungen, Multimorbidität, Polypharmazie, Immobilität und Schmerzen.

Folgende Stressoren können ein Delir auslösen:

- Körperliche Erkrankungen, z. B. Operationen, Traumata, Infektionen
- Entgleisungen im Elektrolyt- oder Blutzuckerhaushalt, Exsikkose
- Körperliche Einschränkungen und Immobilität
- Intoxikationen, Entzugssyndrome
- Medikamentennebenwirkungen, insbesondere Antibiotika wie Ciprofloxacin, anticholinerg wirkende Psychopharmaka (z. B. trizyklische Antidepressiva, Antipsychotika), Antiepileptika, Benzodiazepine, Parkinson-Medikamente, Narkotika, Corticosteroide

10.5.6 Therapie: Wie wird das Delir behandelt?

Die Therapie des Delirs umfasst drei Bereiche. Für eine erfolgreiche Behandlung ist eine konsequente Berücksichtigung der ersten beiden Punkte nötig, anderenfalls kommt es oft nur zu einer unzureichenden Symptombesserung:

- *Ursachenbehandlung:* z. B. antiinfektive Therapie, Blutzuckerkorrektur, Elektrolytausgleich, Absetzen Delir-auslösender Medikamente (vgl. z. B. PRISCUS-Liste)
- *Allgemeinmaßnahmen:* Reorientierung (z. B. durch Lesehilfe, Hörgeräte, Uhr, Kalender etc.), ruhige Umgebung, vertraute Personen, Einfuhrkontrolle, Tagesstruktur, Mobilisierung, Schlafhygiene
- *Medikamentöse Therapie* (nur falls nötig!):
  - Bei *psychotischem Erleben:* Haloperidol 2 × 1 mg oder Risperidon 2 × 0,5 mg (< 65 Jahre) bzw. Aripiprazol 1 × 10 mg (> 65 Jahre)
  - Bei *Schlafstörungen:* Pipamperon 20–60 mg oder Melperon 25–75 mg (< 65 Jahre) bzw. Mirtazapin 7,5–15 mg (> 65 Jahre)
  - Bei starker *vegetativer Symptomatik:* Clonidin oder Dexmetomidin i. v.
  - Bei *Alkoholentzug:* Clomethiazol (Distraneurin®) (max. 24 Kapseln/24 h) oder Diazepam/Lorazepam + Haloperidol

Angehörige brauchen psychoedukative Aufklärung und Unterstützung, da es für sie oft schwer ist, die Veränderungen ihrer Familienmitglieder zu verstehen und auszuhalten. Gleichzeitig ist ihr regelmäßiger Besuch wichtig, da er der deliranten Symptomatik entgegenwirkt.

Weiterführende Literatur

AWMF – Arbeitsgemeinschaft der Wissenschaftlichen Medizinischen Fachgesellschaften e. V. (2024, 24. April). *S1-Leitlinie 030–006 Delir und Verwirrtheitszustände inklusive Alkoholentzugsdelir.* https://www.awmf.org/service/awmf-aktuell/delir-und-verwirrtheitszustaende-inklusive-alkoholentzugsdelir

AWMF – Arbeitsgemeinschaft der Wissenschaftlichen Medizinischen Fachgesellschaften e. V. (2024, 24. April). *S3-Leitlinie 032–051OL Psychoonkologische Diagnostik, Beratung und Behandlung von erwachsenen Krebspatient*innen.* https://www.awmf.org/service/awmf-aktuell/psychoonkologische-diagnostik-beratung-und-behandlung-von-erwachsenen-krebspatientinnen

Deffner, T. (2022). *Praxisbuch Psychologie in der Intensiv- und Notfallmedizin: Konzepte für die psychosoziale Versorgung kritisch kranker Patienten und ihrer Angehörigen* (1. Auflage). Medizinisch Wissenschaftliche Verlagsgesellschaft.

Jenewein, J., Sperner-Unterweger, B., Söllner, W., Stein, B. (Hrsg.) (2024). *Konsiliar-/Liaisonpsychiatrie und -psychosomatik. Ein Praxishandbuch für Medizin und Psychologie.* Kohlhammer.

Schüßler, G. (2011). *Medizinische Psychologie, Psychosomatik und Psychotherapie systematisch* (4. Auflage). *Klinische Lehrbuchreihe.* UNI-MED.

11 Psychosomatische Notfälle

11.1 Akute dissoziative Zustände

11.1.1 Einleitung: Was sind dissoziative Zustände?

Dissoziationen sind Zustände, in denen normalerweise miteinander verzahnte psychische Funktionen wie z. B. Bewusstsein, Denken, Wahrnehmung oder Handlungssteuerung »auseinanderfallen«, d. h. fragmentiert auftreten.

Dissoziative Zustände können dabei unterschiedlich ausgeprägt sein: In leichter Form ist es z. B. für viele Menschen ein bekanntes alltagspsychologisches Phänomen, den Arbeitsweg zurückzulegen und sich an Abschnitte des Weges nicht mehr erinnern zu können, diese also nicht bewusst wahrgenommen zu haben. Am anderen Ende des Kontinuums stehen Zustände von örtlicher, zeitlicher und situativ fragmentierter Wahrnehmung, wodurch die Handlungsfähigkeit deutlich eingeschränkt sein kann – diese sind häufig mit hohem Leidensdruck verbunden.

Wenn dissoziative Zustände in unmittelbarem zeitlichem Zusammenhang mit belastenden bzw. überfordernden Lebensereignissen auftreten, können sie als eine Art Schutzmechanismus verstanden werden. Man spricht dann von einer *peritraumatischen Dissoziation* (▶ Kap. 5.2). Hier steht oft eine Erstarrung bei erhaltenem Bewusstsein im Vordergrund *(freeze)*, die phylogenetisch neben der aktiven Gegenwehr *(fight)* oder der Flucht *(flight)* die dritte Möglichkeit ist, mit einer akuten Bedrohung umzugehen.

Nach einem (oder mehreren) akuten traumatischen Ereignis(sen) kann sich aus diesem initialen Überlebensmodus die Neigung entwickeln, auch bei weniger intensiven Belastungsreizen zu dissoziieren. Oft erinnern diese Belastungsreize an die ursprüngliche traumatische Situation und »*triggern*« die Dissoziation als entsprechende Reaktion.

Dissoziative Zustände sind eine maladaptive Bewältigungsstrategie für Überforderungssituationen und sollten im therapeutischen Setting möglichst begrenzt bzw. verhindert werden, da sie einer fruchtbaren therapeutischen Arbeit entgegenstehen.

11.1.2 Relevanz: Warum ist das Thema dissoziative Zustände wichtig?

Aus dem klinischen Alltag

Monika, 38 Jahre, hatte eine traumatische Kindheit mit vielen Gewalterfahrungen durch ihren Stiefvater. Bis heute wird sie innerlich unruhig, wenn sie tiefe Männerstimmen hört, häufig hat sie dann das Gefühl, die Situation nicht mehr klar wahrnehmen und steuern zu können. Aus diesem Grund vermeidet sie z. B. das Fahren mit öffentlichen Verkehrsmitteln, auch Einkaufen ist eine große Herausforderung. Im Rahmen der stationären Therapie nimmt sie an allen Terminen teil, jedoch wird sie in der Gruppentherapie immer wieder auffällig still und wirkt über längere Zeiträume wie abwesend. In einem klärenden einzeltherapeutischen Gespräch wird deutlich, dass Konflikte innerhalb der Gruppe für Monika schwer auszuhalten sind. Insbesondere ein dominanter Mitpatient mit tiefer Stimme löst bei ihr immer wieder Zustände völliger Versteinerung aus. Im Verlauf der Therapie erarbeitet Monika Skills zum Umgang mit Dissoziationen und funktionalere Verhaltensweisen, um mit den als bedrohlich wahrgenommenen Situationen umzugehen. Während sie anfangs die Gruppe häufig verlassen muss, kann sie zum Schluss an jeder Sitzung teilnehmen, ohne zu dissoziieren.

Epidemiologie *oder* Wo liegt das Problem?

Unter psychiatrischen und psychosomatischen Patient*innen sind ca. 5 % von dissoziativen Störungen betroffen, in der Allgemeinbevölkerung ca. 1 %.

11.1.3 Diagnostik: Wie werden dissoziative Zustände diagnostiziert?

Dissoziative Phänomene können klinisch sehr heterogen sein (vgl. ▶ Kap. 6 »Funktionelle Störungen«). Die Symptomatik ist in akuten Belastungssituationen meist von kurzer Dauer, dementsprechend schwierig kann es sein, sie auf den ersten Blick zu erkennen. Wichtige Anzeichen sind:

- Körperliches Erstarren
- Verstummen
- Feste Blickrichtung und Verlust von Blickkontakt
- Verlust von Beziehung zur Außenwelt
- Mangelnde Reaktion auf Ansprache
- Bewegungsstereotypie

Es obliegt den Therapeut*innen, auf entsprechende Anzeichen zu achten und frühzeitig zu intervenieren, um einem dissoziativen Zustand vorzubeugen bzw. ihn zu unterbrechen.

Betroffene berichten häufig von Depersonalisations- oder von Derealisationserlebnissen, in denen die eigene Person bzw. die Welt als fremd oder unwirklich wahrgenommen wird. Depersonalisations- oder Derealisationsphänomene können entweder im Rahmen weiterer dissoziativer Symptome (bzw. als Komorbidität anderer psychischer Störungen) oder isoliert auftreten. Für das isolierte Auftreten gibt es eigene ICD-Diagnosen (ICD-10 F48.1; ICD-11 6B66). Auch wenn diese Diagnosen als eher leichte dissoziative Störungsbilder betrachtet werden, können sie bei regelmäßigem Auftreten sehr belastend sein (▶ Kap. 6.3).

11.1.4 Therapie: Wie wird bei dissoziativen Zuständen gehandelt?

Dissoziative Zustände lassen sich am ehesten unterbrechen, indem die Beziehung zur Realität im Hier und Jetzt wiederhergestellt wird. Dafür können Patient*innen Skills erlernen, d. h. Fertigkeiten entwickeln, dissoziative Zustände eigenmächtig zu begrenzen. Zusätzlich stehen Interventionen von außen zur Verfügung, um einen Dissoziationsstopp hervorzurufen. Beide Formen der Intervention oder Selbstregulation zielen darauf ab, dass Betroffene sich möglichst mit allen Sinnen im Hier und Jetzt spüren. ▶ Abb. 11.1 gibt eine Übersicht über mögliche Interventionen.

In frühen dissoziativen Stadien, in welchen Patient*innen noch reagieren können, können folgende Skills angewandt werden:

- *Fokussierung:*
  - Gegenstände oder Farben in der Umgebung benennen oder zählen
  - Rückwärts zählen oder Wörter buchstabieren
- *Bewegung:* Laufen, Kniebeugen, den Körper beklopfen, Schütteln
- *5–4–3–2–1-Übung:* 5 Dinge sehen, 4 Dinge hören, 3 Dinge tasten/spüren, 2 Bewegungen machen, 1 Duft riechen (auch 5 blaue Dinge sehen und benennen, 4 rote, 3 grüne etc. ist möglich)
- *Reorientierung:* »Wo bin ich?«, »Wer ist anwesend?« etc.

Wenn Patient*innen kaum oder gar nicht mehr reagieren, können passive Reize eingesetzt werden, um eine Dissoziation zu unterbrechen. Dabei sollten Patient*innen immer vorgewarnt werden (»Frau X, ich werde Sie jetzt etwas riechen/hören/schmecken lassen.«).

- *Gerüche:* Häufig prägnante Gerüche wie Minze, Ammoniak, Zitrone etc.
- *Geschmack:* Wasabi, Senf, Chili, Ingwer etc.
- *Geräusche:* Klatschen, Musik, Singen etc.
- *Berührung:* Fest anfassen, Cool-Pack, Wärme etc.

11 Psychosomatische Notfälle

> **Merke**
>
> Dissoziationsbeendende Reize sollten intensiv, aber keinesfalls schmerzhaft oder verletzend sein!

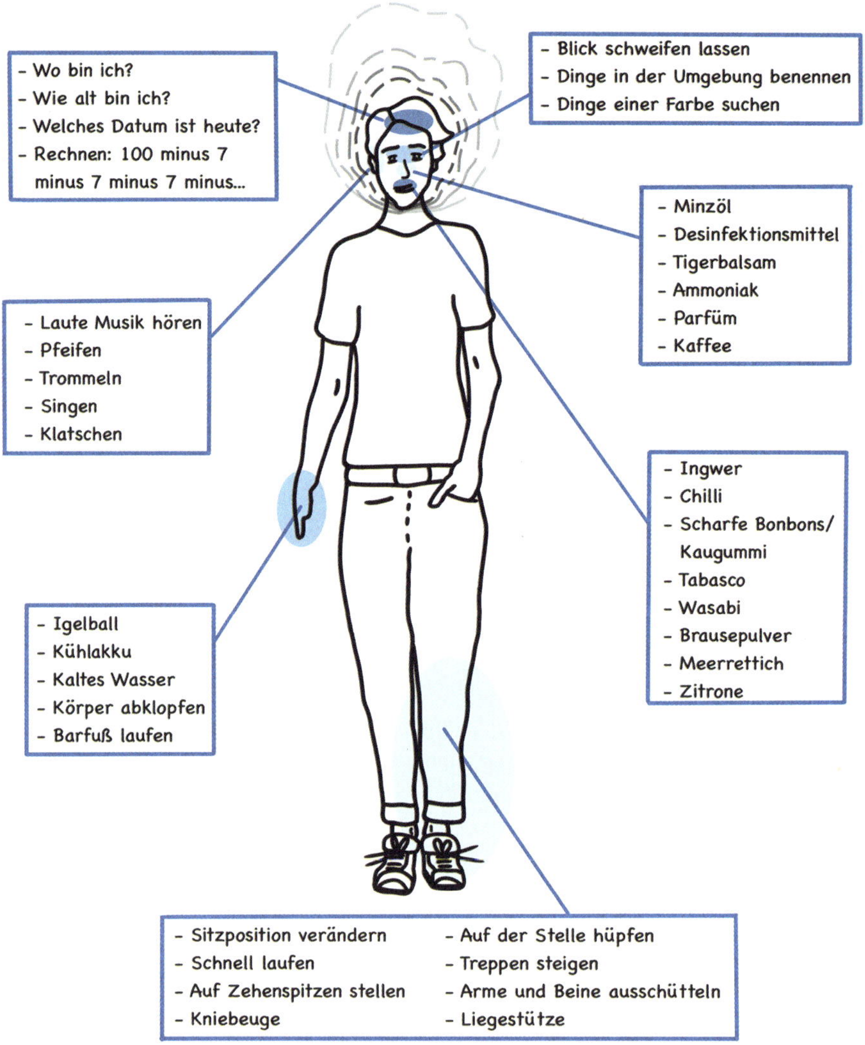

- Wo bin ich?
- Wie alt bin ich?
- Welches Datum ist heute?
- Rechnen: 100 minus 7 minus 7 minus 7 minus...

- Blick schweifen lassen
- Dinge in der Umgebung benennen
- Dinge einer Farbe suchen

- Minzöl
- Desinfektionsmittel
- Tigerbalsam
- Ammoniak
- Parfüm
- Kaffee

- Laute Musik hören
- Pfeifen
- Trommeln
- Singen
- Klatschen

- Ingwer
- Chilli
- Scharfe Bonbons/ Kaugummi
- Tabasco
- Wasabi
- Brausepulver
- Meerrettich
- Zitrone

- Igelball
- Kühlakku
- Kaltes Wasser
- Körper abklopfen
- Barfuß laufen

- Sitzposition verändern
- Schnell laufen
- Auf Zehenspitzen stellen
- Kniebeuge
- Auf der Stelle hüpfen
- Treppen steigen
- Arme und Beine ausschütteln
- Liegestütze

Abb. 11.1: Interventionsmöglichkeiten und Skills bei Dissoziation

Wichtig ist ein stabilisierendes, stützendes und direktives Vorgehen. Nicht zu empfehlen ist ein zu empathisch-einfühlendes Vorgehen, indem ausführlich auf inneres Erleben und Emotionen eingegangen wird. Erst wenn der dissoziative Zustand wieder beendet ist und Betroffene sich erholt haben, kann gemeinsam versucht werden, die

Situation besser zu verstehen. Bei Patient*innen mit bekannter Dissoziation kann es hilfreich sein, gemeinsam einen Notfallplan zu erstellen, der im besten Fall auch von Patient*innen selbst angewendet werden kann.

11.2 Selbstverletzendes Verhalten

11.2.1 Einleitung: Was ist selbstverletzendes Verhalten?

Nicht suizidales selbstverletzendes Verhalten (NSSV) ist eine sozial nicht akzeptierte, direkte und repetitive Schädigung von Körpergewebe ohne unmittelbare suizidale Absicht, z.B. Ritzen, Schneiden oder Verbrennen der Körperoberfläche oder Schlagen gegen Objekte mit einer direkten Verletzung von Haut bzw. Knochen.

11.2.2 Relevanz: Warum ist das Thema selbstverletzendes Verhalten wichtig?

Aus dem klinischen Alltag

Tom, 22 Jahre, erlebt immer wieder Momente solch heftiger Wut, dass er wie von Sinnen ist. Er fühlt sich von der ganzen Welt verraten, am meisten ärgert er sich dabei über sich selbst. Er weiß dann nicht mehr, wohin mit sich, und das Einzige, was noch hilft, ist zuzuschlagen. Am liebsten mit der bloßen Faust gegen eine Mauer oder eine Wand – Hauptsache ein harter Widerstand. Er hat große Angst davor, andere zu verletzen. Das ist zum Glück noch nie vorgekommen. Aber er selbst hatte schon oft eine blutige Hand (einmal war sie sogar gebrochen) und er war wiederholt deswegen arbeitsunfähig. So ist mittlerweile auch seine Ausbildung zum KFZ-Mechaniker in Gefahr, obwohl er die Arbeit an den Autos liebt und den Ausbildungsplatz auf gar keinen Fall verlieren möchte. Bei einem Freund hängt ein Boxsack im Keller, auf den einzudreschen hat das letzte Mal richtig gut getan …

Epidemiologie *oder* Wo liegt das Problem?

Die Lebenszeitprävalenz für NSSV bei Kindern und Jugendlichen in Deutschland liegt bei 25–35 % und liegt damit im innereuropäischen Vergleich eher hoch. Das Selbstverletzungsrisiko nimmt mit zunehmendem Alter ab. Bei Erwachsenen liegt die Lebenszeitprävalenz noch bei etwa 5 %. Es gibt keinen Geschlechterunterschied in der Häufigkeit von NSSV. Die Methoden sind jedoch unterschiedlich: Mädchen und Frauen neigen eher dazu, sich zu ritzen oder zu schneiden, während Jungen und Männer sich eher schlagen oder verbrennen.

11.2.3 Ätiologiemodelle: Wie lässt sich die Entstehung selbstverletzenden Verhaltens erklären?

Selbstverletzendes Verhalten kann neben der Funktion als Lösungsversuch für unaushaltbare emotionale Zustände noch weitere Funktionen haben. Meist verletzen sich die Betroffenen selbst, um

- überflutende negative Emotionen zu regulieren (häufig!),
- sich selbst zu bestrafen oder Wut auf sich selbst auszuagieren oder um
- emotionale Verzweiflung appellativ auszudrücken.

Wichtige Risikofaktoren für NSSV sind:

- Klinische Störungsbilder, insbesondere
    - Persönlichkeitsstörungen (PS), v. a. emotional instabile PS
    - Essstörungen
    - Depressive Störungen
    - Angststörungen
    - Traumafolgestörungen, insbesondere (k)PTBS
- Persönlichkeitsfaktoren
    - Emotionsregulationsschwierigkeiten
    - Neigung zu Selbstkritik
    - Neigung, negative Emotionen auf sich selbst zu richten

Gibt es einen Zusammenhang zwischen Selbstverletzung und Suizidalität?

Ja und Nein. Es gibt einen deutlichen *statistischen* Zusammenhang zwischen selbstverletzendem Verhalten und Suizidversuchen. Selbstverletzendes Verhalten ist ein wichtiger Risikofaktor für Suizidversuche. Daraus darf jedoch kein *ursächlicher* Zusammenhang abgeleitet werden: *Selbstverletzendes Verhalten erfolgt normalerweise ohne direkte suizidale Absicht.* Wahrscheinlich prädisponieren bestimmte Persönlichkeitsmerkmale wie starke Selbstkritik und die Neigung, negative Emotionen auf sich zu beziehen, als relevante ätiopathogenetische Faktoren sowohl für Selbstverletzung als auch für Suizidalität. Auch Scham und Ekelgefühl sich selbst gegenüber spielen sowohl bei selbstverletzendem Verhalten als auch bei Suizidalität eine wichtige Rolle.

Merke

Selbstverletzendes Verhalten ist ein wichtiger *individueller Risikofaktor* für Suizid.

11.2.4 Therapie: Wie wird nach einer Selbstverletzung gehandelt?

1. *Akut: Medizinische Versorgung der Verletzung* je nach Art und Schweregrad
2. *Im stationären Bereich:* Zum Schutz der Patient*innen sowie als verhaltenstherapeutische Reaktion auf ein unerwünschtes Verhalten wird häufig eine z. B. 24-stündige Ausgangssperre ausgesprochen.
3. *Therapeutisches Vorgehen im Verlauf:*
   - Verstehen des Auslösers mittels Gefühlsprotokoll (zeitnah!)
   - Thematisieren des Auslösers im psychotherapeutischen Kontext
   - Erarbeitung alternativer Handlungsweisen (Ressourcenfokus)

Evidenzbasierte Therapieansätze bei NSSV im Rahmen von Borderline-Persönlichkeitsstörungen sind vor allem die *Dialektisch-Behaviorale Therapie (DBT)* und die *Mentalisierungsbasierte Therapie (MBT)* (▶ Kap. 8.6.1).

11.3 Suizidalität

11.3.1 Relevanz: Warum ist das Thema Suizidalität wichtig?

Aus dem klinischen Alltag

Peer, 29 Jahre, fühlt sich allein. Seine Frau ist vor zwei Jahren an Brustkrebs verstorben. Seit sie nicht mehr da ist, sind Wohnung und Leben leer. Immer öfter fragt er sich, wozu er eigentlich noch lebt. Als 22-Jähriger hatte er während einer depressiven Phase schon einmal einen Suizidversuch unternommen. Ein Jahr später hat er seine Frau kennengelernt – ihr hatte er versprochen, sich nie wieder etwas anzutun. Bisher hat er sich immer daran gehalten. Aber jetzt? Jetzt hat sie ihn ja allein gelassen. Vom Hausarzt bekommt er Schlaftabletten verschrieben, die er nicht nimmt, obwohl er so schlecht schläft. Mittlerweile hat er einige davon gesammelt. Wenn er sie mit genug Alkohol einnimmt, müsste es vielleicht reichen, dass er nie wieder aufwacht …

Epidemiologie *oder* Wo liegt das Problem?

Im Jahr 2021 nahmen sich ca. 9.000 Menschen in Deutschland das Leben. Das entspricht einer Inzidenz von ca. 11/100.000 Einwohner*innen. Besonders gefährdet sind Männer (Geschlechterverhältnis 3 : 1) und ältere Menschen. Ab 50 Jahren liegt die Inzidenz bei fast 15/100.000 und ab 75 Jahren bei über 35/100.000 Einwohner*innen. Auch wenn sie in den letzten Jahren konstant geblieben ist, hat sich die Zahl der Suizide seit 1980 fast halbiert. Gründe hierfür scheinen vielfältig:

- Allgemein gestiegene Sensibilität für das Thema
- Veränderte mediale Berichterstattung, die früher häufig zu Nachahmereffekten, dem sog. Werther-Effekt, geführt hat
- Zunehmende Enttabuisierung psychischer Erkrankungen

Auf professioneller Ebene kommt uns als Ärzt*innen eine Verantwortung bezüglich ausreichender Aufklärung von und klaren Absprachen mit besonders gefährdeten Patient*innen zu.

11.3.2 Ätiologiemodelle: Wie lässt sich die Entstehung von Suizidalität erklären?

Psychische Erkrankungen stellen den größten Risikofaktor für Suizidalität dar. Neben Schizophrenie und Suchterkrankungen sind affektive Störungen inkl. bipolarer Störungen hier besonders bedeutsam. Menschen mit diesen Erkrankungen haben ein – im Vergleich zur Allgemeinbevölkerung – etwa 20-fach erhöhtes Suizidrisiko. Aber auch Angst- und Persönlichkeitsstörungen machen anfälliger für Suizid. Nach stattgehabtem Suizidversuch unternehmen 30% der Patient*innen weitere Suizidversuche, von denen ca. 1/3 erfolgreich sind.

Weitere psychosoziale Faktoren, die das Suizidrisiko erhöhen, sind:

- Zugehörigkeit zu bestimmten Berufsgruppen mit hohen körperlichen und psychischen Belastungen bzw. erleichtertem Zugang zu Suizidmitteln wie Waffen oder Medikamenten, z.B. (Tier-)Ärzt*innen, Landwirte etc.
- Zugehörigkeit zu gesellschaftlichen Minderheiten, z.B. Menschen mit Migrationshintergrund oder gleichgeschlechtlicher sexueller Orientierung
- Schwere körperliche Erkrankungen
- Belastende Lebenssituationen, z.B. Lebenskrisen wie Verwitwung (v.a. Männer), Trennung, Arbeitslosigkeit, Haft etc.
- Positive Familienanamnese für Suizide
- Akute oder frühere Traumata

> **Merke**
>
> Ein stattgehabter Suizidversuch in der Anamnese ist einer der wichtigsten *individuellen Risikofaktoren* für Suizid.

Welche Gründe spielen für Betroffene eine Rolle?

Viele Menschen, die suizidale Gedanken oder Impulse haben, möchten nicht sterben. Im Gegenteil empfinden viele Patient*innen ihre eigenen Suizidgedanken als beängstigend. Sie entstehen oft aus dem Gefühl der Ausweglosigkeit, in einer als unveränderbar und unerträglich empfundenen Lebenssituation gefangen zu sein. In der Vorstellung wird dann nur noch der Tod als mögliche Befreiung gesehen. Walter Pöldinger (1986) teilte die suizidale Entwicklung in folgende Phasen ein (▶ Abb. 11.2):

1. *Erwägungsphase:* Suizid taucht erstmalig als Option auf. Dabei spielen Autoaggressionen und soziale Isolation eine wichtige Rolle.
2. *Ambivalenzphase:* Phase der inneren Unsicherheit, welche häufig durch Hinweise auf den Suizid oder Hilfe-Appelle geäußert wird
3. *Entschlussphase:* Durch den Entschluss nimmt die Spannung ggf. ab, eine »Ruhe vor dem Sturm« tritt ein.

In allen Phasen kann ein Suizid verhindert werden: Wenn sich die Lebensumstände oder – z. B. durch therapeutische Unterstützung – deren Bewertung verändern, kann auch die Suizidalität abnehmen bzw. verschwinden. Wichtige Einflussfaktoren auf die Reversibilität von Suizidalität sind:

- Aktuelle *positive Beziehungserfahrungen*
- Erleben neuer *Hoffnung*

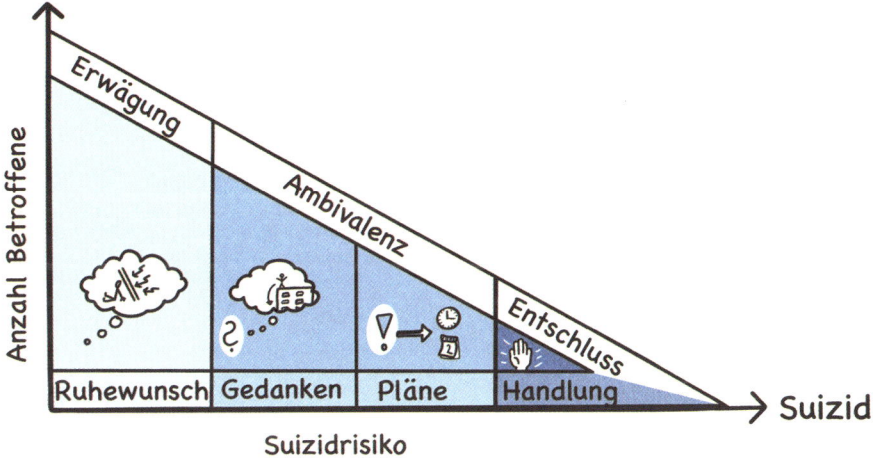

Abb. 11.2: Phasen der Suizidalität nach Pöldinger sowie nach Ringel

11.3.3 Therapie: Wie wird bei akuter Suizidalität gehandelt?

Suizidäußerungen müssen immer ernst genommen werden! Im Zweifelsfall lieber einmal zu viel, als einmal zu wenig nachfragen! ▶ Abb. 11.2 zeigt, wie lebensmüde Gedanken sich über verschiedene Schritte zu akuter Suizidalität zuspitzen können. Folgende Fragen helfen, die Phase zu erfragen und die Gefährdung abzuschätzen (▶ Tab. 11.1).

Tab. 11.1: Gesprächsleitfaden zur Einschätzung der Suizidalität

Risikoeinschätzung	Beispielfragen
Passiver Todeswunsch (= Ruhewunsch)	• Gibt es Momente, in denen Sie nicht mehr leben wollen? • Was für Momente sind das? Wie stellen Sie sich Ihren Tod vor?
Suizidgedanken (= Gedanken)	• Denken Sie manchmal darüber nach, sich etwas anzutun? • Gibt es Ereignisse, die diese Gedanken auslösen? Wie oft treten sie auf? Wie lange halten sie an? • Wie intensiv sind die Suizidgedanken? Sind sie *kontrollierbar* oder *aufdrängend*?
Konkrete Suizidpläne (= Absicht)	• Haben Sie konkrete Pläne? • Welche Methode haben Sie sich überlegt? • Sind die Mittel verfügbar? • An welchem Ort wollen Sie sich das Leben nehmen?
Konkrete Suizidvorbereitungen (= Handlung)	• Haben Sie Vorbereitungen getroffen oder Probehandlungen durchgeführt? • An welchem Ort wollen Sie sich das Leben nehmen? • Haben Sie schon einen Termin überlegt?
Risikofaktoren	• Gab es in der Vergangenheit schon Suizidversuche? Wenn ja, wie sahen diese aus? • Gibt oder gab es selbstverletzendes Verhalten? • Gab es Suizid(-versuche) in Ihrer Familie?
Falls Suizidversuche in der Vorgeschichte	• Waren Sie vorbereitet oder impulsiv? Wie stark war der Wunsch zu sterben? • Warum ist der Versuch gescheitert? • War medizinische Versorgung notwendig? • Wie geht es Ihnen damit, dass Sie überlebt haben? • Gibt es Ähnlichkeiten/Unterschiede im Vergleich der damaligen Situation zu heute?
Ressourcen	• Was haben Sie unternommen, um sich von suizidalen Gedanken abzulenken? Was hilft? • Was war in früheren Krisen hilfreich? • Wer ist ansprechbar bzw. kann bei Ihnen bleiben?

Wie kann mit suizidalen Patient*innen in einem offenen Setting gearbeitet werden?

Wenn Patient*innen absprache- und steuerungsfähig sind, ist eine ambulante oder offen stationäre psychosomatisch-psychotherapeutische Behandlung möglich. Folgende weitere Absprachen oder Angebote können hilfreich sein:

- Mündlicher oder schriftlicher Vertrag
- Benzodiazepin als Notfallmedikation, z. B. Lorazepam 1 mg
- Vereinbarung engmaschiger Folgetermine (ggf. auch telefonisch)
- Einbeziehung anderer Personen wie Mitbehandler*innen bzw. Angehörige/enge Freund*innen (Schweigepflichtsentbindung klären)

▶ Tab. 11.2 gibt einen Überblick über mögliche Interventionen zur Reflexion über bestehende Suizidalität und entsprechende Ressourcenaktivierung.

Tab. 11.2: Mögliche Strategien zur Ressourcenaktivierung

Ressourcenfeld	Beispielinterventionen
Fragen nach alternativen Verhaltensweisen	• Gibt es Zeiten/Momente, in denen Sie anders denken? Was ist dann anders? • Was hat bislang die Entscheidung für das Leben getragen? • Stellen Sie sich vor, Sie wären älter und weiser als jetzt ... Welchen Rat würden Sie sich geben, um diese schwierige Zeit zu überstehen? • Gründe erarbeiten, warum sich das Weiterleben lohnt • Ungünstige Annahmen bearbeiten, z. B. »Für alle anderen bin ich nur noch eine Last.« • Ist es möglich, diese Entscheidung aufzuschieben?

Selbstkontrolle fördern	• Versprechen einholen, dass sich Patient*innen nichts antun = Non-Suizid-Vertrag
	• Zugang zu letalen Mitteln begrenzen
	• Konkreten schriftlichen Notfallplan erstellen (Patient*innen Kopie mitgeben)
	  – Welche Warnzeichen gibt es?
	  – Konkrete Strategien für den Bedarfsfall (Was sollen die Patient*innen wann genau tun?)
	  – Wer (Familie, Freund*innen, Ärzt*innen etc.) kann helfen, auch nachts?

Wie wird bei akuter Selbst- oder Fremdgefährdung vorgegangen?

Bei *akuter Selbst- oder Fremdgefährdung* von bzw. durch Patient*innen ist eine Einweisung in ein Setting mit *geschlossener Station* indiziert, d. h. normalerweise in eine psychiatrische Akutklinik. Entsprechende Beurteilungskriterien zur Risikoabschätzung sind:

• Eingeschränkte Steuerungsfähigkeit
• Unzureichende Absprachefähigkeit
• Emotionale Unerreichbarkeit
• Fehlendes unmittelbar schützendes soziales Umfeld

Eine so genannte *Unterbringung* darf nach dem Psychisch-Kranken-Hilfe-Gesetz (PsychKHG) entsprechend einer Güterabwägung von Fürsorgepflicht vs. Freiheitsrecht nur *gegen den expliziten Patient*innenwillen* erfolgen, wenn

1. eine gravierende psychische Erkrankung vorliegt,
2. aufgrund derer eine akute Eigen- oder Fremdgefährdung besteht und
3. die Gefahr nicht anderweitig abgewendet werden kann (z. B. durch eine engmaschige Begleitung in einem ambulanten Setting).

Die konkrete Ausgestaltung des PsychKHG unterscheidet sich je nach Bundesland. Im Fall von akuter Suizidalität ist folgender Ablauf typisch:

1. *Feststellung einer Gefährdung:* Jede/r Ärzt*in kann selbst- oder fremdgefährdende Patient*innen in eine psychiatrische Klinik einweisen. Sollte dies gegen den Patient*innenwillen geschehen, erfolgt der Transport häufig Mithilfe von Polizeigewalt. Auch Nicht-Ärzt*innen dürfen im Fall von akuter Selbst- oder Fremdgefährdung die Polizei rufen. Diese darf nach Polizeigesetz entscheiden, ob sie eine Vorstellung in einer psychiatrischen Klinik für notwendig hält.
2. *Einschätzung der Situation und Antragstellung:* Vor Ort müssen Patient*innen sofort fachärztlich psychiatrisch untersucht werden. Sollte eine *fürsorgliche Unterbringung* gegen den Willen der Betroffenen notwendig sein, muss fachärztlicherseits ein ärztliches Zeugnis ausgestellt und ein Antrag beim Amtsgericht auf richterliche Anordnung der Unterbringung gestellt werden. Patient*innen, die sich bereits innerhalb einer psychiatrischen Klinik befinden, dürfen *fürsorglich zurückgehalten* werden. In Baden-Württemberg muss ein entsprechender Antrag unverzüglich, spätestens aber bis zum Ablauf des zweiten Tags nach Aufnahme oder Zurückhaltung gestellt werden (am Wochenende spätestens bis zum darauffolgenden Montag, 12:00 Uhr).
3. *Richterliche Entscheidung:* Betroffene und Behandler*innen werden richterlich angehört. Über Notwendigkeit und Dauer der Unterbringung wird richterlich entschieden.
4. *Beendigung der Unterbringung:* Sobald Betroffene freiwillig in der Klinik verbleiben oder die akute Selbst- (oder Fremd-)gefährdung nicht mehr besteht, müssen Behandler*innen das Gericht darüber informieren. Die Entlassung aus der Unterbringung wird dann auch richterlich angeordnet.

Weiterführende Literatur

Eckhardt-Henn, A. & Spitzer, C. (2018). *Dissoziative Bewusstseinsstörungen: Grundlagen, Klinik, Therapie*. Schattauer.
Gast, U. & Wabnitz, P. (2017). *Dissoziative Störungen erkennen und behandeln*. Kohlhammer.
Hegerl, U., Reich, H., Schnitzspahn, K. (2024). Suizidalität: Frühzeitig erkennen. *Dtsch Arztebl*, 121(3), A-154/B-146.
Plener, P. L., Kaess, M., Schmahl, C., Pollak, S., Fegert, J. M. & Brown, R. C. (2018). Nonsuicidal Self-Injury in Adolescents. *Deutsches Arzteblatt international*, 115(3), 23–30.
Remschmidt, H. & Becker, K. (Hrsg.). (2020). *Kinder- und Jugendpsychiatrie und Psychotherapie*. Thieme.
Schmahl, C., Stiglmayr, C. (2020). *Selbstverletzendes Verhalten*. Hogrefe.
Sonneck, G. (2016). *Krisenintervention und Suizidverhütung* (3. Auflage). Utb.
Teismann, T., Dorrmann, W. (2021). *Suizidalität*. Hogrefe.
Wolfersdorf, M. & Etzersdorfer, E. (2022). *Suizid und Suizidprävention: Ein Handbuch für die medizinische und psychosoziale Praxis* (2. Auflage). Kohlhammer.

12 Psychiatrische Störungsbilder

In diesem Kapitel findet sich eine Übersicht von Störungsbildern, welche primär dem Fachbereich der Psychiatrie zugeordnet werden, in der Psychosomatischen Medizin aber als wichtige Differenzialdiagnosen oder Komorbiditäten präsent sind. Folgende Erkrankungen sind diesbezüglich relevant:

1. Demenzielle Syndrome
   (ICD-10 F0x; ICD-11 6D8x)
2. Sucht und Psychische und Verhaltensstörungen durch psychotrope Substanzen
   (ICD-10 F1x; ICD-11 6C4x)
3. Psychotische Syndrome; Schizophrenie, schizotype und wahnhafte Störungen
   (ICD-10 F2x; ICD-11 6A2x)
4. Tiefgreifende Entwicklungsstörungen (Autimus-Spektrum-Störungen)
   (ICD-10 F8x, ICD-11 6A0x)
5. Verhaltens- und emotionale Störungen mit Beginn in der Kindheit und Jugend (Aufmerksamkeitsdefizit-Hyperaktivitätsstörung – ADHS)
   (ICD-10 F9x; ICD-11 6A0x)

Da die Behandlung dieser Erkrankungen normalerweise primär in psychiatrischen Settings stattfindet, ist eine Weitervermittlung essenziell und es wird im Folgenden vor allem auf diagnostische Merkmale eingegangen. Mögliche Behandlungsansätze werden allenfalls kursorisch skizziert.

12.1 Demenz – Wenn die Merkfähigkeit schwindet

12.1.1 Einleitung: Was ist eine Demenz?

Demenz meint eine Gruppe von Symptomen, die auf eine fortschreitende Zerstörung zerebraler Nervenzellen zurückgehen. Das Maß der Beeinträchtigung geht dabei deutlich über einen durch das Alter bedingten kognitiven Abbau hinaus. Demenzen können mit Veränderungen der Stimmung, der emotionalen Kontrolle, des Verhaltens sowie der Motivation oder mit einer qualitativen Bewusstseinsbeeinträchtigung einhergehen.

Es finden sich *kognitive oder verhaltensbezogene Symptome*, die

- das Funktionieren bei Alltagsaktivitäten beeinträchtigen,
- eine Verschlechterung im Vergleich zu einem vorherigen Zustand darstellen,
- nicht durch ein Delir oder eine anderweitige psychische Erkrankung erklärbar sind und
- Beeinträchtigungen in mindestens zwei der folgenden Bereiche abbilden:
  - Gedächtnisfunktionen
  - Verstehen und Durchführen komplexer Aufgaben
  - Urteilsfähigkeit
  - Räumlich-visuelle Funktionen
  - Sprachfunktionen
  - Veränderungen im Verhalten (»Persönlichkeitsveränderungen«)

12.1.2 Relevanz: Warum ist das Thema Demenz wichtig?

Aus dem klinischen Alltag

Margarete (82) saß am Tisch. Die freundliche junge Frau, die ihr gegenübersaß, war ihr vertraut. Wie hieß sie nochmal? Sie griff nach dem Ei vor ihr und nach einem Löffel. Und jetzt? »Oma, soll ich dir helfen, das Ei zu schälen?«, fragte die junge Frau. Ach, dachte Margarethe, das war also ihre Enkelin. Sie versuchte, sich ihre Unsicherheit nicht anmerken zu lassen. »Welchen Tag haben wir heute?«, fragte sie. »Samstag. Ich komme doch jeden Samstag zum Frühstücken vorbei.« Stimmt, dachte Margarete, das samstägliche gemeinsame Frühstück war seit dem Tod ihres Mannes eine Tradition. Wie hatte sie das nur vergessen können? Das viele Vergessen machte ihr Angst. Oft bemerkte sie es allerdings nicht direkt, sondern war verunsichert, wo sie ihre Hausschuhe hingestellt hatte, wie sie ein Telefon bedienen sollte, wo sie war oder wie ihr Gegenüber hieß.

Epidemiologie *oder* Wo liegt das Problem?

Die Prävalenz von Demenzen steigt exponentiell mit dem Alter an. 80- bis 84-Jährige sind in ca. 13–16 % der Fälle betroffen, mit 100 Jahren sind ca. 50 % der Menschen an Demenz erkrankt. Das Verhältnis Männer : Frauen liegt bei ca. 2 : 3. Die Alzheimer-Demenz ist mit 60–80 % die häufigste Form.

12.1.3 Klassifikation: Wie werden Demenzen klassifiziert?

In der ICD-10 sind Demenzen im Kapitel F0x, in der ICD-11 im Kapitel 6D8x eingeordnet. Sofern die Symptomatik nicht stark genug ausgeprägt ist, um eine Demenz zu diagnostizieren, kann die Diagnose einer leichten kognitiven Störung (»mild cognitive impairment«, MCI) vergeben werden.

12.1.4 Diagnostik: Wie werden Demenzen diagnostiziert?

Die Diagnose einer Demenz wird vor allem gestellt anhand

- einer gründlichen Eigen- und Fremdanamnese inklusive Medikamenten- und Drogenanamnese,
- des psychopathologischen Befundes sowie
- einer neurokognitiven Testung, z. B. Mini-Mental-Status-Test (MMST), Montreal Cognitive Assessment Test (MoCA), Uhrentest.

Weitere folgende Untersuchungen dienen zum einen der Diagnosestellung einer Demenzerkrankung selbst (z. B. Bildgebung bei vaskulärer Demenz). Zum anderen bieten sie auch die Möglichkeit der Ausschlussdiagnostik anderer psychischer Störungen (z. B. Depression) sowie organischer Ursachen. Häufig sollten erfolgen:

- Körperliche Untersuchung
- Labordiagnostik (Blutbild, CRP, Glukose, Elektrolyte, Leber-, Nieren- und Schilddrüsenwerte, CK, Vitamin B12)
- Kranielle Bildgebung (cMRT oder cCT)
- Liquordiagnostik (DD entzündliche Gehirnerkrankung; Untersuchung auf spezifische Marker wie beta-Amyloid oder Tau-Protein)
- EEG (DD Epilepsie, Delir, Creutzfeldt-Jakob-Erkrankung)

In der Psychosomatik ist die Abgrenzung einer Demenz von einer *Pseudodemenz* sehr relevant. Letztere kann z. B. im Rahmen von *depressiven Störungen auftreten und ist reversibel*, während Auswirkungen einer »echten« Demenz bisher nicht rückgängig gemacht werden können.

12.1.5 Ätiologiemodelle: Wie lässt sich die Entstehung von Demenzen erklären?

Die Entstehung von Demenzen ist multifaktoriell, wobei genetische, metabolische, infektiöse und traumatische Faktoren eine Rolle spielen können. Die Pathomechanismen der Demenzen unterscheiden sich:

- *Neurodegeneration*, z. B. bei
  - *Alzheimerdemenz* (Ablagerung von Neurofibrillen aus Tau-Proteinen intrazellulär und Ablagerung von β-Amyloid-Plaques extrazellulär in Neuronen des Hippocampus verursachen Merkfähigkeitsstörungen)
  - *Lewy-Body-Demenz* (Ablagerungen von Synuclein und Ubiquitin in Neuronen der Substantia nigra verursachen Parkinson-Symptome und Ablagerungen im Nucleus basalis Meynert verursachen kognitive Symptome)
  - *frontotemporaler Demenz* (heterogene Ätiologien, u. a. Ablagerungen von Transactive Response-DNA-binding Protein 43 (TDP-43) oder Tau-positiven Einschlusskörperchen)

- *Vaskuläre Demenz* als Folge zerebraler Perfusionsstörung bei Vorliegen kardiovaskulärer Risikofaktoren wie arterieller Hypertonie, Hypercholesterinämie, Diabetes mellitus, Adipositas, Rauchen, übermäßiger Alkoholkonsum etc. oder Z. n. Schlaganfall bzw. meist mehreren kleinen Insulten

Demenzen können auch im Rahmen hirnorganischer Krankheiten wie Multipler Sklerose, M. Parkinson, bei Verletzungen wie einem Schädel-Hirn-Trauma, angeborener Syndrome (Trisomie 21) oder als Folge vermehrten Substanzgebrauchs auftreten. Auch Kombinationen verschiedener Ursachen sind häufig.

12.1.6 Therapie: Wie werden Demenzen behandelt?

Demenzerkrankungen sind bislang nicht im engeren Sinne heilbar. Die Behandlung ist darauf ausgerichtet, die Lebensqualität so lange und so hoch wie möglich zu erhalten. Psychosoziale Interventionen sind dabei zentral und umfassen körperliche Aktivierung, kognitives Training, Stimulation und Rehabilitation, Ergotherapie, künstlerische Therapien, multisensorische Verfahren (z. B. Snoezelen, Entspannung mit Hilfe von visuellen, akustischen und olfaktorischen Wohlfühlreizen) und Angehörigentraining.

Medikamentös kann je nach Ätiologie versucht werden, Risikofaktoren oder Komorbiditäten zu behandeln, z. B. durch Blutdruck- und Cholesterinsenker oder andererseits durch Antidepressiva bei Depression bzw. Antipsychotika bei Delir. Um das Fortschreiten der Demenz zu verzögern, stehen bei entsprechender Diagnosestellung z. B. Acetylcholinesterase-Hemmstoffe (Donezepil, Galantamin, Rivastigmin) und NMDA-Rezeptor-Antagonisten (Memantin) zur Verfügung.

12.2 Störungen durch Substanzkonsum und abhängige Verhaltensweisen am Beispiel von Störungen durch Alkohol – Wenn man »nicht mehr davon loskommt«

12.2.1 Einleitung: Was sind Störungen durch Substanzkonsum oder abhängige Verhaltensweisen?

Störungen durch Substanzkonsum, auch *stoffgebundene Abhängigkeitserkrankungen* genannt, umfassen den schädlichen Gebrauch bis hin zur Abhängigkeit von legalen Substanzen (Alkohol, Koffein, Nikotin, Medikamente und – in Deutschland seit dem 01.04.2024 – Cannabis) und illegalen Substanzen (Opioide, Kokain, Amphetamine, MDMA, Halluzinogene etc.). Demgegenüber beschreibt der Begriff *abhängige Verhaltensweisen* nicht stoffgebundene Abhängigkeitserkrankungen wie

12.2 Störungen durch Substanzkonsum – Wenn man »nicht mehr davon loskommt«

Glücksspiel- oder Computerspielabhängigkeit. Diese wurden in die ICD-11 neu aufgenommen.

Störungen durch Substanzkonsum umfassen die akute Intoxikation (Rausch), den schädlichen Gebrauch, die Abhängigkeit, das Entzugssyndrom ohne und mit Delir und Folgeerkrankungen. Letztere sind bei Alkoholabhängigkeit z. B. die Alkoholhalluzinose, die Wernicke-Enzephalopathie und das amnestische Syndrom (Korsakow-Syndrom).

▶ Tab. 12.1 stellt die Kodierungsmöglichkeiten für *Störungen durch Substanzkonsum nach ICD-10 und ICD-11* gegenüber, die für alle Substanzen aus ▶ Tab. 12.3 gelten.

Tab. 12.1: Kodierungen für Schädigungen durch Substanzkonsum nach ICD-10 und ICD-11

ICD-10 Psychische und Verhaltensstörungen durch psychotrope Substanzen (F1)		ICD-11 Störungen durch Substanzkonsum oder abhängige Verhaltensweisen (6C4)	
F1x.0	Akute Intoxikation	6C4x.3	Intoxikation
F1x.1	Schädlicher Gebrauch (Missbrauch): Substanzkonsum führt zu körperlichen oder psychischen Gesundheitsschäden bei Betroffenen	6C4x.0	Einmaliger Konsum
		6C4x.1	Schädliches Verhaltensmuster, Substanzkonsum führt zu körperlichen oder psychischen Gesundheitsschäden bei Betroffenen oder Dritten
F1x.2	Abhängigkeit	6C4x.2	Abhängigkeit
F1x.3	Entzugssyndrom	6C4x.4	Entzug
F1x.4	Entzugssyndrom mit Delir	6C4x.5	Delir
F1x.5	Psychotische Störung	6C4x.6	Psychotische Störung
F1x.6	Amnestisches Syndrom	6D72.10	Amnestische Störung durch Alkohol*
F1x.7	Restzustand/verzögerte psychotische Störung (inkl. Demenz)	6D84.0	Demenz durch Alkohol*
F1x.8	Psychische- oder Verhaltensstörung	6C4x.Y	Sonstige näher bezeichnete Störung

* wird unter »neurokognitive Störungen« kodiert

12.2.2 Relevanz: Warum ist das Thema Störungen durch Substanzkonsum und abhängige Verhaltensweisen (am Beispiel von Störungen durch Alkohol) wichtig?

Aus dem klinischen Alltag

Matthias (27) hatte das Gefühl, langsam aus dem Nebel zu erwachen. Die letzten Tage lagen wie hinter einem Schleier. Wie war er nochmal hierhergekommen? Dunkel erinnerte er sich. Vor ungefähr zehn Tagen hatte er zuletzt Alkohol getrunken, zwei Flaschen Bier am Morgen, so wie in den letzten drei Jahren. Er hatte es sich angewöhnt, um das Zittern zu vermeiden und auch, um die Kollegen auf der Baustelle besser aushalten zu können. Das hatte aber nur so leidlich funktioniert: Er hatte auf dem Bau zuletzt immer heimlich in den Pausen Korn getrunken und war letztlich vor einem halben Jahr gefeuert worden. Seitdem war Alkohol sein Tagesinhalt gewesen. Außer in den letzten zehn Tagen. Da hatte er in der Klinik gar nicht mehr getrunken und dafür massiv gezittert, Herzrasen gehabt, geschwitzt und erbrochen. Die Ärzte hatten ihm dieses wohlige Medikament gegeben, damit war es ihm etwas besser gegangen und er hatte die meiste Zeit gedämmert. Seit gestern war das Medikament abgesetzt und heute Morgen erwachte er das erste Mal mit einem Gefühl von Klarheit. Er schämte sich für seinen Zustand und hatte keine Idee, wie es im Leben weitergehen sollte. Er hatte ein starkes Bedürfnis, wieder etwas zu trinken, um nicht mehr so viel nachdenken zu müssen …

Epidemiologie *oder* Wo liegt das Problem?

Störungen durch Substanzkonsum sind nach Angsterkrankungen und affektiven Störungen die häufigsten psychischen Störungen. *Störungen durch Alkohol* machen mit einem *Anteil von 70 %* den Großteil der Störungen durch Substanzkonsum aus, gefolgt von Störungen durch Nikotinkonsum, Polytoxikomanie (d.h. paralleler Konsum von mindestens drei psychotropen Substanzen für mindestens sechs Monate), missbräuchliche Medikamenteneinnahme und Drogenkonsum. Analgetika und Benzodiazepine sind besonders häufig missbräuchlich eingenommene Medikamente. Cannabis war lange die am häufigsten konsumierte illegale Droge und ist seit dem 01.04.2024 für Volljährige legal erhältlich. In Deutschland liegt die *Prävalenz diagnostizierter Abhängigkeit durch Nikotin bei ca. 8,5 %, von Alkohol und Analgetika* bei ca. *3 % und von Cannabis bei ca. 0,5 %*. Häufige psychische Komorbiditäten (bei 50 % der von Abhängigkeitserkrankten) sind Angst-, depressive und Persönlichkeitsstörungen.

12.2.3 Klassifikation: Wie werden Störungen durch Substanzgebrauch klassifiziert?

▶ Tab. 12.2 stellt die Symptome und Diagnosekriterien für eine *Abhängigkeit durch Substanzkonsum nach ICD-10 und ICD-11* gegenüber, die für alle Substanzen aus ▶ Tab. 12.3 gelten.

Tab. 12.2: Diagnosekriterien für Abhängigkeit nach ICD-10 und ICD-11 (nach Lieb, 2023)

ICD-10 Abhängigkeit von psychotropen Substanzen (F1x.2)	ICD-11 Abhängigkeit durch Substanzkonsum (6C4x.2)
Zeitkriterium: Innerhalb des letzten Jahres	**Zeitkriterium:** Entweder täglicher Konsum innerhalb der letzten drei Monate oder episodischer Konsum innerhalb des letzten Jahres
Diagnose bei zeitgleichem Vorliegen von mindestens drei der sechs Kriterien	**Diagnose** bei Vorliegen von mindestens zwei der drei Kriterien
1. Craving: Starker Konsumwunsch bis -zwang 2. Reduzierte Kontrollfähigkeit (bzgl. Konsumbeginn, -beendigung und -menge) 3. Körperliche Entzugssymptomatik nach Konsumreduktion oder -beendigung 4. Nachweis körperlicher Toleranz (zunehmend höhere Dosen notwendig für den gleichen Effekt)	1. Reduzierte Kontrolle über Beginn, Beendigung, Häufigkeit, Menge, Dauer oder Begleitumstände des Konsums 2. Physiologische Merkmale neuroadaptiver Konsumauswirkungen, z. B. • Entzugssymptome nach Konsumreduktion oder -beendigung • Toleranzentwicklung mit Dosissteigerung, um die erwarteten Effekte zu erzielen • Fortgesetzter Konsum, um Entzugserscheinungen zu vermeiden
5. Fortschreitende Vernachlässigung anderer Interessen zugunsten des Konsums bzw. erhöhter Zeitaufwand für Beschaffung/Erholung 6. Anhaltender Konsum trotz Nachweises eindeutig schädlicher Folgen	3. Zunehmende Priorisierung des Konsums gegenüber anderen Lebensbereichen (Gesundheit, Schule/Arbeit, Familie, Freunde) bzw. fortgesetzter Konsum trotz schädlicher sozialer Folgen*

* Auseinandersetzungen in Paarbeziehung, Familie oder Freundeskreis; sozialer Rückzug; Fehlzeiten am Arbeitsplatz oder Arbeitsplatzverlust; Führerscheinverlust etc.

> **Merke**
>
> Die Diagnosekriterien nach ICD-10 lassen sich gut mit dem Akronym *AZTEKE* merken:
> A → **A**nhaltender Konsum trotz negativer Folgen
> Z → **Z**wang oder starker Konsumdruck

T → **T**oleranzentwicklung
E → **E**ntzugssyndrom
K → **K**ontrollverlust
E → **E**inengung des Sozialverhaltens oder Vernachlässigung anderweitiger Interessen zugunsten des Konsums

Tab. 12.3: Auflistung der Substanzen, für die nach ICD-10 und ICD-11 spezifische Störungen kodiert werden können

ICD-10 Psychische und Verhaltensstörungen durch ... (F1x)	ICD-11 Störungen durch Substanzgebrauch von ... (6C4x)
F10 Alkohol	6C40 Alkohol
F11 Opioide	6C43 Opioiden
F12 Cannabinoide	6C41 Cannabis
	6C42 synthetischen Cannabinoiden
F13 Sedativa oder Hypnotika	6C44 Sedativa, Hypnotika und Anxiolytika
F14 Kokain	6C45 Kokain
F15 Stimulanzien, einschließlich Koffein	6C46 Stimulanzien inkl. (Meth-)Amphetamine
	6C47 synthetischen Cathinonen
	6C48 Koffein
F16 Halluzinogene	6C49 Halluzinogenen
F17 Tabak	6C4A Nikotin
F18 Dflüchtige Lösungsmittel	6C4B volatilen Inhalanzien
F19 multiplen Substanzgebrauch und Konsum anderer psychotroper Substanzen	6C4C MDMA oder verwandten Drogen
	6C4D Dissoziativa inkl. Ketamin
	6C4E sonstigen näher bezeichneten psychoaktiven Substanzen, inkl. Medikamenten
	6C4F multiplen näher bezeichneten psychoaktiven Substanzen, inkl. Medikamenten
	6C4G unbekannten oder nicht näher bezeichneten psychoaktiven Substanzen
	6C4H nichtpsychoaktive Substanzen
	Störungen durch Verhaltenssüchte (6C5x)
	6C50 Glücksspielsucht
	6C51 Computerspielsucht

12.2 Störungen durch Substanzkonsum – Wenn man »nicht mehr davon loskommt«

In der Psychosomatischen Medizin sind Süchte vor allem als Komorbiditäten wichtig. Sie treten häufig auf und werden ebenso häufig verschwiegen. Da sie einer spezifischen Behandlung bedürfen – oft bevor andere psychische Erkrankungen erfolgreich behandelt werden können –, sollte in jedem Erstgespräch gezielt nach missbräuchlichem Substanzkonsum gefragt werden.

Insbesondere folgende Substanzen und Verhaltensweisen sind relevant:

- Cannabiskonsum: kann depressive Symptomatik auslösen, aufrechterhalten und verstärken
- Benzodiazepinmissbrauch: häufige Komorbidität bei Angsterkrankungen und somatoformen Störungsbildern
- Alkohol: kann depressive Symptomatik auslösen, aufrechterhalten und verstärken
- Nicht stoffgebundene Süchte wie (Computer-)Spielsucht, Kaufsucht oder exzessive Nutzung sozialer Medien: dienen häufig der Affekt- oder Beziehungsregulation

12.2.4 Diagnostik: Wie werden Störungen durch Substanzkonsum und abhängige Verhaltensweisen diagnostiziert?

Im psychosomatischen Kontext sollte proaktiv nach Substanzkonsum gefragt werden. Da vielen Menschen ihr problematischer Umgang mit Substanzen nur zum Teil bewusst ist und/oder sie sich für ihr Verhalten schämen, berichten nur wenige spontan davon. Als Einstiegsfrage in dieses Themenfeld kann die Formulierung helfen: »Haben Sie im letzten Jahr häufiger als geplant Alkohol oder andere Substanzen konsumiert?« Wichtige *Screeningfragen* lassen sich leicht mit dem Akronym *CAGE* (▶ Tab. 12.4) merken.

Tab. 12.4: CAGE-Screeningfragen

Buchstabe	Steht für	Screeningfrage
C	Cut-down	»Haben Sie versucht, Ihren Konsum zu reduzieren?«
A	Anger	»Haben Sie sich geärgert, wenn andere Menschen Sie auf Ihren Konsum angesprochen haben?«
G	Guilt	»Hatten Sie Schuldgefühle wegen Ihres Konsums?«
E	Eye-Opener	»Haben Sie jemals gleich am Morgen konsumiert?«

12.2.5 Ätiologiemodelle: Wie lässt sich die Entstehung von Störungen durch Substanzkonsum und abhängiger Verhaltensweisen erklären?

Bei der *multifaktoriellen Genese* der Sucht spielen folgende Faktoren eine Rolle:

- *Genetische Faktoren:* verschiedene Gene prädisponieren für Abhängigkeit
- *Soziale Faktoren:* Das Verhalten Gleichaltriger, Normen und Traditionen spielen eine Rolle, ebenso Verfügbarkeit und Preis.
- *Psychische Komorbidität:* Substanzkonsum und Verhaltensweisen können als Versuch der »Selbstmedikation« bei Stress, Schlafstörungen, Schmerz, Angst, Depression und Persönlichkeitsstörungen oder nach traumatischen Erfahrungen verstanden werden. Gleichzeitig kann anhaltender Konsum jede dieser Störungen begünstigen.

Die oben genannten Faktoren können aus *verhaltenstherapeutischer Perspektive* als *auslösende Faktoren* betrachtet werden, während der Wegfall unangenehmer Empfindungen (wie Angst oder Entzugssymptomen) durch den Konsum als positive Verstärker im Modell des operanten Konditionierens verstanden werden können.

In einem *psychodynamischen Verständnis* wird der Effekt der Substanz oder des Verhaltens als Kompensation von psychodynamischen Schwierigkeiten betrachtet, z. B. zur Kompensation einer nicht erfüllten Bindungssehnsucht im Rahmen des depressiven Grundkonfliktes (▶ Kap. 2.6.2) oder zur Minderung diffuser Anspannung bei strukturell bedingten Schwierigkeiten der Affektregulation. Der OPD-Arbeitskreis zum Thema Sucht beschreibt die *Suchtspirale* als Teufelskreis, welcher aus der Abfolge *Wirkung*, *Gewöhnung* (d. h. Normalisierung des Konsums als Kompensationsmittel in oben beschriebenem Sinn), *Konsumsteigerung* und letztendlicher *Schädigung* (auf körperlicher, aber auch auf beziehungsdynamischer Ebene) entsteht.

Aus *systemischer Perspektive* wird primär die Funktion des Substanzkonsums im Rahmen der Beziehungsgestaltung zu anderen Systemmitgliedern betrachtet, z. B. die Regulation von Kränkungserleben durch Ehepartner*innen oder die Möglichkeit einer emotionalen Distanzierung, ohne die Beziehung ganz beenden zu müssen. Suchterkrankungen werden häufig von Familienmitgliedern mit aufrechterhalten, was den Begriff der *Co-Abhängigkeit* geprägt hat, z. B. die Ehefrau, die dafür sorgt, dass immer genug Bier im Haus ist. Die Bedeutung der Sucht für das betroffene System kann z. B. durch Familienskulpturen mit einem eigenen Aufstellungssymbol für die Sucht an sich deutlich gemacht werden (▶ Abb. 1.5).

12.2.6 Therapie: Wie werden Störungen durch Substanzkonsum und abhängige Verhaltensweisen behandelt?

Bei Abhängigkeitserkrankungen, bei denen die Abstinenz noch nicht sichergestellt ist, ist eine *primäre psychotherapeutische Behandlung formal kontraindiziert*. Psychische Komorbidität ist allerdings häufig, was die Behandler*innen in eine schwierige Lage bringt: Einerseits können psychische Komorbiditäten wie Depressivität oder Angst den Konsum als dysfunktionalen Lösungsversuch i. S. einer »Selbstmedikation« fördern, andererseits wird von den Kostenträger*innen grundsätzlich Abstinenz als Therapievoraussetzung einer Richtlinienpsychotherapie gefordert. Eine Psychotherapie darf allerdings begonnen und ggf. auch fortgesetzt werden, wenn nach zehn Behandlungsstunden nachweislich (z. B. ärztliches Attest nach entsprechender Überprüfung) Suchtmittelfreiheit erreicht werden kann. Auch im Fall eines Rückfalls während einer laufenden Psychotherapie darf diese nur fortgesetzt werden, wenn das Wiedererreichen von Abstinez durch entsprechende Maßnahmen Priorität hat. Idealerweise werden Patient*innen bei Bestehen einer Abhängigkeitsproblematik primär an eine Suchtberatungsstelle verwiesen.

Die *Behandlung von Abhängigkeitserkrankungen* erfolgt auf *vier Therapiestufen*. In der Psychosomatischen Medizin spielt vor allem die erste Stufe eine wichtige Rolle:

Stufe 1: Kontakt und Motivationsphase

Mithilfe des *»Motivational Interviewing«* nach Miller und Rollnick (1991) können die Ziele der Kontakt- und Motivationsphase erreicht werden. Diese umfasst:

- Empathische Grundhaltung inklusive Vermittlung von Hoffnung und Zuversicht
- Aktives Zuhören
- Offene Fragen mit dem Ziel, widersprüchliche Aussagen zum eigenen Konsum aufzuzeigen und den Veränderungswunsch zu stärken

In dieser Phase werden Betroffene über die Risiken des Konsums bzw. der eigenen Verhaltensweisen sowie über Behandlungsangebote informiert. Durch eine Thematisierung negativer Folgen wie Paarkonflikte, Führerschein- oder Arbeitsplatzverlust sollen Krankheitseinsicht und Wunsch nach Abstinenz gefördert werden. Soziale Unterstützung, z. B. durch Einbezug der Familie, ist bereits in dieser Phase wichtig.

Stufe 2: Entgiftungs-/Entzugsphase

Ziel der Entgiftungs-/Entzugsphase ist die vollständige Abstinenz. Dieses Ziel wird am besten im Rahmen einer qualifizierten Entzugsbehandlung erreicht, die neben der körperlichen Entgiftung auch die Ursachen und Risiken des Konsums in den Fokus nimmt. In dieser Phase kann es je nach abhängigkeitserzeugender Substanz zu potenziell lebensbedrohlichen körperlichen Entzugssyndromen kommen. Meist ist eine stationäre Entgiftung erforderlich.

Symptome des einfachen Entzugssyndroms treten z. B. bei Alkoholabhängigkeit 6–8 Stunden nach Beendigung des Konsums auf, sind nach zwei Tagen am stärksten ausgeprägt und klingen nach 3–7 Tagen wieder ab. Die Symptome umfassen:

- Tremor, Schwitzen, Tachykardie, Hypertonie, Tachypnoe
- Übelkeit, Erbrechen, Durchfall
- Unruhe, Schlafstörungen, Gereiztheit, Schreckhaftigkeit, Aufmerksamkeitsstörungen und flüchtige, bei Alkoholentzug häufig optische Halluzinationen

Symptome des schweren Entzugssyndroms sind potenziell lebensbedrohlich:

- Epileptische Anfälle
- Delir
- Hyperthermie bis hin zu Rhabdomyolyse
- Hypertensive Krisen und Herzrhythmusstörungen
- Elektrolytentgleisungen

Stufe 3: Entwöhnungsphase

Ziel der mehrmonatigen Entwöhnungsphase ist es, die Abstinenz zu fördern und aufrechtzuerhalten. Sie findet häufig in spezialisierten Kliniken statt.

Stufe 4: Nachsorgephase

Ziel der Nachsorgephase ist es, den in den ersten drei Phasen erreichten *Zustand der Abstinenz zu stabilisieren,* z. B. durch Selbsthilfegruppen, durch ambulante Suchtberatungsstellen, aber auch durch Einzel- oder Gruppenpsychotherapie – insbesondere bei psychischen Komorbiditäten.

12.3 Schizophrenien – Wenn Halluzinationen und Wahn die Wahrnehmung verzerren

12.3.1 Relevanz: Warum ist das Thema Schizophrenien wichtig?

Aus dem klinischen Alltag

Christian (25) hat seit Wochen sein Zimmer kaum verlassen, weil es ihm wie der einzig verbleibende sichere Ort erscheint. Laute Stimmen, die sein Handeln kommentieren und ihn gelegentlich beschimpfen, kennt er schon lange. Sie hatten ihn damals genötigt, seine Lehre als Kaufmann abzubrechen. Im BWL-Studium war es ihm aber nur kurz bessergegangen. Dann hatten sich seine Kommiliton*innen gegen ihn verschworen. Geheime Botschaften an den Spinden hatten ihn gewarnt. Er war wieder zu seiner Mutter gezogen. Doch auch hier spürten ihn die Kommiliton*innen auf, sie drohten ihm auf Twitter und TikTok. Immer öfter dachte Christian nun daran, dass der Tod der einzige Ausweg sei.

Epidemiologie *oder* Wo liegt das Problem?

Schizophrenien kommen mit einer Lebenszeitprävalenz von ca. 1 % vor. Sie brechen in der Regel zwischen dem 15. und 30. Lebensjahr aus und betreffen Männer 1,5-mal häufiger als Frauen. Schizophrenien sind neben Suchterkrankungen eine der kostenintensivsten psychischen Erkrankungen. Das Suizidrisiko ist auf das 10-fache der Allgemeinbevölkerung erhöht, während die Lebenserwartung im Durchschnitt um 15 Jahre erniedrigt ist. Die Krankheit kann unterschiedlich verlaufen:

- Vollremission nach einer oder mehreren Krankheitsepisoden
- Mittelschwere Residualzustände und gelegentliche Exazerbationen
- Schwere Residualzustände

12.3.2 Klassifikation: Wie werden Schizophrenien klassifiziert?

In ▶ Tab. 12.5 sind die Diagnosekriterien nach ICD-10 und ICD-11 gegenübergestellt.

Tab. 12.5: Diagnosekriterien einer Schizophrenie nach ICD-10 und ICD-11

ICD-10 Schizophrenie (F20)	ICD-11 Schizophrenie (6A20)
Zeitkriterium: Symptomdauer mindestens ein Monat	**Zeitkriterium:** Symptomdauer mindestens ein Monat
Diagnose, wenn mindestens ein Symptom der Gruppe 1–4 oder zwei der Gruppe 5–9 bestehen	**Diagnose,** wenn mindestens zwei Symptome, davon eins aus Gruppe 1–4 bestehen
1. Ich-Störungen	1. Erlebnisse der Beeinflussung, Passivität, Fremdkontrolle
2. Inhaltliche Denkstörungen	2. Persistierender Wahn
3. Akustische Halluzinationen	3. Persistierende Halluzinationen
4. Anhaltender unangemessener/bizarrer Wahn	4. Formale Denkstörungen
5. Anhaltende Halluzinationen jeder Sinnesmodalität	
6. Formale Denkstörungen	5. Grob desorganisiertes Verhalten, das eine zielgerichtete Aktivität verhindert
7. Katatone Symptome	6. Psychomotorische/katatone Störungen
8. Negativsymptome	7. Negativsymptome
9. Eindeutige und anhaltende Verhaltensveränderungen	

Positivsymptome wie Wahn, Halluzinationen sowie Denkstörungen sind die typischen Erstsymptome, die meist zur Diagnose führen.

Zu den *Negativsymptomen* zählen vor allem Affektverflachung, Verarmung an Sprache, Mimik und Gestik, Apathie, Anhedonie und Aufmerksamkeitsstörungen, oft mit der Folge eines Leistungsknicks. Zu den Verhaltensänderungen zählen z. B. Ziellosigkeit, Trägheit und sozialer Rückzug. Diese Symptome fallen häufig erst im Verlauf der Erkrankung auf.

Oft findet man im Nachhinein bei genauer Anamnese Frühsymptome vor dem eigentlichen Ausbruch, was als *Prodromalphase* oder *Prodrom* bezeichnet wird.

Typische psychische Auffälligkeiten bei Schizophrenien sind:

- *Ich-Störungen* wie Gedankenlautwerden, -eingebung, -entzug, -ausbreitung sowie Willensbeeinflussung
- *Inhaltliche Denkstörungen in Form von wahnhaftem Erlebem*
- *Formale Denkstörungen* wie Gedankenabreißen, -einschiebungen oder Denkzerfahrenheit, Bildung von Neologismen und konkretistische Interpretation
- *Halluzinatives Erleben* wie akustische Halluzinationen, Leibhalluzinationen oder Zönästhesien
- Hinzukommen können *katatone Symptome* wie Stupor, Mutismus oder Haltungsstereotypien bzw. -auffälligkeiten.

> **Gut zu wissen**
>
> Derealisations- und Depersonalisationserleben sind Ich-Störungen, die auch bei anderen Störungsbildern auftreten können.

12.3.3 Diagnostik: Wie wird eine Schizophrenie diagnostiziert?

Die Diagnose einer Schizophrenie wird klinisch gestellt, wobei eine ergänzende Diagnostik erforderlich ist, um eine organische Genese auszuschließen. Empfohlen werden neben klinischer und Laboruntersuchung meist MRT, EEG und Liquordiagnostik. Differenzialdiagnostisch ist auch an psychotische Symptome im Rahmen anderer psychischer Störungen zu denken.

12.3.4 Ätiologiemodelle: Wie lässt sich die Entstehung von Schizophrenien erklären?

»*Die* Schizophrenie« ist keine einheitliche Erkrankung, sondern vielmehr gibt es verschiedene Krankheitsbilder, welche zu einer Symptomatik mit ähnlichen psychotischen Symptomen und oben beschriebener Negativsymptomatik führen können. Nicht zuletzt aufgrund dieser Problematik ist eine allgemeingültige Ätiologie nicht abschließend geklärt. Unter anderem werden genetische, entwicklungs-(neuro-)biologische, hormonelle, infektiöse wie auch psychosoziale Faktoren diskutiert. Aktuell wird von einem genetischen und epigenetischen Beitrag bei einem Teil der Erkrankungen sowie einer Beteiligung neurobiologischer Veränderungen im Gehirn ausgegangen. Diesbezüglich spielen z. B. auch der Konsum von Cannabis und Amphetaminen (insbesondere bei jüngeren Menschen) eine wichtige Rolle. Begünstigt werden kann ein Ausbruch der Erkrankung durch Stressoren wie belastende Lebensereignisse.

12.3.5 Therapie: Wie werden Schizophrenien behandelt?

Die Behandlung einer Schizophrenie umfasst sowohl in der Akutbehandlung als auch zur Rückfallprophylaxe die medikamentöse Therapie mit Antipsychotika, Psychotherapie, psychosoziale Therapien und eine ausreichende medizinische Versorgung, da Betroffene seltener Ärzt*innen aufsuchen. Insgesamt wirken Antipsychotika und Verhaltenstherapie in Kombination besser als Antipsychotika allein.

12.4 Autismus-Spektrum-Störungen – Wenn Kommunikation und Verhalten starr und stereotyp sind

12.4.1 Einleitung: Was sind Autismus-Spektrum-Störungen?

Alle Autismus-Spektrum-Störungen sind gekennzeichnet durch *Schwierigkeiten in der wechselseitigen sozialen Interaktion, der Kommunikation (und Sprachentwicklung) sowie eingeschränkte Interessen oder stereotype Verhaltensweisen.* Dabei können sie mit und ohne sprachliche Beeinträchtigungen und mit und ohne Intelligenzminderung auftreten.

12.4.2 Relevanz: Warum ist das Thema Autismus-Spektrum-Störungen wichtig?

Aus dem klinischen Alltag

Sabine (43) steht auf. Wie immer frühstückt sie Schokomüsli aus der roten Schale mit dem blauen Löffel. Um Punkt 07:45 Uhr verlässt sie das Haus und läuft die gleiche Route wie jeden Tag in die Finanzverwaltung, wo sie um Punkt 08:00 Uhr mit der Arbeit beginnt. Zunächst prüft sie die Emails, als ihr Kollege Andreas hereinkommt. »Heute Mittag kommt der Putztrupp in alle Büros – Frühjahrsputz!«, sagt er gutgelaunt. Sabine blickt ihn nicht an, denn Blickkontakt hält sie ungern. »Es ist September.«, erwidert sie. Es ist ihr unverständlich, warum jemand im Spätsommer von Frühjahrsputz spricht. Andreas lacht. Das versteht Sabine nicht, aber daran hat sie sich gewöhnt. »Um wie viel Uhr genau?«, fragt sie unsicher. Andreas erwidert: »Keine Ahnung, sie sind da, wenn sie da sind.« Eine ängstliche Anspannung macht sich in Sabine breit: Sie hasst unvorhergesehene Veränderungen.

Epidemiologie *oder* Wo liegt das Problem?

Die Lebenszeitprävalenz für alle Autismus-Spektrum-Störungen liegt bei ca. 1 %, wobei Männer viermal häufiger betroffen sind als Frauen.

12.4.3 Klassifikation: Wie werden Autismus-Spektrum-Störungen klassifiziert?

Nach ICD-10 werden zwei charakteristische Pole dieses Sprektrums unterschieden und als frühkindlicher bzw. Asperger-Autismus bezeichnet (▶ Tab. 12.6).

Tab. 12.6: Gegenüberstellung der Merkmale von frühkindlichem und Asperger-Autismus nach ICD-10 (nach Lieb, 2023)

Klinische Zeichen	Frühkindlicher Autismus nach Kanner (F84.0)	Autistische Psychopathie nach Asperger (F84.5)
Beginn	< 3 Jahre	Ca. 3 Jahre
Intelligenzniveau	Vermindert	Durchschnittlich bis hoch
Spracherwerb	Meist verzögert oder kein Spracherwerb, Echolalie	Mit Auffälligkeiten (z. B. förmlicher Sprachstil, auffällige Sprachmelodie, Neologismen)
Stereotypien	Häufig	Selten
Motorik	Keine typischen Charakteristika	Koordinationsstörungen, Ungeschicklichkeit
Eingeschränkte Interessen	Häufig	Häufig, ggf. spezielle Sonderinteressen
Blickkontakt	Oft gar nicht	Flüchtig, aber vorhanden

In der ICD-11 wird eine übergreifende Diagnose »Autismus-Spektrum-Störungen« eingeführt und im Kapitel der Entwicklungsstörungen des Nervensystems eingeordnet. Des Weiteren wird die Möglichkeit bestehen, eine Subklassifizierung hinsichtlich sprachlicher und kognitiver Fertigkeiten vorzunehmen. Diese Änderungen basieren u. a. auf der Erkenntnis, dass für die Prognose das Ausmaß der intellektuellen und sprachlichen Beeinträchtigungen nach aktuellem Verständnis entscheidender sind als der Subtyp.

Nach ICD-11 (6A02) gelten als Diagnosekriterien:

- *Anhaltende Defizite in der sozialen Interaktion und Kommunikation*, z. B.
    - Schwierigkeiten, nonverbale Signale wie Gesichtsausdruck, Gestik oder Körperhaltung zu deuten
    - Vermeidung von Blickkontakt
    - Kaum Ausdruck von Emotionen, dadurch distanzierte Wirkung
    - Unangemessenes Verhalten in sozialen Situationen, z. B. sehr lautes Sprechen
    - Konkretistisches Sprachverständnis
- Anhaltende *unflexible* oder *stereotype Verhaltensmuster*, z. B.
    - Stereotype Bewegungen wie Ganzkörperwippen
    - Starres Festhalten an Routinen mit starker Angst bei Veränderungen
    - Spezialinteressen, z. B. Sammeln bestimmter Objekte mit stärkerer Bindung zu diesen als zu anderen Menschen
- Beginn in der frühen Kindheit
- Beeinträchtigung in verschiedenen Lebensbereichen (Familie, Schule, Arbeitsplatz, Freundeskreis) bzw. sehr hohe Anstrengung, um in solchen Kontexten zu funktionieren

12.4.4 Diagnostik: Wie werden Autismus-Spektrum-Störungen diagnostiziert?

- Detaillierte Eigen- und Fremdeanamnese & psychopathologischer Befund
- Standardisierte Interviews und Beobachtungsinstrumente (z. B. ADOS – Autism Diagnostic Observation Schedule)
- Neuropsychologische Tests von Entwicklung und Intelligenz
- Hör- und Sehprüfung
- Neurologische körperliche Untersuchung
- EEG (Epilepsie häufig bei frühkindlichem Autismus), ggf. MRT

12.4.5 Ätiologiemodelle: Wie lässt sich die Entstehung von Autismus-Spektrum-Störungen erklären?

Die genauen Ursachen sind unbekannt. Genetische Einflüsse werden vermutet. Umweltnoxen (z. B. Impfen) oder das Verhalten der Eltern scheinen hingegen *keinen* Einfluss auf die Entstehung einer Autismus-Spektrum-Störung zu haben. Der Umgang von Bezugspersonen mit den besonderen Ansprüchen von Kindern mit Autismus-Spektrum-Störungen kann aber den Verlauf der Erkrankung und den Leidensdruck Betroffener mitbestimmen.

12.4.6 Therapie: Wie werden Autismus-Spektrum-Störungen behandelt?

Bisher gibt es keine kausale Behandlung. Komorbide psychische Störungen, die bei mindestens 70 % der Betroffenen bestehen, sollten symptomorientiert behandelt werden. Psychotherapeutisch haben sich vor allem verhaltenstherapeutische Ansätze bewährt. Diese beinhalten:

- Psychoedukation und Hilfen für das soziale Umfeld
- Training lebenspraktischer Fertigkeiten wie Kommunikationstraining oder Üben der Emotionserkennung mit Hilfe von Bildkarten
- Kompensationsstrategien zum Umgang mit rigiden Routinen
- Ressourcenstärkung

Ggf. können SSRIs zur Behandlung stereotyper Verhaltensweisen oder z. B. atypische Antipsychotika zur Behandlung aggressiven Verhaltens eingesetzt werden.

12.5 Aufmerksamkeitsdefizit-Hyperaktivitätsstörung (ADHS) – Wenn Unaufmerksamkeit und Impulsivität das Leben unübersichtlich machen

12.5.1 Relevanz: Warum ist das Thema Aufmerksamkeitsdefizit-Hyperaktivitätsstörung (ADHS) auch im Erwachsenenalter wichtig?

Aus dem klinischen Alltag

Daniel (28) ist verzweifelt. Seit sein Sohn Timo vor vier Monaten auf die Welt gekommen ist, ist alles so viel komplizierter geworden: Früher war es für seine Freundin kein Problem, wenn er abends vor dem Schlafen noch ein bisschen gekifft hat. Auch das Gamen hat sie nicht so gestört. Jetzt erwartet sie von ihm plötzlich ständige Verfügbarkeit, und dass er den Haushalt genauso fokussiert führt, wie sie es immer macht. Cannabiskonsum und Zocken sind nun tabu. Er merkt, wie er innerlich immer unruhiger wird …

Er kennt Konzentrationsprobleme noch von früher, da konnte er in der Schule kaum stillsitzen und seine Gedanken waren genauso sprunghaft wie seine Beine. Trotzdem hat er letztendlich ja sogar seine Informatikausbildung gut geschafft und bei der Arbeit kommt er auch zurecht, wenn er häufig genug Pausen macht. Aber wenn er abends nach Hause kommt, hat er schon auf der Türschwelle das Gefühl von absoluter Überforderung.

Epidemiologie *oder* Wo liegt das Problem?

Bei Kindern und Jugendlichen liegt die Prävalenz von ADHS bei 3–8 %. Ca. 60 % aller Erkrankungen persistieren zumindest teilweise im Erwachsenenalter, sodass die Lebenszeitprävalenz für ADHS auch im Erwachsenenalter noch bei ca. 2–5 % liegt. Im Erwachsenenalter sind Männer doppelt so häufig betroffen wie Frauen.

12.5.2 Klassifikation: Wie wird die Aufmerksamkeitsdefizit-Hyperaktivitätsstörung (ADHS) klassifiziert?

ADHS ist eine Störung, bei der Betroffene unter Unaufmerksamkeit, Hyperaktivität und Impulsivität leiden (▶ Tab. 12.7).

Tab. 12.7: Diagnosekriterien der ADHS nach ICD-10 und ICD-11

ICD-10/ICD-11 Aufmerksamkeitsdefizit-Hyperaktivitätsstörung
Aufmerksamkeitsdefizite, z. B. • Schwierigkeiten, sich auf Routineaufgaben zu konzentrieren, die keine hohe Stimulation oder rasche Belohnung bieten • Desorganisation, z. B. am Arbeitsplatz oder im Haushalt • Ablenkbarkeit, z. B. in Gesprächen oder bei der Arbeit • Einfallsreichtum, aber Unfähigkeit, Ideen fertig umzusetzen • Im Straßenverkehr, was zu häufigeren Unfällen führt
Hyperaktivität, z. B. • Motorische Unruhe, z. B. nicht stillsitzen können • Innere Unruhe, z. B. Gefühl von Getriebensein
Impulsivität, z. B. • Schnelle unüberlegte Entscheidungen treffen, z. B. rascher Partner*innen- oder Arbeitsplatzwechsel • Probleme bei der Priorisierung von Aufgaben oder Arbeitsschritten • Riskante Sportarten und häufigere Verletzungen
Beginn in der frühen bis mittleren Kindheit
Beeinträchtigung in verschiedenen Lebensbereichen (Familie, Schule, Arbeitsplatz, Freundeskreis)

Hinsichtlich der Kernsymptome der Klassifikation nach ICD-10 und ICD-11 gibt es keine relevanten Unterschiede. Veränderungen wurden vorgenommen hinsichtlich der Anzahl der geforderten Symptome und des Umgangs mit der reinen Aufmerksamkeitsstörung. In der ICD-10 wird das Vorliegen aller drei Leitsymptome zur Diagnosestellung gefordert. Die reine Aufmerksamkeitsstörung ohne Hyperaktivität wird in der Kategorie der »anderen Verhaltens- und emotionalen Störungen« (F98.8) eingeteilt. In der ICD-11 besteht nun die Möglichkeit der Klassifikation der einfachen Aktivitäts- und Aufmerksamkeitsstörung in ihre Subtypen *vorwiegend unaufmerksam* vs. *hyperaktiv/impulsiv* und *kombiniert*. Des Weiteren gelten tiefgreifende Entwicklungsstörungen nicht länger als Ausschlusskriterium, da ADHS und Autismus-Spektrum-Störungen teilweise gemeinsam auftreten.

Spezielll für Erwachsene wurden neben den oben genannten Kriterien noch folgende Kriterien als sog. *Wender-Utah-Kriterien* formuliert:

- Affektlabilität: häufige und rasche Stimmungswechsel, z. B. von Euphorie zu Depression, aber auch innere Leere und Langeweile
- Defizite der Affektkontrolle: niedrige Frustrationstoleranz, Reizbarkeit und Wutausbrüche
- Emotionale Überreagibilität: überschießende oder ängstliche Reaktion auf Alltagsstress

12.5.3 Diagnostik: Wie wird eine Aufmerksamkeitsdefizit-Hyperaktivitätsstörung (ADHS) diagnostiziert?

Bei Erwachsenen erfolgt die Diagnostik einer ADHS oft in spezialisierten Ambulanzen, da rückwirkend der Beginn der Erkrankung im Kindesalter festgestellt werden muss. Neben der Durchführung einer ausführlichen Exploration werden Berichte und evtl. Zeugnisse gesichtet und eine entsprechende Fremdanamnese eingeholt. Des Weiteren können testpsychologische Verfahren wie die Wender-Utah-Rating-Scale (WURS) oder die Conners- und Brown-Skala Anwendung finden. Ferner müssen organische Störungen, die vergleichbare Symptome hervorrufen könnten, bei entsprechendem Verdacht ausgeschlossen werden. Eine neuropsychologische Testung kann das Ausmaß der Funktionsbeeinträchtigung objektivieren.

12.5.4 Ätiologiemodelle: Wie lässt sich die Entstehung der Aufmerksamkeitsdefizit-Hyperaktivitätsstörung (ADHS) erklären?

Die Entstehung von ADHS wird als multifaktoriell betrachtet. Einerseits gibt es bestimmte Gene, die für die Ausbildung von ADHS prädisponieren. Anderseits scheinen Umweltfaktoren in Form perinataler Noxen (Alkohol, Nikotin) die Entwicklung zu beeinflussen. Neurobiologisch wird damit der Dopamin- und Noradrenalin-Stoffwechsel im Frontalhirn so beeinflusst, dass Defizite der Aufmerksamkeitslenkung und der Impulskontrolle entstehen. *Das Verhalten von Bezugspersonen ist nicht kausal für die Entstehung der ADHS verantwortlich.* Umfeld, Ernährung und Bewegung können aber die Ausprägung und den Verlauf der ADHS beeinflussen.

12.5.5 Therapie: Wie wird die Aufmerksamkeitsdefizit-Hyperaktivitätsstörung (ADHS) behandelt?

Wenn soziale Funktionen durch die ADHS erheblich beeinträchtigt sind, sollte eine multimodale Behandlung erfolgen. Sie umfasst psychotherapeutische und medikamentöse, bei Kindern und Jugendlichen auch pädagogische Ansätze. Die Verhaltenstherapie bei ADHS umfasst Psychoedukation, Strategien zur Alltagsstrukturierung, Umgang mit Stress, Emotionen und Impulsivität, Verbesserung der Selbstwahrnehmung z. B. mittels Achtsamkeit sowie soziales Kompetenztraining.

Psychostimulanzien zeigen bei 50–75 % aller Patient*innen mit ADHS dosisabhängig große Effektstärken (0,7) und werden daher häufig eingesetzt. Sie unterliegen dem Betäubungsmittelgesetz. Es besteht ein generelles Missbrauchs- und Suchtpotenzial, v. a. bei nasaler Applikation. Folgende Medikamente kommen in Betracht (▶ Tab. 12.8).

Tab. 12.8: Auswahl gängiger Psychopharmaka zur ADHS-Behandlung

Wirkweise	Präparat	Handelsname	Startdosis (mg/Tag)	Zieldosis (mg/Tag)	Maximale Dosis (mg/Tag)
Psychostimulanzien	Methylphenidat; kurz- und langwirksam	Medikinet®, Ritalin®	10	Gewichtsadaptiert	80
	Lisdexamphetamin	Elvanse®	30	Individuell	70
SNRI	Atomoxetin	Strattera®	40	80	100
α2-Adreno-Rezeptoragonist	Guanfacin	Intuniv®	1	Gewichtsadaptiert	4

SNRI = Selektiver Noradrenalin-Wiederaufnahmehemmer

Normalerweise kommt es bei Menschen mit ADHS nicht zur Toleranzentwicklung, sodass Erwachsene mit relativ geringen Dosen längerfristig stabil eingestellt werden können. Die Wirkdauer der Präparate ist begrenzt auf wenige Stunden bis einen halben Tag, so dass sie nicht zur Remission führen wie andere Psychopharmaka. Einmal im Jahr sollte das Medikament abgesetzt werden, um zu prüfen, ob eine medikamentöse Unterstützung weiterhin notwendig ist.

Weiterführende Literatur

AWMF – Arbeitsgemeinschaft der Wissenschaftlichen Medizinischen Fachgesellschaften e. V. (2024, 20. April). *S3-Leitlinie 028–047 Autismus-Spektrum-Störungen im Kindes-, Jugend- und Erwachsenenalter. Teil 2: Therapie.* https://www.awmf.org/service/awmf-aktuell/autismus-spektrum-stoerungen-im-kindes-jugend-und-erwachsenenalter-teil-2-therapie

AWMF – Arbeitsgemeinschaft der Wissenschaftlichen Medizinischen Fachgesellschaften e. V. (2024, 20. April). *S3-Leitlinie 038–013 Demenzen.* https://www.awmf.org/service/awmf-aktuell/demenzen

AWMF – Arbeitsgemeinschaft der Wissenschaftlichen Medizinischen Fachgesellschaften e. V. (2024, 20. April). *S3-Leitlinie 038–025 Medikamentenbezogene Störungen.* https://www.awmf.org/service/awmf-aktuell/medikamentenbezogene-stoerungen

AWMF – Arbeitsgemeinschaft der Wissenschaftlichen Medizinischen Fachgesellschaften e. V. (2024, 20. April). *S3-Leitlinie 076–001 Screening, Diagnostik und Behandlung alkoholbezogener Störungen.* https://www.awmf.org/service/awmf-aktuell/screening-diagnostik-und-behandlung-alkoholbezogener-stoerungen

AWMF – Arbeitsgemeinschaft der Wissenschaftlichen Medizinischen Fachgesellschaften e. V. (2024, 20. April). *S3-Leitlinie 076–006 Rauchen und Tabakabhängigkeit: Screening, Diagnostik und Behandlung.* https://www.awmf.org/service/awmf-aktuell/rauchen-und-tabakabhaengigkeit-screening-diagnostik-und-behandlung

AWMF – Arbeitsgemeinschaft der Wissenschaftlichen Medizinischen Fachgesellschaften e. V. (2024, 20. April). *Überarbeitung der S3-Leitlinie 028–018 Autismus-Spektrum-Störungen im*

Kindes-, Jugend- und Erwachsenenalter, Teil 1: Diagnostik. https://www.awmf.org/service/awmf-aktuell/autismus-spektrum-stoerungen-im-kindes-jugend-und-erwachsenenalter

AWMF – Arbeitsgemeinschaft der Wissenschaftlichen Medizinischen Fachgesellschaften e. V. (2024, 20. April). *Überarbeitung der S3-Leitlinie 028–045 ADHS bei Kindern, Jugendlichen und Erwachsenen.* https://www.awmf.org/service/awmf-aktuell/aufmerksamkeitsdefizit-/-hyperaktivitaetsstoerung-adhs-im-kindes-jugend-und-erwachsenenalter-living-guideline

A AWMF – rbeitsgemeinschaft der Wissenschaftlichen Medizinischen Fachgesellschaften e. V. (2024, 20. April). *Überarbeitung der S3-Leitlinie 038–009 Schizophrenie.* https://www.awmf.org/service/awmf-aktuell/schizophrenie

Atzendorf, J., Rauschert, C., Seitz, N.-N., Lochbühler, K. & Kraus, L. (2019). The Use of Alcohol, Tobacco, Illegal Drugs and Medicines: An Estimate of Consumption and Substance-Related Disorders in Germany. *Deutsches Ärzteblatt international, 116*(35–36), 577–584.

Ebert, D. (2021). *Psychiatrie systematisch* (10. Auflage). *Klinische Lehrbuchreihe.* UNI-MED.

Lieb, K., Brückner, A., Eberle, D., Förstner, U., Frauenknecht, S., Geschke, K. & Hasan, A. (Hrsg.). (2023). *Intensivkurs Psychiatrie und Psychotherapie* (10. Auflage). Elsevier.

Möller, H.-J., Laux, G., Kapfhammer, H.-P. (2018). Psychiatrie, Psychosomatik, Psychotherapie. Band 1–3. (5. Auflage). Springer.

OPD-Arbeitsgruppe Abhängigkeitserkrankungen. (2017). *OPD-2 – Modul Abhängigkeitserkrankungen: Das Diagnostik-Manual* (2., korrigierte Auflage). *Anwendungen der operationalisierten psychodynamischen Diagnostik: Bd. 1.* Hogrefe.

Voderholzer, U. (Hrsg.). (2023). *Therapie psychischer Erkrankungen: State of the Art* (19. Auflage). Elsevier Urban & Fischer.

13 Psychopharmakologische Behandlung im psychosomatischen Kontext

> **Aus dem klinischen Alltag**
>
> Bei Anna (aus ▶ Kap. 2) wurde eine depressive Störung diagnostiziert und ihr wurde eine psychotherapeutische sowie eine pharmakotherapeutische Behandlung vorgeschlagen. Anna ist bezüglich einer Medikation zögerlich. Ihre Schwiegermutter hat auch mal Psychopharmaka genommen und daraufhin deutlich an Gewicht zugenommen. Zudem hat sie Sorge, dass sich ihre Persönlichkeit verändern und sie womöglich sogar davon abhängig werden könnte. Anna möchte nun sehr genau wissen, welches Mittel sie nehmen sollte und mit welchen Nebenwirkungen sie rechnen muss.

13.1 Einleitung: Wie werden Psychopharmaka im psychosomatischen Kontext verwendet?

Psychopharmaka sind bei vielen psychischen Störungen ein fester Bestandteil der leitlinienkonformen Therapie. Sie können – je nach Indikation – als alleinige Behandlung oder in Kombination mit Psychotherapie angewendet werden. Oft erleichtert eine psychopharmakologische die gesprächstherapeutische Behandlung.

In der aktuellen Versorgungslandschaft werden einfache psychopharmakologische Medikamentenregimes oft allgemeinmedizinisch verordnet und überwacht. Im stationären Setting (nur zum Teil auch in der ambulanten Versorgung) behandeln Psychosomatiker*innen ihre Patient*innen psychopharmakologisch *und* psychotherapeutisch. Komplexe pharmakotherapeutische Behandlungen werden meist durch Psychiater*innen durchgeführt.

Dieses Kapitel soll eine Übersicht über ausgewählte Medikamentengruppen und ihren Einsatz in der Psychosomatik geben. Für detailliertere Informationen wird aber unbedingt empfohlen, zusätzlich ein pharmakologisches Kompendium zu Rate zu ziehen. Komplexe pharmakologische Behandlungen sollten idealerweise immer fachpsychiatrisch begleitet werden.

13.1.1 Auswahl: Wie werden Psychopharmaka ausgewählt?

Folgende Faktoren spielen bei der Auswahl des Medikamentes eine wichtige Rolle – auch, um eine möglichst gute Einnahmeadhärenz zu erreichen:

- Gewünschte Wirkung
- Mögliche unerwünschte Arzneimittelwirkungen (UAWs)
- Komedikation und Vorerkrankungen der Betroffenen
- Ärztliche Erfahrung
- Präferenz der Patient*innen
- Frühere Erfahrungen mit Psychopharmaka
- Vorliegen einer besonderen Behandlungssituation (z. B. Alter, Schwangerschaft, Stillzeit etc.)

13.1.2 Dosierung: Wie werden Psychopharmaka im psychosomatischen Kontext eingenommen?

Antriebssteigernde Medikamente werden normalerweise morgens, sedierende Medikamente meist abends eingenommen. Bezüglich der Dosierung ist in einem psychosomatischen Setting die grundsätzliche Regel »*start low – go slow*« bezüglich Start- und Aufdosierung hilfreich. Die Dosis wird gesteigert, bis Nebenwirkungen auftreten, die maximale Dosis erreicht oder der erwünschte klinische Effekt spürbar ist.

13.1.3 Nichtansprechen: Wie ist das Vorgehen, wenn Psychopharmaka nicht die gewünschte Wirkung zeigen?

Als Grundregel kann man sich merken, dass die Hauptklasse der in der Psychosomatischen Medizin verordneten Psychopharmaka, die Antidepressiva, ihre Wirkung erst mit einer Latenz von mehreren Wochen entfalten. Sedierung, Antriebssteigerung und unerwünschte Wirkungen können hingegen schon während der ersten Behandlungstage auftreten. Über diese Besonderheit sollten Patient*innen unbedingt aufgeklärt werden. Aufgrund des verzögerten Wirkeintritts ist es wichtig, die Medikamente ausreichend lange zu geben (in der Regel mindestens vier bis sechs Wochen), um die Wirkung abschätzen zu können. Die Gabe sollte möglichst in Monotherapie, d. h. mit nur einem Wirkstoff erfolgen. Eine Augmentation durch zusätzliche Präparate kann bei nicht ausreichendem Ansprechen indiziert sein.

> **Merke**
>
> Bei einer psychopharmakologischen Behandlung treten in den ersten zwei bis vier Wochen zunächst vor allem Antriebsmodulation und unerwünschte Wirkungen auf. Eine stimmungsaufhellende Wirkung stellt sich erst im Verlauf ein.

Bei Nichtansprechen sollten folgende Fragen geklärt werden:

- Ist die Diagnose korrekt?
- Gibt es eine körperliche Grunderkrankung oder Medikation, die die psychischen Symptome (mit-)bedingen?
- Plasmaspiegel zu niedrig (z. B. bei Trizyklika)?
  - Mangelnde Medikamentenadhärenz?
  - Interagierende Medikation?
  - Aufgrund von beschleunigtem Metabolismus (z. B. bei Cytochrom-p-450-Polymorphismus oder ABCB1-Genotyp)?
- Psychosoziale Faktoren, die die Erkrankung aufrechterhalten?

13.1.4 Absetzen: Wann und wie können Psychopharmaka wieder abgesetzt werden?

Die meisten der in der Psychosomatik genutzten Psychopharmaka sollten sechs bis zwölf Monate über die vollständige Symptomreduktion hinaus eingenommen werden, um einen Rückfall zu vermeiden. Langsames und schrittweises Ausschleichen über mindestens vier Wochen ist erforderlich, um häufig auftretende Absetzphänomene zu minimieren. Um von Absetzphänomenen zu sprechen, muss ein zeitlicher Zusammenhang zwischen dem Absetzen und dem Auftreten der Symptomatik bestehen (meist nach ca. drei bis fünf Halbwertszeiten). Die Symptomatik ist vorübergehend und bildet sich spontan innerhalb von zwei bis sechs Wochen zurück. In schweren Fällen kann das Medikament wieder angesetzt werden, da sich die Symptomatik dann normalerweise wieder bessert.

Das Absetzsyndrom bei/nach Behandlung mit Antidepressiva zeigt meist eine unspezifische, überwiegend milde Symptomatik:

- Grippeähnliche Symptome, Kopfschmerzen
- Schlafstörungen, Albträume
- Übelkeit, Erbrechen
- Schwindel, Gleichgewichtsstörungen, Benommenheit
- Stromschlagähnliche Missempfindungen
- Angst, Agitation, Reizbarkeit

Absetzphänomene bei/nach Behandlung mit Antipsychotika:

- Unruhe, Reizbarkeit, Depression, Angst
- Übelkeit, Schwindel, Schwitzen
- Tachykardie
- Übermäßiges Schmerzempfinden
- Kognitive Störungen

13.1.5 Unerwünschte Arzneimittelwirkungen (UAWs): Welche UAWs können potenziell lebensbedrohlich sein?

Das Auftreten von UAWs hängt maßgeblich vom beeinflussten Transmittersystem ab und ob die entsprechenden Substanzen primär zentral oder auch peripher wirken.

Folgende UAWs sind aufgrund ihrer vitalen Bedrohung besonders relevant:

- *Gesteigerte Suizidalität* betrifft insbesondere Menschen im Alter zwischen 18 und 24 Jahren sowie Menschen mit Suizidalität in der Vorgeschichte. Daher sollte gerade zu Beginn der Behandlung mit Antidepressiva eine mögliche Suizidalität im Blick behalten werden.
- Das *Long-QT-Syndrom* besteht in einer Verlängerung der korrigierten QT-Zeit (QTc) auf > 440 ms im EKG, welche insbesondere durch Antidepressiva, aber auch Lithium und Antipsychotika (sowie diverse internistische Medikamente) ausgelöst werden kann. Durch die Verlängerung der QTc-Zeit steigt das Risiko für Torsades-de-Pointes-Tachykardien. Therapeutisch werden die entsprechenden Medikamente abgesetzt oder in ihrer Dosis reduziert.

Auch die folgenden UAWs sind potenziell lebensbedrohlich, tauchen aber eher in einem psychiatrischen als in einem psychosomatischen Setting auf:

- Zentrales serotonerges (= Serotonin-)Syndrom
- Zentrales anticholinerges Syndrom
- Malignes neuroleptisches Syndrom
- Lithiumintoxikation

13.2 Übersicht: Welche Antidepressiva werden im psychosomatischen Kontext angewendet?

Die untenstehenden Tabellen (▶ Tab. 13.1 bis ▶ Tab. 13.10) geben eine Übersicht über die gängigsten Medikamente in der Psychosomatischen Medizin mit Wirkmechanismus (WM), Indikationen (I), Kontraindikationen (KI) und unerwünschten Arzneimittelwirkungen (UAW). Die angegebene Startdosierung kann ggf. auch halbiert werden, die maximale Dosis kann für unterschiedliche Indikationen variieren.

Einige Antidepressiva entfalten ihre Wirkung über das serotonerge System, was zu folgenden UAWs führen kann:

- Magen-Darm-Symptome (Übelkeit, Durchfall)
- Schwindel
- Trockene Schleimhäute
- Weniger oder intensivere Träume
- Appetitsverlust- oder Steigerung
- Libidoverlust (Ausnahme: Bupropion)

Folgende Untersuchungen sollten vor und während der Therapie erfolgen:

- Laboruntersuchung mit Kontrollen zu Beginn, nach 4–6 Wochen, bei Erreichen der Erhaltungsdosis und anschließend vierteljährlich (z. A. Elektrolytverschiebungen wie Hyponatriämie, Leber- und Nierenschädigung, Veränderungen der Schilddrüsenwerte)
- EKG-Kontrollen (insbesondere z. A. QTc-Zeit-Verlängerung)

Tab. 13.1: Auswahl gängiger selektiver Serotonin-Wiederaufnahmehemmer (SSRIs)

Präparat	Handelsname	Startdosis (mg/Tag)	Zieldosis (mg/Tag)	Maximaldosis (mg/Tag)
Citalopram	Cipramil®	10	20	40
Escitalopram	Cipralex®	5	10	20
Fluoxetin	Fluctin®	10	20	80
Paroxetin	Paroxat®	10	20	50–60
Sertralin	Zoloft®	50	100	200

WM: Wiederaufnahmehemmung von Serotonin im synaptischen Spalt; gutes Wirkungs-/Nebenwirkungsprofil, daher meist Mittel der ersten Wahl; leicht antriebssteigernd
I: Depressive, Angst- und Zwangsstörungen
Off-Label: Somatoforme, dissoziative, Traumafolge- bzw. Anpassungsstörungen
KI: Schwere Lebererkrankungen, Gerinnungsstörungen, Epilepsie, erhöhtes Risiko für Reizleitungsstörungen (QTc-Zeit), Kombination mit MAO-Inhibitor
UAW: Übelkeit, Unruhe und Antriebssteigerung, Schlafstörungen, sexuelle Dysfunktion, Schwitzen, Tremor, Hyponatriämie/SIADH, QTc-Zeit-Verlängerung, Suizidalität (v. a. bei jüngeren Patient*innen)

I = Indikationen; KI = Kontraindikationen; MAO = Monoaminooxidase; SIADH = Syndrom der inadäquaten ADH-Freisetzung; UAW = Unerwünschte Arzneimittelwirkungen; WM = Wirkmechanismus

Merke

SSRIs und SSNRIs dürfen aufgrund der Gefahr des zentralen Serotoninsyndroms auf keinen Fall in Kombination mit einem MAO-Hemmer verwendet werden.

13.2 Übersicht: Welche Antidepressiva werden angewendet?

Tab. 13.2: Auswahl gängiger selektiver Serotonin- und Noradrenalin-Wiederaufnahmehemmer (SSNRIs)

Präparat	Handelsname	Startdosis (mg/Tag)	Zieldosis (mg/Tag)	Maximaldosis (mg/Tag)
Duloxetin	Cymbalta®	30–60	60	120
Milnacipran	Milnaneurax®	2 × 50	2 × 50	150
Venlafaxin	Trevilor®	75	150	375

WM: Im niedrigen Dosisbereich Wirkung wie SSRIs, im höheren Dosisbereich kommt eine noradrenerge Wirkung hinzu; Mittel der zweiten Wahl; je nach Dosis leicht bis moderat antriebssteigernd

I: Depressive, Angst- und Zwangsstörungen; *Duloxetin:* Belastungsinkontinenz, Schmerzen bei diabetischer Polyneuropathie

KI: Kombination mit MAO-Inhibitor, Reizleitungsstörungen (QTc-Zeit!)
Für Duloxetin: schwere Funktionseinschränkungen von Niere oder Leber, unkontrollierbare Hypertonie

UAW häufig: Schwindel, Übelkeit, Kopfschmerzen, Unruhe und Antriebssteigerung, Schlafstörungen, Müdigkeit, Tremor, Hypertonie, Schwitzen, Mundtrockenheit, Hyponatriämie/SIADH, Schwierigkeiten beim Wasserlassen, Gewichtsveränderung, Libidoverlust, sexuelle Dysfunktion
CAVE: z. T. ausgeprägte Absetzsymptome (langsam ausschleichen)

I = Indikationen; KI = Kontraindikationen; MAO = Monoaminooxidase; SIADH = Syndrom der inadäquaten ADH-Freisetzung; SSRIs = Selektive Serotonin-Wiederaufnahmehemmer; UAW = Unerwünschte Arzneimittelwirkungen; WM = Wirkmechanismus

Tab. 13.3: Auswahl gängiger trizyklischer Antidepressiva

Präparat	Handelsname	Startdosis (mg/Tag)	Zieldosis (mg/Tag)	Maximaldosis (mg/Tag)
Amitriptylin	Saroten®, Amineurin®	50	2 × 75	300 (stationär)
Clomipramin	Anafranil®	25	100	225–300
Doxepin	Aponal®	75	100–150	300 (stationär)
Imipramin	Tofranil®	50	50–150	300
Nortriptylin	Nortrilen®	25	50–75	100
Opipramol	Insidon®	50	50–150	300
Trimipramin	Stangyl®	20–25	100–150	400

WM: Wiederaufnahmehemmung von Serotonin und Noradrenalin, geringe Wirkung am Dopaminrezeptor; je nach Substanz zusätzliche Blockade der Rezeptoren von Serotonin, Noradrenalin und Acetylcholin (zentral und peripher); schneller toxisch als SSRIs und SSNRIs, daher Mittel der 3. Wahl; je nach Substanz sedierend bis antriebssteigernd

I: Depressive, Angst-, Zwangs- und Schmerzstörungen
Off-Label: Somatoforme, dissoziative, Traumafolge- bzw. Anpassungsstörungen

KI: Kardiale Reizleitungsstörungen, QTc-Zeit-Verlängerung, Krampfanfälle,
CAVE bei: benigner Prostatahypertrophie, Engwinkelglaukom

13 Psychopharmakologische Behandlung im psychosomatischen Kontext

Tab. 13.3: Auswahl gängiger trizyklischer Antidepressiva – Fortsetzung

Präparat	Handelsname	Startdosis (mg/Tag)	Zieldosis (mg/Tag)	Maximaldosis (mg/Tag)
UAW: Tachykardie, Mundtrockenheit, Blasentleerungsstörungen, Orthostase-Syndrom, Verschlechterung einer Herzinsuffizienz, Libidoverlust, sexuelle Dysfunktion, z.T. Gewichtszunahme und Sedierung, Photosensibilität				
I = Indikationen; KI = Kontraindikationen; SNRIs = Selektive Noradrenalin-Wiederaufnahmehemmer; SSRIs = Selektive Serotonin-Wiederaufnahmehemmer; UAW = Unerwünschte Arzneimittelwirkungen; WM = Wirkmechanismus				

Tab. 13.4: Noradrenerges und spezifisch serotonerges Antidepressivum (NaSSA)

Präparat	Handelsname	Startdosis (mg/Tag)	Zieldosis (mg/Tag)	Maximaldosis (mg/Tag)
Mirtazapin	Remergil®	7,5	30	45
WM: Wiederaufnahmehemmung von Serotonin und Noradrenalin; im Vergleich zu trizyklischen Antidepressivastärkere Wirkung auf den Noradrenalin-Stoffwechsel; wirken sedierend bzw. schlafanstoßend; gut mit SSRIs oder SSNRIs kombinierbar				
I: Depressive Störung *Off-Label:* Schlafstörung, Angststörungen, PTBS, adjuvante Schmerztherapie				
KI: Kombination mit MAO-Inhibitor *CAVE bei:* schweren Leber- und Nierenfunktionsstörungen, Harnverhalt und Engwinkelglaukom, psychotischen Störungen				
UAW: Schläfrigkeit, Kopfschmerzen, Appetitssteigerung und Gewichtszunahme, Mundtrockenheit, erhöhte Krampfanfallsbereitschaft, *selten:* Agranulozytose				
I = Indikationen; KI = Kontraindikationen; MAO = Monoaminooxidase; PTBS = Posttraumatische Belastungsstörung; SSNRIs = Selektive Serotonin-Noradrenalin-Wiederaufnahmehemmer; SSRIs = Selektive Serotonin-Wiederaufnahmehemmer; UAW = Unerwünschte Arzneimittelwirkungen; WM = Wirkmechanismus				

> **Merke**
>
> SSRIs und SSNRIs können sehr gut mit Mirtazapin kombiniert werden, um eine verstärkte antidepressive Wirkung bei morgendlicher Antriebssteigerung und abendlicher Schlafinduktion zu erreichen.

13.2 Übersicht: Welche Antidepressiva werden angewendet?

Tab. 13.5: Kombinierter SSRI und 5-HT2-Antagonist

Präparat	Handelsname	Startdosis (mg/Tag)	Zieldosis (mg/Tag)	Maximaldosis (mg/Tag)
Trazodon	Thombran®	100	200–400	600

WM: Präsynaptische Wiederaufnahmehemmung von Serotonin und postsynaptische Blockade der Serotoninrezeptoren; neben der antidepressiven und anxiolytischen Wirkung Steigerung von Libido und erektiler Potenz

I: Depressive Störung
Off-Label: Schlafstörungen

KI: Karzinoid-Syndrom, hereditäre Galaktoseintoleranz, Laktasemangel oder Glukose-Galaktose-Malabsorption
CAVE bei: schwerer Leberfunktionsstörung, erhöhter Krampfanfallsbereitschaft, Harnverhalt, Engwinkelglaukom sowie Herz-Kreislauferkrankungen

UAW: Müdigkeit, Schwindel, gastrointestinale Beschwerden und Mundtrockenheit, Schlafstörungen, Kopfschmerzen, Blutdruckabfall, orthostatische Hypotonie und Unruhe, *selten:* Leberschäden, Priapismus, QTc-Zeit-Verlängerung

I = Indikationen; KI = Kontraindikationen; UAW = Unerwünschte Arzneimittelwirkungen; WM = Wirkmechanismus

Tab. 13.6: Selektiver Noradrenalin- und Dopamin-Wiederaufnahmehemmer (SNDRI)

Präparat	Handelsname	Startdosis (mg/Tag)	Zieldosis (mg/Tag)	Maximaldosis (mg/Tag)
Bupropion	Elontril®	150	300	300

WM: Wiederaufnahmehemmung von Noradrenalin und Dopamin, keine serotonerge Wirkung; antriebssteigernd; im Vergleich zu SSRIs spielt die Nebenwirkung der sexuellen Dysfunktion eine untergeordnete Rolle

I: Depressive Störung
Off-Label: Raucherentwöhnung, ADHS, Restless-Legs-Syndrom, sexuelle Funktionsstörungen durch SSRIs

KI: Erhöhte Krampfanfallsbereitschaft, ZNS-Tumor, Alkoholentzug, schwere Leberzirrhose, Essstörungen, Kombination mit MAO-Hemmer
CAVE bei: bekannter Hypertonie, Leber- und Nierenfunktionsstörungen

UAW: Abnorme Träume, Schwindel, gastrointestinale Beschwerden und Mundtrockenheit, Appetitminderung, nächtliche Schweißneigung, Zähneknirschen, Pruritus

ADHS = Aufmerksamkeitsdefizit-Hyperaktivitätsstörung; I = Indikationen; KI = Kontraindikationen; MAO = Monoaminooxidase; SSRIs = Selektive Serotonin-Wiederaufnahmehemmer; UAW = Unerwünschte Arzneimittelwirkungen; WM = Wirkmechanismus; ZNS = Zentralnervensystem

MAO-Hemmer (▶ Tab. 13.7) werden aufgrund der potenziell gefährlichen Interaktionen mit anderen Medikamenten im psychosomatischen Kontext sehr selten verschrieben.

Tab. 13.7: Reversibler MAO-(Monoaminooxidase-)Hemmer

Präparat	Handelsname	Startdosis (mg/Tag)	Zieldosis (mg/Tag)	Maximaldosis (mg/Tag)
Moclobemid	Aurorix®	2*150		2*300

WM: Selektiver Inhibitor der Monoaminooxidase-A (MAO-Hemmer), dadurch verzögerter Abbau von Neurotransmittern wie Serotonin, Noradrenalin und Dopamin

I: Depressive Störung, soziale Phobie

KI: Akute Verwirrtheitszustände, Kombination mit SSRIs, SSNRIs, NaSSAs oder Bupropion
CAVE bei: bekannter Hypertonie, Leberfunktionsstörungen, Phäochromozytom, Thyreotoxikose, Risiko für QTc-Zeit-Verlängerung

UAW: Schlafstörungen, Schwindel, Kopfschmerzen, Mundtrockenheit, Übelkeit, Angstzustände, Unruhe, QTc-Zeit-Verlängerung, Leberwerterhöhung

I = Indikationen; KI = Kontraindikationen; MAO = Monoaminooxidase; NaSSAs = Noradrenerge und spezifisch serotonerge Antidepressiva; SSRIs = Selektive Serotonin-Wiederaufnahmehemmer; SSNRIs = Selektive Serotonin- und Noradrenalin-Wiederaufnahmehemmer; UAW = Unerwünschte Arzneimittelwirkungen; WM = Wirkmechanismus

Tab. 13.8: Melatoninrezeptor-Agonist und Serotoninrezeptor-Antagonist

Präparat	Handelsname	Startdosis (mg/Tag)	Zieldosis (mg/Tag)	Maximaldosis (mg/Tag)
Agomelatin	Valdoxan®	25		50

WM: Melatoninrezeptor (MT1 und MT2)-Agonist und Serotoninrezeptor-Antagonist; durch selektiven Antagonismus an 5-HT2C-Rezeptoren zudem Verstärkung dopaminerger und noradrenerger Neurotransmission im frontalen Kortex, schlafanstoßend

I: Depressive Störung
Off-Label: Generalisierte Angststörung

KI: Leberfunktionsstörungen; Patienten > 75 Jahre, schwere Nierenfunktionsstörungen
CAVE: Transaminasenkontrolle zu Beginn und nach 3, 6, 12 und 24 Wochen sowie nach klinischer Indikation und nach Dosissteigerung

UAW: Kopfschmerzen, Migräne, Übelkeit, Schwindel, Müdigkeit, Angst

I = Indikationen; KI = Kontraindikationen; UAW = Unerwünschte Arzneimittelwirkungen; WM = Wirkmechanismus

13.2 Übersicht: Welche Antidepressiva werden angewendet?

Tab. 13.9: Hypericum-Präparat

Präparat	Handelsname	Startdosis (mg/Tag)	Zieldosis (mg/Tag)	Maximaldosis (mg/Tag)
Hypericumextrakt (Johanniskraut)	Laif®/Felis®/Kira®	600		900

WM: Wiederaufnahmehemmung von Serotonin, Noradrenalin, Dopamin, GABA und Glutamat. Erhöhte Sekretion von GABA, Aspartat, Glutamat; Modulation von Ionenkanälen

I: Depressive Störung (leicht- bis mittelgradig)
Off-Label: Somatoforme Störungen

KI: Bekannte Lichtüberempfindlichkeit der Haut, laufende Behandlung mit Immunsuppressiva (z. B. mit Ciclosporin, Tacrolimus, Sirolimus), Anti-HIV-Arzneimitteln (z. B. Indinavir, Nevirapin), Zytostatika (z. B. Imatinib, Irinotecan), Antikoagulanzien (z. B. Phenprocoumon, Warfarin oder hormonellen Kontrazeptiva
CAVE: Interaktionen über CYP3 A4-Stoffwechsel, betrifft z. B. auch SSRIs, TZA, Benzodiazepine, Methadon, Simvastatin, Digoxin, Verapamil, Omeprazol u. a.

UAW: Photosensibilisierung, selten Magen-Darm-Beschwerden; generell gut verträglich

GABA = Gamma-Aminobuttersäure; I = Indikationen; KI = Kontraindikationen; SSRIs = Selektive Serotonin-Wiederaufnahmehemmer; TZA = Trizyklische Antidepressiva; UAW = Unerwünschte Arzneimittelwirkungen; WM = Wirkmechanismus

Esketamin (▶ Tab. 13.10) ist erst seit 2021 in Deutschland zur Behandlung therapierefraktärer depressiver Störungen zugelassen. Angewendet wird es primär im psychiatrischen Kontext.

Tab. 13.10: Nichtselektiver NMDA-(N-Methyl-D-Aspartat-)Rezeptorantagonist

Präparat	Handelsname	Startdosis (mg)	Zieldosis (mg)	Maximaldosis (mg/Tag)
Esketamin	Spravato®	56/Woche	56–84 mg 2x/Woche	

WM: Antidepressiver Wirkmechanismus noch nicht abschließend geklärt, vermutet wird eine vermehrte synaptische Konnektivität

I: Therapieresistente depressive Störung; nur in Kombination mit SSRIs oder SSNRIs und nur, wenn zuvor mind. zwei Therapieversuche mit etablierten Antidepressiva unzureichend wirksam waren

Anwendung als Nasenspray unter Aufsicht medizinischen Fachpersonals

KI: Z. n. intrazerebraler Blutung, aneurysmatische Gefäßerkrankungen, arteriovenöse Fehlbildungen, Z. n. kardiovaskulärem Ereignis vor < sechs Wochen

UAW: Sedierung, Dissoziation, Blutdruckerhöhung, Kopfschmerzen, Dysgeusie, Hypästhesie (einschließlich des Mundbereichs), Schwindel, Übelkeit, Erbrechen

I = Indikationen; KI = Kontraindikationen; SSNRIs = Selektive Serotonin-Noradrenalin-Wiederaufnahmehemmer; SSRIs = Selektive Serotonin-Wiederaufnahmehemmer; UAW = Unerwünschte Arzneimittelwirkungen; WM = Wirkmechanismus

Aus dem klinischen Alltag

Aufgrund Annas großer Angst vor einer Gewichtszunahme kämen für Anna folgende Medikamente zur Depressionsbehandlung in Frage:
Mittel der 1. Wahl wäre ein SSRI, Mittel der 2. Wahl ein SSNRI. Diese sind häufig (aber nicht immer) gewichtsneutral. Alternativ könnte Anna Bupropion angeboten werden, welches gewichtsneutral bis gewichtsreduzierend wirkt. Da Anna noch jung ist und eine Beziehung hat, ist auch das Thema möglicher sexueller Funktionsstörungen unter SSRIs bedeutsam. Auch hier wäre Bupropion eine gute Alternative. Abhängig machen Antidepressiva nicht (▶ Kap. 12.2.3 »Sucht«), aber natürlich sollte mit Anna besprochen werden, dass sie mit einer längerfristigen Einnahme (Monate bis Jahre) rechnen muss. Die Persönlichkeit verändern Antidepressiva auch nicht (▶ Kap. 8 »Persönlichkeitsstörungen«), es gibt aber sehr wohl Erfahrungsberichte darüber, dass Betroffene ihre Emotionen (sowohl positive als auch negative) weniger intensiv wahrnehmen.

13.3 Übersicht: Welche Antipsychotika werden im psychosomatischen Kontext angewendet?

Antipsychotika (früher auch »Neuroleptika« genannt) werden in *klassische* und *atypische* Antipsychotika unterteilt. Klassische Antipsychotika (▶ Tab. 13.11) haben ein breiteres Wirkungsspektrum. Sie blockieren Dopamin-D_2-Rezeptoren und wirken in niedrigen Dosierungen sedierend, in höheren antipsychotisch. Atypische Neuroleptika (▶ Tab. 13.12) blockieren zusätzlich auch Serotonin-Rezeptoren im Gehirn.

Wichtige UAWs sind:

- Extrapyramidalmotorische Störungen (EPMS):
  - Parkinsonoid (Rigor, Tremor, Akinese, Gangstörung, Salbengesicht)
  - Akathisie (motorische Unruhe, Unfähigkeit, stillzusitzen)
  - Frühdyskinesien (meist in 1. Behandlungswoche: Zungen-, Mund-, Schlundkrämpfe)
  - Spätdyskinesien (Langzeitbehandlung: abnorme unwillkürliche Bewegungen des Kopfes und der Extremitäten, z. B. Schmatzbewegungen)
- Gewichtszunahme
- Blutbildveränderungen (v. a. Leukopenie und Agranulozytose)
- QTc-Zeit-Verlängerung mit dem Risiko von Rhythmusstörungen

Ferner zu beachten sind:

13.3 Übersicht: Welche Antipsychotika werden angewendet?

- Prolaktinerhöhung mit Galaktorrhö, Menstruationsstörungen
- Sexuelle Funktionsstörungen
- Mundtrockenheit oder Speichelfluss
- Obstipation oder Miktionsstörungen
- Sedierung

Patient*innen, die mit klassischen Antipsychotika behandelt wurden, haben ein erhöhtes Risiko, EPMS zu entwickeln. Da atypische Antipsychotika schwächer an Dopamin-D_2-Rezeptoren binden, haben sie ein geringeres Risiko für EPMS. Sie sind jedoch mit anderen Nebenwirkungen verbunden, wie z. B. Gewichtszunahme, metabolischem Syndrom und erhöhtem Diabetesrisiko.

Tab. 13.11: Auswahl gängiger klassischer Antipsychotika

Präparat – Handelsname	Indikationen (Psychosomatik)	Startdosis (mg/Tag)	Zieldosis (mg/Tag)	Maximaldosis (mg/Tag)	KI/UAW
Haloperidol – Haldol®	Delir, manische Episoden	1	5–10	10–15	UAW: Agitation, Insomnie, Hyperkinesie
Melperon – Melperon®	Schlafstörungen, Angst	25	25	100	UAW: Müdigkeit; *CAVE:* QTc-Zeit-Verlängerung

KI = Kontraindikationen; UAW = Unerwünschte Arzneimittelwirkungen

Tab. 13.12: Auswahl gängiger atypischer Antipsychotika

Präparat – Handelsname	Indikationen (Psychosomatik)	Startdosis (mg/Tag)	Zieldosis (mg/Tag)	Maximaldosis (mg/Tag)	KI/UAW
Aripiprazol – Abilify®	Manische Episoden, Schizophrenie *Off-Label:* Augmentation bei Depression, Autismus, Trichotillomanie	2,5	2,5	5	UAW: Übelkeit, Bewegungsunruhe
Olanzapin – Zyprexa®	Manische Episoden, Phasenprophylaxe *Off-Label:* BPS, wahnhafte Depression, Psychose, PTBS, GAS	5	10	20	KI: Engwinkelglaukom, Demenz, Parkinson; UAW: Schläfrigkeit, orthostatische Hypotonie

Tab. 13.12: Auswahl gängiger atypischer Antipsychotika – Fortsetzung

Präparat – Handelsname	Indikationen (Psychosomatik)	Startdosis (mg/Tag)	Zieldosis (mg/Tag)	Maximal- dosis (mg/Tag)	KI/UAW
Pipamperon – Dipiperon®	Schlafstörungen, psychomotorische Erregungszustände	20	120	360	UAW: Rigor, Somnolenz, Krampfanfälle CAVE bei: Leber- und Herz-Kreislaufstörungen
Promethazin – Atosil®	Schlafstörungen, Unruhe- und Erregungszustände bei anderen psychischen Grunderkrankungen, Erbrechen	25–50	25–50	100	KI: QTc-Zeit-Verlängerung, Dosisanpassung bei Leber- und Niereninsuffizienz UAW: Sedierung
Quetiapin (Retard) – Seroquel®	Bipolare Störung, Augmentation bei Depression Off-Label: BPS, GAS, PTBS, schwere Panikstörung	50	150	300	UAW: Müdigkeit, Kopfschmerz, Schwindel; Dosisanpassung bei Leberinsuffizienz CAVE: QTc-Zeit-Verlängerung
Risperidon – Risperdal®	Manische Episoden (bipolare Störung) Off-Label: Augmentation bei Depression, Autistische und Tic-Störungen, PTBS, psychosenahe Zustände im Rahmen von Persönlichkeitsstörungen	0,25	2	4–6	KI: Schwere Leber- und Niereninsuffizienz, Herzerkrankungen, Parkinson, Epilepsie UAW: Kopfschmerz, Schlaflosigkeit, Sedierung, Schwindel

BPS = Borderline-Persönlichkeitsstörung; GAS = Generalisierte Angststörung; KI = Kontraindikationen; PTBS = Posttraumatische Belastungsstörung; UAW = Unerwünschte Arzneimittelwirkungen

13.4 Übersicht: Welche weiteren Psychopharmaka werden im psychosomatischen Kontext angewendet?

Im Folgenden seien noch einige weitere Psychopharmaka benannt, die in der Psychosomatischen Medizin Anwendung finden können (▶ Tab. 13.13).

Tab. 13.13: Auswahl weiterer gängiger Psychopharmaka

Präparat – Handesname	Indikationen (Psychosomatik)	Dosis			KI/UAW
Phasenstabilisator		**Dosierung nach Plasmakonzentration**			
Lithium	Bipolare Störungen, Augmentation bei Depression, chronischer Clusterkopfschmerz	Je nach Indikation Plasmakonzentration von 0,5–1,2 mmol/L			UAW: Tremor, Polydipsie/Polyurie, Diabetes insipidus, Diarrhö, Niereninsuffizienz, Schilddrüsenfunktionsstörungen
Antikonvulsiva (Auswahl)		Startdosis (mg/Tag)	Zieldosis (mg/Tag)	Maximaldosis (mg/Tag)	
Lamotrigin – Elmendos®	Stimmungsstabilisator, Augmentation bei depressiven Episoden	25	100–200	400	UAW: Kopfschmerzen, Somnolenz, Aggressivität, Übelkeit, Erbrechen KI: schwere Leber- und Nierenfunktionsstörungen *CAVE bei* Frauen, die Kontrazeptiva benutzen!
Pregabalin – Lyrica®	GAS, add-on bei Depression, periphere und zentrale neuropathische Schmerzen *Off-Label:* Soziale Phobie, Restless Legs, Fibromyalgie, Augmentation bei Epilepsie	150 (2–3 Einzeldosen)		600	NW: Benommenheit, Schläfrigkeit, Schwindel, Euphorie Dosisanpassung bei Nierenfunktionsstörung *CAVE:* QTc-Zeit-Verlängerung, Missbrauchspotenzial! KI: Hereditäre Galaktoseintoleranz, schwere Niereninsuffizienz

Tab. 13.13: Auswahl weiterer gängiger Psychopharmaka – Fortsetzung

Präparat – Handesname	Indikationen (Psychosomatik)	Dosis			KI/UAW
Z-Substanzen (Auswahl)		Startdosis (mg/Tag)	Zieldosis (mg/Tag)	Maximaldosis (mg/Tag)	
Zolpidem – Stilnox®	Schlafstörungen (Kurzzeitbehandlung)	5–10	10		UAW: Schläfrigkeit, emotionale Dämpfung, anterograde Amnesie, Albträume, gastrointestinale Symptome
Zopiclon – Ximovan®	Schlafstörungen (Kurzzeitbehandlung)	3,75	3,75–7,5	7,5	UAW: Bitterer Geschmack, Mundtrockenheit, Libidostörung
Benzodiazepine (Auswahl)		Startdosis (mg/Tag)	Zieldosis (mg/Tag)	Maximaldosis (mg/Tag)	
Lorazepam – Tavor®	Akute Angst-, Spannungs- und Erregungszustände, Status epilepticus (kurz bis mittellang wirksam)	0,5	2,5	7,5	UAW: Verwirrtheit, Sedierung, Mattigkeit, verlängerte Reaktionszeit, Schwindelgefühl, Ataxie, gelegentlich Libidoverlust und Impotenz CAVE: Abhängigkeitspotenzial
Diazepam – Valium®	Akute Angst-, Spannungs- und Erregungszustände, Status epilepticus (lang wirksam)	5	5	10	UAW: Verwirrtheit, Anterograde Amnesie, Tagessedierung, (Mattigkeit, Benommenheit, verlängerte Reaktionszeit), Schwindel, Kopfschmerzen CAVE: Abhängigkeitspotenzial

GAS = Generalisierte Angststörung; KI = Kontraindikationen; NW = Nebenwirkungen; UAW = Unerwünschte Arzneimittelwirkungen

13.5 Therapie: Wie werden Schlafstörungen medikamentös behandelt?

Schlafstörungen, die im Rahmen einer anderen psychischen Erkrankung auftreten (z. B. bei Ängsten oder Depressionen), bessern sich normalerweise durch die Behandlung der Grunderkrankung. Bei einer chronischen Insomniesymptomatik, die sich auch durch Schlafhygiene (siehe Exkurs: Schlafstörungen in ▶ Kap. 2.7.5) und eine kognitive Verhaltenstherapie für Insomnien (KVT-I) nicht bessert, kann eine medikamentöse Unterstützung nach untenstehendem Stufenschema angeboten werden. Dieses Vorgehen hat sich in der Praxis bewährt, wenngleich es nicht der aktuellen S3-Leitlinie entspricht, in welcher die fehlende Wirksamkeitsevidenz für die Behandlungsstufen 1–3 betont wird:

1. *Phytopharmakotherapie*, z. B. Kombinationsbehandlung mit hochdosierten Baldrian-, Hopfen-, Melisse- und/oder Passionsblumenpräparaten (4–6 Wochen)
2. *L-Tryptophan* 500–1.500 mg (4–6 Wochen)
3. *Melatoninpräparat*, z. B. Circadin® 2–4 mg (1–2 Wochen; nicht bei reinen Durchschlafstörungen)
4. *Agomelatin* 25–50 mg (1–2 Wochen)
5. *Doxepin* 10 mg oder *Trimipramin* 10–20 mg oder *Mirtazapin* 15 mg (1–2 Wochen)
6. *Zolpidem* 5–10 mg oder *Zopiclon* 3,75–7,5 mg (für ca. 4 Wochen; bei reinen Durchschlafstörungen ist Zopiclon aufgrund der längeren Halbwertszeit vorzuziehen)

Weiterführende Literatur

AWMF – Arbeitsgemeinschaft der Wissenschaftlichen Medizinischen Fachgesellschaften e. V. (2024, 24. April). *Überarbeitung der S3-Leitlinie 063–003 Nicht erholsamer Schlaf/Schlafstörungen – Insomnie bei Erwachsenen.* https://www.awmf.org/service/awmf-aktuell/insomnie-bei-erwachsenen

Benkert, O. & Hippius, H. (Hrsg.). (2023). *Kompendium der Psychiatrischen Pharmakotherapie* (14. Auflage). Springer.

Bergemann, N., Messer, T. (2024). *Psychopharmakotherapie bei speziellen Patientengruppen.* Springer.

Fietze, I. (2018). Die medikamentöse Therapie der Insomnie. *Ärztliche Psychotherapie, 18* (3), 177–181.

Laux, G. & Dietmaier, O. (2020). *Praktische Psychopharmakotherapie* (7. Auflage). Elsevier.

Lucas, V. (2024). *Psychopharmakotherapie griffbereit: Medikamente, psychoaktive Genussmittel und Drogen* (J. Dreher, Hrsg.) (6., aktualisierte und erweiterte Auflage).

Literatur

APA – American Psychiatric Association. (2018). *Diagnostisches und Statistisches Manual Psychischer Störungen DSM-5®*. Deutsche Ausgabe herausgegeben von Peter Falkai und Hans-Ulrich Wittchen (2., korrigierte Auflage). Hogrefe.
Arbeitskreis OPD. (Hrsg.) (2023). *OPD-3 – Operationalisierte Psychodynamische Diagnostik. Das Manual für Diagnostik und Therapieplanung*. Hogrefe.
AWMF – Arbeitsgemeinschaft der Wissenschaftlichen Medizinischen Fachgesellschaften e. V. (2024a). *S3-Leitlinie 051–028 Behandlung von Angststörungen*. https://www.awmf.org/service/awmf-aktuell/behandlung-von-angststoerungen
AWMF – Arbeitsgemeinschaft der Wissenschaftlichen Medizinischen Fachgesellschaften e. V. (2024b). *S3-Leitlinie 038–017 Zwangsstörungen*. https://www.awmf.org/service/awmf-aktuell/zwangsstoerungen
Benkert, O. & Hippius, H. (Hrsg.). (2023). *Kompendium der Psychiatrischen Pharmakotherapie* (14. Auflage). Springer.
BfArM – Bundesinstitut für Arzneimittel und Medizinprodukte. (Hrsg.) (2024). ICD-10-GM Version 2024. Internationale statistische Klassifikation der Krankheiten und verwandter Gesundheitsprobleme, 10. Revision, German Modification Version 2024. WHO – Weltgesundheitsorganisation. https://klassifikationen.bfarm.de/icd-10-gm/kode-suche/htmlgm2024/index.htm#V
DGPPN, BÄK, KBV, & AWMF (Hrsg.) (2022). *S3-Leitlinie Unipolare Depression – Langfassung*. https://register.awmf.org/de/leitlinien/detail/nvl-005
Egle, U. T., Heim, C., Strauß, B. & Känel, R. von (Hrsg.). (2020). *Psychosomatik – neurobiologisch fundiert und evidenzbasiert: Ein Lehr- und Handbuch* (1. Auflage). Kohlhammer.
Jacobi, F., Höfler, M., Siegert, J., et al. (2014). Twelve-month prevalence, comorbidity and correlates of mental disorders in Germany: The Mental Health Module of the German Health Interview and Examination Survey for Adults (DEGS1-MH). *International journal of methods in psychiatric research*, 23(3), 304–319. https://doi.org/10.1002/mpr.1439
Kölch, M., Rassenhofer, M., & Fegert, J.M. (2020). *Klinikmanual der Kinder- und Jugendpsychiatrie und -psychotherapie*. Springer.
Lieb, K. (2023). *Intensivkurs Psychiatrie und Psychotherapie*. Elsevier/Urban & Fischer.
Margraf, J. & Schneider, S. (2018). *Psychologische Therapie bei Indikationen im Erwachsenenalter* (4. Auflage). Lehrbuch der Verhaltenstherapie, Band 2. Springer.
Rief, W., & Broadbent, E. (2007). Explaining medically unexplained symptoms-models and mechanisms. *Clinical psychology review*, 27(7), 821–841. https://doi.org/10.1016/j.cpr.2007.07.005
Rudolf, G., & Heningsen, P. (2013). *Psychotherapeutische Medizin und Psychosomatik. Ein einführendes Lehrbuch auf psychodynamischer Grundlage* (7. Auflage). Thieme.
WHO – World Health Organization. (2022). *ICD-11: International classification of diseases*. 11th revision. https://icd.who.int/
WHO Consultation on Obesity (1999). & WHO – World Health Organization (2000). *Obesity: Preventing and managing the global epidemic: Report of a WHO consultation*. World Health Organization. https://iris.who.int/handle/10665/42330
Zimmerman, M. (2024). Persönlichkeitsstörungen im Überblick – Psychiatrische Erkrankungen. *MSD Manual – Profi-Ausgabe*. https://www.msdmanuals.com/de-de/profi/psychiatrische-erkrankungen/pers%C3%B6nlichkeitsst%C3%B6rungen/pers%C3%B6nlichkeitsst%C3%B6rungen-im-%C3%BCberblick

Sachwortverzeichnis

4

4E-Kognitions-Paradigma 15

A

Abasie 162
ABC-Modell 38
Abhängigkeit 288
Abraham, Karl 74
Absetzphänomen 310, 313
Abstinenz 295
Abwehr 25, 28, 33, 35
ADHS 285, 315
Adipositas 185, 195, 212
Adler, Alfred 25
Affektäquivalent 101, 171
Affektisolierung 35
Affektlabilität 304
Affektsomatisierung 171
Agomelatin 84, 316, 323
Agoraphobie 92
Ainsworth, Mary 26
Akathisie 318
Aktualneurose 171
Alexander, Franz 37
Alexithymie 172
Alkoholentzugssyndrom 296
Allparteilichkeit 54
AMDP-System 16
Amitriptylin 84
Amnesie 136, 163
Anfall, dissoziativer 163
Angehörigengespräch 19
Angst und Depression gemischt 97
Angststörung 88, 91, 93, 100, 106
Anorexia nervosa 185, 186, 189
Anpassungsreaktion 68
Anpassungsstörung 96, 151
Antidepressivum 311
Antipsychotikum 318
Aphonie 162
Aripiprazol 84, 245, 272, 319
Arthritis, rheumatoide 162

Asperger-Autismus 300
Assoziation, freie 35
Astasie 162
Asthma bronchiale 162
Ataxie 162
Atwood, Georg E. 26
Aufmerksamkeit, gleichschwebende 37
Aufmerksamkeitsdefizit-Hyperaktivitätsstörung *siehe* ADHS
Augmentation 84, 321
Autismus 285, 300

B

Balint, Michael 25
Barsky, Arthur 173
Bateman, Anthony W. 19
Beck, Aaron 77, 81
Befund, psychopathologischer 16
Behaviorismus 38
Belastungsstörung
– Akute 130
– Körperliche 158
– Posttraumatische *siehe* PTBS
BELLA-Schema 133
Benzodiazepin 322
Besessenheit 163
Betreuungsrecht 207
Bewegungsstörung, dissoziative 162
Beziehung, therapeutische 13
Big-Five-Modell 215
Bindungstheorie 26
Binge-Eating-Störung 186, 194
Biofeedback 49
Bion, Winfried R. 25, 37
Bodily Stress Disorder 158
Bordin, Edward 13
Bowlby, John 26
Broken-Heart-Syndrom 263
Bulimia nervosa 186, 191
Bupropion 84, 245, 315
Burnout 69

C

CBASP 77, 82
Chaining 46
Citalopram 84, 108, 125, 312
Clarkin, John 235
Clomipramin 108, 125, 313
Cognitive Behavioral Analysis System of Psychotherapy *siehe* CBASP
Colitis ulcerosa 162
Containing 37
Coping 257
Craving 291

D

DBT 238
Delir 269
Demenz 285
Denkstörung 16, 298
Depersonalisation 16, 158, 164, 275
Depression 62, 65, 66, 69, 76, 96
Derealisation 16, 158, 164, 275
Desensibilisierung, Systematische 47
Desomatisierung 172
Diagnostik, operationalisierte psychodynamische *siehe* OPD
Dialektisch-Behaviorale Therapie *siehe* DBT
Diazepam 272, 322
DIS 164
Dissoziation 133, 141, 156, 173, 175, 273
Dopamin 315, 317, 318
Dornes, Martin 26
Double Depression 67
Doxepin 313, 323
Duloxetin 84, 109, 313
Dyskinesie 318
Dyspareunie, psychogene 242
Dysphonie 162
Dyssomnie 85
Dysthymia 67

E

Einpersonenpsychologie 24
Ejaculatio praecox 242
Elektrolytstörung, medikamentöse 312
Embodiment 15
EMDR 147
Enaktion 15
Engel, Georg L. 14
Entrainment-Test 168
Entspannungsverfahren 260
Entwicklungspsychologie 24, 26
Entwicklungsstörung 285, 300, 303
Entzug 295
EPMS 318
Erikson, Erik 23
Erkenntnistheorie 50
Es 22
Escitalopram 84, 108, 312
Esketamin 84, 317
Essanfall 193
Essstörung 96, 185, 265
Exhibitionismus 251
Existenzanalyse 25
Exposition 47, 104, 122, 149
Eye Movement Desensitization Reprocessing *siehe* EMDR

F

Fairbairn, William 25
Fenichel, Otto 171
Fetischismus 251
Flash-backs 136
Flooding 48
Fluoxetin 84, 125, 211, 312
Fonagy, Peter 19
Frankl, Viktor E. 25
Fremde-Situation-Experiment 26
Freud, Anna 24, 25
Freud, Sigmund 22, 24, 74, 100
Frotteurismus 252
Frühdyskinesie 318
Fugue, dissoziative 163
Funktionsstörung, sexuelle 241
– Bei Medikation 312–314, 319

G

GABA 317
Ganser-Syndrom 164
Gefühlsprotokoll 279
Gegenübertragung 34, 236, 237
Genogramm 56
Geschlechtsinkongruenz 241, 246
Gesprächstherapie, klientenzentrierte 20
Glutamat 317
Grawe, Klaus 13
Grundkonflikt, depressiver 74
Grundversorgung, psychosomatische 178
Gruppentherapie 19, 262

H

Habituation 47
Halluzination 16, 298

Haloperidol 272, 319
Hartmann, Heinz 25
Hebelgesetz, systemisches 54
Hemmung, reziproke 47
Hilflosigkeit, erlernte 76
Hirnstimulation 84
Holding Function 37
Hoover-Zeichen 168
Hormonbehandlung 250
Hyperthyreose 162
Hypertonie, arterielle 162
Hypnotherapie 260
Hypochondrie 91, 96, 161
Hypomanie 64, 67

I

Ich 22
Ich-Funktion 28
Ich-Psychologie 25
Ich-Störung 16, 298
Idealisierung 36
Ideenflucht 67
Identifikation, projektive 36
Identitätsdiffusion 230
Identitätsstörung, dissoziative 164
Imagery Rescripting and Reprocessig Therapie 147
Imaginationsübung 260
Imipramin 84, 313
Impulsivität 221, 304
Indikationsstellung 58
Individualpsychologie 25
Insomnie *siehe* Schlafstörung
Integrationsniveau 32
Intellektualisierung 35
Intervention, paradoxe 56, 104
Intrusionen 136

J

Jacobsen, Edith 74
Johanniskraut 317
Jung, Carl G. 25

K

Kabat-Zinn, Jon 82
Kanfer, Frederick H. 45
Katharsis 21
Kausalität, zirkuläre 53
Kernberg, Otto 19, 25, 230, 235
Klaustrophobie 92
Klein, Melanie 25

Kohut, Heinz 26
Konditionierung 39–41, 97, 118, 173
Konflikt 27
Konsilpsychosomatik 256
Konstruktivismus 50
Kontiguität 40
Kontingenz 40
Konversionsstörung 155, 162, 171
Körperbeschwerden, funktionelle 155
Körperbildstörung 190
Krampfanfall, dissoziativer 163
Krankheitsbewältigung 257
Krankheitsgewinn, sekundärer 156, 175
Kübler-Ross, Renate 258

L

L-Tryptophan 323
Lamotrigin 321
Lernen 41
Lewinsohn, Peter 76
Liaisonpsychosomatik 256
Libidoverlust *siehe* Funktionsstörungen, sexuelle
Lichtenberg, Joseph D. 26
Linehan, Marsha M. 19, 238
Lithium 84, 311, 321
Long-QT-Syndrom 311
Lorazepam 272, 282, 322

M

Mahler, Margret 25
Manie 64, 67
MANTRA 209
MAO-Hemmer 108, 312, 316
Maudsley Model of Anorexia Treatment 209
MBCT 82
MBT 27, 235
MCI 286
Meditation 260
Melperon 272, 319
Migräne 162
Mild Cognitive Impairment 286
Milnacipran 84, 313
Milrod, Barbara 106
Mindfulness-based cognitive psychotherapy *siehe* MBCT
Mirtazapin 84, 272, 314, 323
Mitchel, Steven 26
Mitscherlich, Alexander 171
Moclobemid 84, 108, 245, 316
Modell
– Bio-psycho-soziales 14

- Der doppelten Handlungsregulation 231, 238
- Topographisches 22
Monoaminooxidase-A 316
Morbus Crohn 162
Morgentief 16, 65
Mowrer, Orval 97, 118
Multiple Sklerose 264
MUSE 246
Muskelentspannung, progressive *siehe* PME
Mutismus 298

N

Narzissmustheorie 26
Negativsymptom 298
Neologismus 298
Neurodermitis 162
Neuroleptikum 318
Neurose 34
Neurotizismus 215
Night-Eating-Syndrom 188
Noradrenalin 313–315, 317
Nortriptylin 84, 313
Not Knowing Stance 236
NSSV *siehe* Selbstverletzung

O

Objekt 25
Objektbeziehungstheorie 25
- Bei Persönlichkeitsstörung 229
- Bei Traumatisierung 141
Objektsehnsucht 74
Olanzapin 133, 151, 184, 211, 319
Omer, Haim 124
OPD 29, 230
- Persönlichkeitsstörung 230
Operationalisierte Psychodynamische Diagnostik *siehe* OPD
Opipramol 109, 183, 313
Orgasmusstörung 242

P

Pädophilie 252
Panikattacke 91
Panikstörung 93, 98, 106
Paraphilie 241, 252
Parasomnie 85
Paroxetin 84, 108, 151, 312
Pawlow, Iwan P. 39

Persistent Postural-Perceptual Dizziness 163
Persönlichkeitsänderung
- Bei chronischem Schmerzsyndrom 217
- Nach Extrembelastung 217
Persönlichkeitsstörung 96, 137, 157, 164, 215, 217, 219–221, 224–226
- Borderline 222
- Emotional-instabile 222, 278
Phobie 91
- Soziale 92, 106
Photosensibilität 314, 317
Pica 188
Pipamperon 272, 320
PITT 147
PMDS 69
PME 260
Pöldinger, Walter 281
Positivsymptom 298
Pregabalin 109, 183, 321
Priapismus 315
Problemaktualisierung 14
Projektion 36
Prolaktinerhöhung 319
Promethazin 133, 151, 320
Psychoanalyse 22, 38
Psychologie, analytische 25
Psychometrie 16
Psychomotorik 16
Psychoonkologie 256, 262
Psychopharmakologie 308
Psychose 285
Psychosomatose 162
Psychotherapie 13
- Analytische 37
- Aufklärung 17
- Existenzielle 261
- Interpersonelle 20
- Panikfokussierte Psychodynamische 106
- Psychodynamische 22
- Schulen 18
- Stationäre 59
- Supportive 259
- Tiefenpsychologisch fundierte 37
- Wirkfaktor 13, 20
PTBS 134, 137, 228
Purging 191

Q

QTc-Zeit-Verlängerung 311–313, 315, 316, 318, 320, 321
Quetiapin 84, 133, 151, 183, 320

R

Rationalisierung 35
Reaktionsbildung 35
Reaktualisierung 28
Reddemann, Luise 147
Refeeding-Syndrom 208
Reframing 83
Regression 34
Rehabilitation, psychosomatische 60
Reizdarmsyndrom 162
Reizgeneralisierung 40, 173
Rekursivität 53
Repräsentationsmodell, duales 143
Resilienz 258
Resomatisierung 172
Ressourcenaktivierung 259
Restless-Legs-Syndrom 315
Retraumatisierung 128, 239
Reverie 37
Richtlinienverfahren 18
Risperidon 125, 272, 320
Robertson, James 26
Rogers, Carl 20
Rudolf, Gerd 74

S

Sachse, Rainer 231, 238
Sadomasochismus 252
Salkovskis, Paul 119
Säuglingsforschung 26
Schematherapie 230, 237
Schizophrenie 96, 285, 297
Schlafentzug 80
Schlafstörung 85, 323
Schmerzstörung 164, 242
Schmerztherapie, adjuvante 314
Schur, Max 172
Schwankschwindel, phobischer 163
Schwindel 90, 155, 163, 264
SEGT 262
Selbstpsychologie 26
Selbstrepräsentanz 229
Selbstverletzung 277
Seligman, Martin 40, 76
Sensibilitätsstörung, dissoziative 163
Serotonin 80, 311–314, 317, 318
Sertralin 84, 108, 151, 312
Set-Point-Theorie 186
Sexualität 241
Shaping 46
SIADH 312, 313
Sinnestäuschung 16
Situationally Accesible Memory 143

SKAT 246
SMART-Regel 44
SNDRI 84
Sokratischer Dialog 48
Somatisierung 175
Somatisierungsstörung 161
Somatoforme Störung 96
Spaltung 36, 230
Spätdyskinesie 318
SSCM 209
SSNRI 84, 108, 151, 183, 211
SSRI 84, 108, 125, 151, 183, 211, 246, 302
Stern, Daniel 26
Stierlin, Helm 50
Stimmungsstabilisator 321
Stimulanzien 305
Stolorow, Robert D. 26
Störung
– Affektive 62
– Affektive Organische 73
– Bipolare 64, 67
– Depressive 62, *siehe* Depression
– Dissoziative 155
– Extrapyramidalmotorische 318
– Funktionell-Neurologische 264
– Funktionelle *siehe* Körperbeschwerden, funktionelle
– Prämenstruelle dysphorische 69
– Schizotype 217, 285
– Sekundärfunktionelle 264
– Somatoforme 155
– Wahnhafte 285
Stressreaktion, neurobiologische 78
Struktur 22, 28, 32, 33
Strukturpathologie 172
Stupor 163, 298
Sublimierung 35
Substanzmissbrauch 285, 288
Suchterkrankung 285, 288
Suizidalität 279
Sullivan, Harry S. 20
Symptombildung 28
Syndrom
– Anticholinerges 311
– Chronisch Vestibuläres 163
– Depersonalisation/Derealisation 164
– Malignes Neuroleptisches 311
– Psychotisches 285
– Restless-Legs 315
– Serotonerges 311
– Somatisches 64
Systemtheorie 49

T

Takotsubo-Kardiomyopathie 263
Täterintrojektion 142
Teilearbeit 83
Test, psychometrischer 16
Tetralemma 57
TFP 235
Theory of mind 27
Tinnitus 162
Todeswunsch, passiver 282
Toleranz 291
Transference-Focussed-Psychotherapy 236, *siehe* TFP
Transplantationsmedizin 266
Trauerstörung, anhaltende 69
Trauma 28, 66, 77, 127, 229, 273, 280
Traumafolgestörung 96, 127–129, 157, 278
Trazodon 315
Trieb 22
Trigger 129
Trimipramin 84, 133, 313, 323
Trizyklika 125

U

Über-Ich 22
Übergewicht 212
Übertragung 34, 236
Umstrukturierung, kognitive 48
Unbewusstes 22

V

Vaginismus 243
Venlafaxin 84, 108, 151, 313
Verbally Accesible Memory 143
Verdrängung 35, 171
Verhaltensanalyse 42
Verhaltenstherapie 38
Verleugnung 36
Vermeidungsverhalten 47, 93, 182
Verstärker-Verlust-Modell 76
Verstärkung 40
von Uexküll, Thure 15
von Weizäcker, Viktor 15
Vorbewusstsein 22
Voyeurismus 251

W

Wahn 16, 65, 298
Watson, John B. 38
Watzlawik, Paul 49
Wender-Utah-Kriterien 304
Widerstand 22, 34
Wiener, Norbert 49
Winnicott, Donald 25, 37
Wochenbettdepression 69
Wolpe, Joseph 47

Y

Young, Jeffrey 230, 237

Z

Zolpidem 322, 323
Zönästhesie 298
Zopiclon 322, 323
Zwangsstörung 96, 110
Zwei-Faktoren-Theorie 38, 97, 118
Zyklothymie 67